皮膚科・小児科の専門医がやさしく教える

こどもの皮膚のみかた

すべての医師・メディカルスタッフのために

編集

大嶋勇成
福井大学医学系部門
医学領域小児科学 教授

宮地良樹
京都大学名誉教授

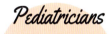

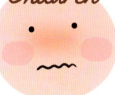
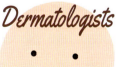

診断と治療社

編集にあたって

　2008年に，小児科医と皮膚科医が遭遇する様々な小児皮膚疾患に対する疑問について，それぞれの領域の専門家が解説する『小児の皮膚トラブルFAQ』が，宮地良樹先生と末廣 豊先生を編者として発刊されました．この本はこどもの皮膚診療に関わる多くの小児科医，皮膚科医に好評を博しましたが，発刊後10年を経過し，その間の小児皮膚科領域における疾患の考え方の変化や病態の解明，治療・管理法の進歩に対応する必要が生じてきました．そこでこの度，小児科医と皮膚科医が日常診療で比較的よく遭遇する，あるいは，見逃してはいけないこどもの皮膚疾患を中心に，その概要と対処法，患者・家族にどのように説明・指導するかを双方の立場から解説するという新たなコンセプトのもとで本書が企画されました．今回は，皮膚科医の立場から宮地良樹先生が編集を担当され，小児科医の立場から，末廣先生とは小児科学教室の同門であり，同じアレルギー研究グループの後輩である大嶋勇成が編集を担当することになりました．

　本書では，こどもの皮膚診療に携わるすべての医師の先生方に加えて，学校保健師なども含めたメディカルスタッフの方々に最新のエビデンスに基づいた情報を伝えるため，各領域，各疾患の専門家に執筆をお願いしました．第1章では，アトピー性皮膚炎と食物アレルギーとの関係についてのパラダイムシフト，学校など集団生活で問題となる感染症の管理，紫外線対策の問題点などをホットトピックスとして取り上げています．第2章では，プライマリケアで遭遇する機会が多いこどもの皮膚疾患の診断のポイント，プライマリケアとしての治療を中心に新規治療薬など最新の情報をまとめました．第3章では，比較的稀な疾患であっても対応を誤ると問題となる疾患について取り上げました．

　執筆者には，各項目の冒頭で「Essential Points」として要点をまとめていただき，トピックスや疾患の特徴を図表や画像を交えて解説し，専門医紹介のタイミング，保護者への説明のポイントを記載していただきました．そして最後に，同じ疾患でも他の診療科の医師がどのように考えて診療にあたっているのかを理解していただけるように「小児科医・皮膚科医からのひとこと」を追記しました．ぜひご参考にしていただければ幸いです．どの項目も専門家の豊富な経験と知識に基づいたわかりやすい解説がなされており，明日からの実施診療に役立つ情報が満載されています．

　末筆になりましたが，とても多忙な診療や研究の時間を割いて原稿をお寄せくださった先生方，本書の企画・構成を立案していただき，編集に携わる機会を与えてくださった宮地良樹先生に，この場を借りて感謝を申し上げます．

2019年1月吉日

編集
大嶋勇成
福井大学医学系部門医学領域小児科学

編集者紹介

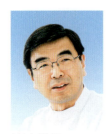

おおしま　ゆうせい
大嶋 勇成
福井大学医学系部門医学
領域小児科学 教授

自己紹介

　大学卒業後，市中病院の小児科での勤務が長かったこともあり，プライマリケアとしてこども達の皮膚を診る必要に迫られました．その後はアレルギー・臨床免疫を自分の専門領域としたこともあって，アトピー性皮膚炎や膠原病のこども達の皮膚を中心に診療を行ってきましたが，ひょんなことから日本小児皮膚科学会の編集委員，学術大会会頭を担当する機会をいただき，いつの間にか小児皮膚科領域にも関心を抱くようになりました．

　今回，教室の先輩である末廣 豊先生を介して宮地良樹先生にお声を掛けていただき，本書の作成に関わらせていただきました．皮膚の診かたは皮膚科の先生から教えていただくことばかりですが，こどもの総合診療医としての小児科医の視点を本書に少しでも反映できればと願っています．

略　歴

1961年　石川県金沢市生まれ
1985年　京都大学医学部卒業
1993年　京都大学大学院医学研究科博士課程修了　医学博士
1995年　モントリオール大学附属ノートルダム病院アレルギー研究室留学
1998年　福井医科大学医学部小児科学 助手
2003年　福井大学医学部病態制御医学講座小児科学 助手
　　　　（福井大学と福井医科大学の統合による）
2005年　福井大学医学部附属病院小児科 講師
2010年　同 教授
現在に至る

専門分野

アレルギー，臨床免疫．

歴任した学会理事・監事

日本小児アレルギー学会，日本小児感染症学会，日本アレルギー学会，日本小児呼吸器学会，日本小児皮膚科学会など．

資　格

小児科専門医，日本アレルギー学会専門医・指導医．

自己紹介

内科開業医の息子で後を継ぐつもりがいつの間にか皮膚科医となり，結局大学人としてその医師人生の大半を過ごしました．人生はわからないものです．ただ，「臨床を大切にする」という遺伝子は着実に父から受け継いだようで，「臨床に還元されない研究は評価しない」というポリシーを貫いてきました．小児皮膚科も私にとって関心の高い領域の一つで，2008年には同級生の小児科医である末廣 豊先生と『小児の皮膚トラブルFAQ』という本をやはり診断と治療社から出版しています．私は単行本を出版するのが趣味の一つで（よく「ビョーキ」と言われますが），これまでに200冊以上の編著書を刊行してきました．毎回ゲラを拝読することが自分にとって一番の勉強になります．教授も病院長も定年よりも早く辞め，いまはセミリタイアして海外旅行や出版にエネルギーを注いでいます．本書からのその息吹を感じていただければうれしいです．

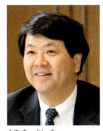

宮地 良樹
みやち　よしき
京都大学名誉教授

略　歴

1951 年　静岡県静岡市生まれ
1977 年　京都大学医学部卒業
1979 年　京都大学大学院医学研究科皮膚科学 助手
1982 年　ミネソタ大学内科学（臨床免疫学・リウマチ学）教室 留学
1986 年　京都大学大学院医学研究科皮膚科学 講師 / 病棟医長，医学博士
1990 年　天理よろづ相談所病院皮膚科 部長
1992 年　群馬大学大学院医学系研究科皮膚科学 教授
1998 年　京都大学大学院医学研究科皮膚科学 教授
2005 年　同附属病院 副院長（経営担当）
2014 年　京都大学名誉教授，滋賀県立総合病院（旧 滋賀県立成人病センター病院）
　　　　 総長 / 院長
2018 年　静岡県立総合病院参与，NPO 皮膚の健康研究機構理事長
現在に至る

専門分野

皮膚アレルギー炎症，紫外線生物学，創傷治癒など．

歴任した学会理事・監事

国内：日本皮膚科学会，日本研究皮膚科学会，日本褥瘡学会，日本美容皮膚科学会，日本炎症再生学会，日本香粧品学会など．
海外：国際皮膚科学会連合理事・事務総長，アジア皮膚科学会理事長など．

資　格

皮膚科専門医（アレルギー学会専門医は退官時に返上しちゃいました）．

編集・執筆者一覧

◎編集

大嶋　勇成	福井大学医学系部門医学領域小児科学 教授
宮地　良樹	京都大学名誉教授

◎執筆者（執筆順）

大嶋　勇成	福井大学医学系部門医学領域小児科学
堀向　健太	東京慈恵会医科大学葛飾医療センター小児科
福家　辰樹	国立成育医療研究センターアレルギーセンター総合アレルギー科
室田　浩之	長崎大学大学院医歯薬学総合研究科皮膚病態学分野
望月　博之	東海大学医学部専門診療学系小児科学
加藤　則人	京都府立医科大学大学院医学研究科皮膚科学
大谷　道輝	杏雲堂病院診療技術部
佐々木りか子	医療法人社団梨仁会りかこ皮フ科クリニック
宮地　良樹	京都大学名誉教授
粟原　晶子	大阪府立大学総合リハビリテーション学類栄養療法学専攻
田中　清	神戸学院大学栄養学部栄養学科
菊地　克子	東北大学病院皮膚科
尾見　徳弥	クイーンズスクエアメディカルセンター皮膚科
是松　聖悟	中津市立中津市民病院小児科
今井　孝成	昭和大学医学部小児科学講座
中野　貴司	川崎医科大学小児科学
中村　健一	ドクターケンクリニック
秀　道広	広島大学大学院医歯薬保健学研究科皮膚科学
日野　治子	関東中央病院皮膚科
五十嵐　徹	日本医科大学小児科学
高山　良子	日本医科大学皮膚科学
松原　知代	獨協医科大学埼玉医療センター小児科
加藤　格	京都大学大学院医学研究科発達小児科学

編集・執筆者一覧

秋葉　靖	千葉県こども病院アレルギー・膠原病科	
冨板美奈子	独立行政法人国立病院機構下志津病院小児科	
長谷川　稔	福井大学医学部感覚運動医学講座皮膚科学	
清水　正樹	金沢大学医薬保健研究域医学系小児科学	
吉川　勝宇	滋賀県立総合病院形成外科	
森脇　真一	大阪医科大学皮膚科学	
溝口　史剛	群馬県前橋赤十字病院小児科	
川谷　正男	福井大学医学部病態制御医学講座小児科学	
高橋　健造	琉球大学医学部皮膚科学	
谷岡　未樹	谷岡皮フ科クリニック	
南部　光彦	なんぶ小児科アレルギー科	
横関　博雄	東京医科歯科大学大学院皮膚科学分野	
林　伸和	虎の門病院皮膚科	
伊藤　泰介	浜松医科大学皮膚科	
是枝　哲	これえだ皮フ科医院	
葛西健一郎	葛西形成外科	
金田　眞理	大阪大学大学院医学系研究科情報統合医学講座皮膚科学	
馬場　直子	神奈川県立こども医療センター皮膚科	
松田　智子	関西医科大学皮膚科学	
神戸　直智	関西医科大学皮膚科学	
渡辺　大輔	愛知医科大学皮膚科学	
河村　吉紀	藤田医科大学医学部小児科学	
吉川　哲史	藤田医科大学医学部小児科学	
三石　剛	東京女子医科大学附属病院八千代医療センター皮膚科	
水野　真介	日本赤十字社和歌山医療センター小児科	
吉田　晃	日本赤十字社和歌山医療センター小児科	
樋泉　道子	長崎大学熱帯医学研究所小児感染症学	
森内　浩幸	長崎大学医学部小児科学	

要藤　裕孝	札幌医科大学医学部小児科学
細矢　光亮	福島県立医科大学小児科学
和田　泰三	金沢大学医薬保健研究域医学系小児科学
白濱　茂穂	聖隷三方原病院皮膚科
常深祐一郎	東京女子医科大学皮膚科学
原田　和俊	東京医科大学皮膚科学分野
安部　正敏	札幌皮膚科クリニック
谷口　裕子	九段坂病院皮膚科
夏秋　　優	兵庫医科大学皮膚科学
岩月　啓氏	岡山大学名誉教授／同 特命教授（研究）
山口さやか	琉球大学医学部皮膚科学
齋藤万寿吉	東京医科大学皮膚科学分野
藤山　幹子	国立病院機構四国がんセンター皮膚科
林　　大輔	大阪市立大学大学院医学研究科皮膚病態学
鶴田　大輔	大阪市立大学大学院医学研究科皮膚病態学
山本　明美	旭川医科大学皮膚科学
林　　　圭	旭川医科大学皮膚科学
清島真理子	岐阜大学大学院医学系研究科皮膚病態学
高増　哲也	神奈川県立こども医療センターアレルギー科
野崎　章仁	滋賀県立小児保健医療センター小児科
楠　　　隆	滋賀県立小児保健医療センター小児科
河野　通浩	名古屋大学大学院医学系研究科・皮膚科学分野 皮膚結合組織病態学（皮膚科学）
寺前　彩子	大阪市立大学大学院医学研究科皮膚病態学
深井　和吉	大阪市立総合医療センター皮膚科
梅田　雄嗣	京都大学大学院医学研究科発達小児科学
浅田　秀夫	奈良県立医科大学皮膚科学

目　次

編集にあたって	大嶋勇成	iii
編集者紹介		iv
編集・執筆者一覧		vi

第1章　ホットトピックス

A　アトピー性皮膚炎

1　経皮感作説はどこまで解明された？ ……… 大嶋勇成　2
2　スキンケアでアレルギーマーチは防げるか？ ……… 堀向健太　6
3　食物アレルギーとの関連は？ ……… 福家辰樹　11
4　汗対策は？ ……… 室田浩之　16
5　入浴・シャワー浴は有用か？ ……… 望月博之　21
6　プロアクティブ療法はどこまで有用か？ ……… 加藤則人　26

B　こどものスキンケア

1　ドライスキンケア①──いつ，何を，どう塗ればいい？ ……… 大谷道輝　31
2　ドライスキンケア②──エモリエントとモイスチャライザーはどう違う？ ……… 大谷道輝　37
3　年齢に応じたスキンケア ……… 佐々木りか子　43
4　紫外線対策①──サンスクリーン剤の正しい塗り方 ……… 宮地良樹　54
5　紫外線対策②──ビタミンD生成への影響は？ ……… 栗原晶子，田中清　58
6　清潔のスキンケア ……… 菊地克子　64

C　こどもの化粧

1　化粧品，ピアス，タトゥーによる健康被害 ……… 尾見徳弥　69
2　毛髪のおしゃれによる健康被害 ……… 尾見徳弥　75

D　学校保健における小児皮膚科

1　学校皮膚感染症の出席停止指針 ……… 是松聖悟　81
2　皮膚疾患とプール ……… 是松聖悟　87

3 食物アレルギー ─────────────── 今井孝成 91

4 予防接種の有害事象 ─────────── 中野貴司 97

第2章 プライマリケアにおける こどもの皮膚疾患

A 湿疹皮膚炎群

1 接触皮膚炎 ─────────────── 中村健一 106

2 単純性粃糠疹（はたけ）──────── 中村健一 109

3 アトピックドライスキン ────────── 加藤則人 112

4 乳児湿疹 ──────────────── 福家辰樹 115

5 乳児脂漏性皮膚炎 ───────────── 福家辰樹 119

6 おむつ皮膚炎（おむつかぶれ）─────── 中村健一 123

B 蕁麻疹・痒疹・紅斑・紫斑

1 蕁麻疹 ──────────────── 秀 道広 126

2 食物依存性運動誘発アナフィラキシー（FDEIA）── 今井孝成 133

3 小児ストロフルス ───────────── 日野治子 136

4 多形滲出性紅斑（EEM）──────── 日野治子 140

5 IgA血管炎（ヘノッホ・シェーンライン紫斑病）── 五十嵐 徹，高山良子 146

6 川崎病 ────────────────── 松原知代 149

7 特発性血小板減少性紫斑病（ITP）──── 加藤 格 154

C 膠原病

1 エリテマトーデス（LE）────── 秋葉 靖，冨板美奈子 157

2 皮膚筋炎（DM）─────────── 長谷川 稔 160

3 若年性特発性関節炎（JIA）─────── 清水正樹 164

D 物理化学的皮膚障害

1 熱傷（やけど）────────────── 吉川勝宇 167

2	凍瘡（しもやけ）	長谷川　稔	174
3	サンバーン（日焼け）	森脇真一	177
4	虐　　待	溝口史剛	180
5	行動嗜癖・癖による皮膚症状	川谷正男	184

E 角化症（さめ肌）

1	魚鱗癬	高橋健造	188
2	毛孔性苔癬	高橋健造	192

F 色素異常

1	白斑・脱色素性母斑・まだら症	谷岡未樹	195

G 真皮疾患

1	皮膚萎縮線条（皮膚線条）	尾見徳弥	199

H 付属器疾患

1	汗疹（あせも）	南部光彦	202
2	多汗症	横関博雄	206
3	尋常性痤瘡（にきび）	林　伸和	210
4	円形脱毛症（AA）	伊藤泰介	213
5	ひょう疽・陥入爪	是枝　哲	217

I 母斑（アザ）

1	太田母斑・色素性母斑・青色母斑	葛西健一郎	220
2	茶アザ（扁平母斑・カフェオレ斑・ベッカー母斑）	葛西健一郎	225
3	脂腺母斑	是枝　哲	229
4	乳児血管腫（赤アザ）	金田眞理	232
5	乳児血管腫以外の血管腫（赤アザ）	馬場直子	235

J 腫　瘍

1	表皮囊腫（粉瘤）	吉川勝宇	241
2	石灰化上皮腫	谷岡未樹	244
3	皮膚肥満細胞症（色素性蕁麻疹）	松田智子，神戸直智	247

K 感染症

1	ウイルス感染症①	単純ヘルペス（単純疱疹）	渡辺大輔	250
2	ウイルス感染症②	帯状疱疹	渡辺大輔	253
3	ウイルス感染症③	水痘（水ぼうそう）	河村吉紀，吉川哲史	256
4	ウイルス感染症④	尋常性疣贅（いぼ）	三石　剛	260
5	ウイルス感染症⑤	伝染性軟属腫（水いぼ）	三石　剛	263
6	ウイルス感染症⑥	麻疹（はしか）	水野真介，吉田　晃	266
7	ウイルス感染症⑦	風疹	樋泉道子，森内浩幸	271
8	ウイルス感染症⑧	突発性発疹	河村吉紀，吉川哲史	275
9	ウイルス感染症⑨	伝染性紅斑（りんご病）	要藤裕孝	278
10	ウイルス感染症⑩	手足口病	細矢光亮	282
11	ウイルス感染症⑪	伝染性単核症	和田泰三	287
12	細菌感染症①	伝染性膿痂疹（とびひ）	白濱茂穂	290
13	細菌感染症②	溶連菌感染症	白濱茂穂	294
14	真菌感染症①	白癬	常深祐一郎	297
15	真菌感染症②	ケルスス禿瘡	常深祐一郎	302
16	真菌感染症③	癜風（なまず）	原田和俊	305
17	真菌感染症④	スポロトリコーシス	安部正敏	308
18	その他の感染症等①	疥癬	谷口裕子	311
19	その他の感染症等②	毛虫皮膚炎・線状皮膚炎	夏秋　優	315
20	その他の感染症等③	蚊アレルギー	岩月啓氏	318
21	その他の感染症等④	アタマジラミ症	山口さやか，高橋健造	322
22	その他の感染症等⑤	マダニ刺症	夏秋　優	326
23	その他の感染症等⑥	デング熱	齋藤万寿吉	329

目次

第3章 見逃してほしくない こどもの皮膚疾患

- **A** 固定薬疹 ———————————————————————————— 藤山幹子 334
- **B** 重症薬疹の初期症状 ————————————————————— 藤山幹子 337
- **C** 色素性乾皮症（XP）————————————————————— 森脇真一 340
- **D** 種痘様水疱症 ———————————————————————— 岩月啓氏 343
- **E** 表皮水疱症 ————————————————————— 林 大輔, 鶴田大輔 347
- **F** 毛孔性紅色粃糠疹（PRP）———————————————— 山本明美, 林 圭 350
- **G** 急性痘瘡状苔癬状粃糠疹（PLEVA）———————————— 清島真理子 353
- **H** 線状苔癬 —————————————————————————— 山本明美 356
- **I** ジベルバラ色粃糠疹 ————————————————————— 清島真理子 358
- **J** 亜鉛欠乏症・腸性肢端皮膚炎 ————————————————— 高増哲也 361
- **K** ビオチン欠乏症 ——————————————————— 野崎章仁, 楠 隆 364
- **L** エーラス・ダンロス症候群（EDS）———————————— 河野通浩 368
- **M** 神経線維腫症1型（NF1）（レックリングハウゼン病）————— 金田眞理 372
- **N** 結節性硬化症（TSC）———————————————————— 金田眞理 375
- **O** 色素失調症 ———————————————— 寺前彩子, 深井和吉, 鶴田大輔 378
- **P** ランゲルハンス細胞組織球症（LCH）————————————— 梅田雄嗣 382
- **Q** ジアノッティ・クロスティ症候群 ———————————————— 浅田秀夫 385

編集を終えて ———————————————————————————— 宮地良樹 387
和文索引 ——————————————————————————————————— 388
欧文-数字索引 ——————————————————————————————— 393

第1章

ホットトピックス

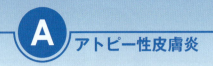

1 経皮感作説はどこまで解明された？

ESSENTIAL POINTS

- 乳児期早期の湿疹の存在とその重症化は食物抗原感作を増加させる.
- 乳児期のアトピー性皮膚炎は食物アレルギー発症の危険因子である.
- 経皮感作が原因で発症する特殊な食物アレルギーがある.
- 食物アレルギー患者のすべてが経皮感作により発症するわけではない.
- 生後早期からの保湿剤使用で経皮感作を予防できるという証拠はまだない.

乳児期の湿疹は食物抗原への感作に関与する

　従来，乳児期のアトピー性皮膚炎は食物アレルギーが原因で発症すると考えられてきました．しかし実際には，アトピー性皮膚炎と診断される皮膚症状が生後2，3か月頃から徐々に認められるのに対して，食物アレルギーの多くは離乳食開始後から発症します．このように，食物アレルギーに先行してアトピー性皮膚炎が発症することから，現在では食物アレルギーの発症にはアトピー性皮膚炎が関与していると考えられています．

　ピーナッツや鶏卵によるアレルギーの発症に関わる最も重要な危険因子として，湿疹の存在があげられています．湿疹が重症であるほど，また湿疹の存在期間が長いほど，ピーナッツアレルギーの発症リスクが増すことが示されています．皮膚のバリア機能に関係するフィラグリン遺伝子に機能喪失変異があると，皮膚のバリア機能が障害され，湿疹を発症しやすくなるだけでなく，ピーナッツアレルギーの発症リスクも増します．また，湿疹がある乳児にピーナッツオイルを成分に含む保湿剤を使用すると，使用しない場合と比べてピーナッツアレルギーの発症リスクが約7倍にも増加することが示されています．

　食物アレルギーの発症には，食物抗原への感作成立が前提となることから，食物抗原への感作成立には，皮膚バリア機能の異常，とりわけ湿疹の存在が関与していることが示唆されます．実際，生後3か月の母乳栄養児のその後の食物抗原への感作を調べると，経皮水分蒸散量が多く，アトピー性皮膚炎があると感作が成立しやすく，アトピー性皮膚炎が重症であるほど食物抗原への感作が起こりやすいことがわかっています．

二重抗原曝露仮説（図1）

　食物を経口摂取すると通常は経口免疫寛容が誘導され，アレルギー症状は起こらないと考えられています．一方，皮膚バリア機能が障害され，湿疹があると経皮感作が誘導され，経口免疫寛容が成立しなかったり，いったん成立した免疫寛容が破綻したりして，食物アレルギーを発症すると考えられています．

　実際，同じ人種でも，ピーナッツの経口摂取量が多いイスラエルで育った小児と経口摂取量が少ない英国で育った小児を比較すると，英国で育った小児のほうがピーナッツアレルギーの頻度が高いことが知られています．また，ピーナッツ消費量が多い家庭は室内環境中のピーナッツ抗原量も多く，乳児期の経口摂取以外での曝露量が多くなるため，ピーナッツアレルギーの発症頻度は高くなります．しかし，乳児期にピーナッツの経口摂取量が多い場合には，家庭内での消費量が多くてもピーナッツアレルギーになるリスクは増えないことが報告されています．

　抗原曝露経路の違いが，食物抗原への感作と食物アレルギーの発症に影響しているものと考えられます．

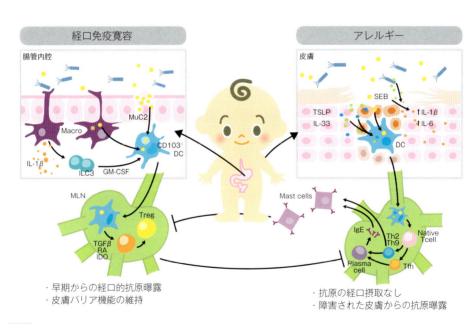

図1　二重抗原曝露仮説
Macro：マクロファージ，MuC：ムチン（粘素），DC：樹状細胞，IL：インターロイキン，ILC：自然リンパ球，GM-CSF：顆粒球マクロファージコロニー刺激因子，MLN：腸間膜リンパ節，Treg：制御性T細胞，TGF：形質転換増殖因子，RA：レチノイン酸，IDO：インドールアミン酸素添加酵素，TSLP：thymic stromal lymphopoietin，SEB：エンテロトキシンB，Tfh：濾胞ヘルパーT細胞．
(Tordesillas L, et al: Immunology of food allergy. Immunity 2017; **47**: 32-50)

A アトピー性皮膚炎

経皮感作の機序

　食物アレルギーの治療として，食物抗原を皮膚から持続的に曝露させ，免疫寛容を誘導することで食物アレルギーを治そうとする免疫療法が試みられています．抗原の経皮曝露では，アレルゲン感作のみが誘導されるわけではなく，条件次第では免疫寛容が誘導されることがわかっています．免疫寛容が生じるか，アレルゲン感作が生じるかは，皮膚における炎症状態，組織障害の有無が影響すると考えられています．

　湿疹が存在する場合，抗原提示細胞であるランゲルハンス細胞が，表皮の物理的バリアとなっている密着結合（タイトジャンクション）を貫いて樹状突起を表皮表面に伸ばしているため，抗原を取り込みやすい状態となっています．また，かゆみによる掻破によって，皮膚の物理的バリアが障害されるとともに組織障害が加わります．組織障害により，TSLP（thymic stromal lymphopoietin）など，Th2細胞の分化誘導に影響するサイトカインが皮膚局所で産生され，抗原感作が起きやすくなると考えられます．

経皮感作の予防は可能か？

　経皮感作の予防には，①皮膚のバリア機能を改善すること，②皮膚の炎症を抑制すること，③皮膚への抗原曝露量を減らすことが重要であると考えられます．

　しかし，生後早期から保湿剤を使用してスキンケアを行った検討では，アトピー性皮膚炎の発症を減らすことはできましたが，食物抗原への感作は抑制できませんでした．また，気管支喘息の発症予防として室内環境中のダニ抗原を減らしても，ダニ抗原への感作は予防できず，むしろ感作が増強したという報告もあります．つまり，スキンケアや室内環境中の抗原量を減らすだけでは感作を予防できず，皮膚以外の感作経路の影響も考える必要があります．経皮感作を予防するための効果的な介入方法の確立は今後の課題となっています．

　食物抗原特異的IgE陽性のアトピー性皮膚炎患者に対して，ステロイド外用薬で湿疹の再燃予防を積極的に行った場合と，湿疹の再燃に合わせてステロイド外用薬で治療した場合を比較した検討では，再燃予防を行ったほうが食物抗原特異的IgE値は低下しました．また動物実験では，経皮感作が成立したのちに，皮膚の炎症を増悪させると感作抗原の経口摂取により誘発されるアレルギー症状も増悪し，逆に皮膚の炎症を軽快させると誘発されるアレルギー症状も軽快することが観察されています．これらの結果は，皮膚への介入が感作そのものを予防できなくても，感作成立後のIgE産生や誘発症状の抑制に有効である可能性を示唆しています．

経皮感作が原因と考えられる特殊な食物アレルギー（表1）

　加水分解小麦（グルパール19S）を含有する石鹸（旧「茶のしずく」）の使用により，小麦摂取後に石鹸使用部位の接触性蕁麻疹とアナフィラキシーが起きる小麦アレルギーでは，石鹸に含まれる界面活性剤による皮膚バリア機能障害の関与が推測されています．魚を素手で取り扱う作業を繰り返すうちに手に湿疹ができるようになり，その後，魚を経口摂取すると口腔内違和感，アナフィラキシーを起こすようになった症例も報告されています．

　マダニに刺されると，マダニの唾液中に含まれる糖鎖のガラクトース-α-1,3-ガラクトース（α-Gal）に対する感作が成立することがあります．α-Gal特異的IgEが産生されると，牛肉や豚肉を摂取した3～6時間後に遅発型のアナフィラキシー症状を呈することが報告されています．

　納豆摂取後，半日程度経過してから遅発型アナフィラキシーを発症する納豆アレルギーでは，その主要アレルゲンは粘稠成分であるポリガンマグルタミン酸と考えられています．納豆アレルギー患者の多くにマリンスポーツ歴があることから，クラゲ刺傷によりクラゲ由来のポリガンマグルタミン酸に経皮感作され，交差反応により納豆アレルギーを発症すると考えられています．

表1　経皮感作により発症したと考えられる食物アレルギー

	小麦アレルギー	魚アレルギー	肉アレルギー	納豆アレルギー
抗原曝露経路	加水分解小麦含有石鹸の使用部位	生魚を取り扱うことで生じた湿疹のある手	マダニ刺症	クラゲ刺傷
感作抗原物質	加水分解小麦（グルパール19S）	パルブアルブミン	ガラクトース-α-1,3-ガラクトース（α-Gal）	ポリガンマグルタミン酸
症状誘発食物	小麦製品	魚	霊長類以外の哺乳類の肉（牛肉，豚肉）	納豆
誘発症状	石鹸使用部位の接触性蕁麻疹，アナフィラキシー	経口摂取後の口腔内瘙痒感，アナフィラキシー	摂取3～6時間後のアナフィラキシー	摂取5～13時間後のアナフィラキシー

皮膚科医からひとこと

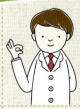

　2011年に国民生活センターが公表した加水分解小麦含有石鹸（旧「茶のしずく」）の使用による小麦アレルギーは社会問題となりましたが，皮膚科医にも大変な驚きをもって受け止められました．この石鹸を食べた人はいないわけですから，一部の食物抗原が口からではなく皮膚から感作されることが図らずも実証されたのです．皮膚バリア機能障害がいかに経皮感作に重要な役割を果たしているかを示唆しただけではなく，スキンケアの有用性やアレルギーマーチなどの研究にも多大な影響を与えました．　　　　（Y.M）

参考文献

1) Tordesillas L, Berin MC, Sampson HA: Immunology of food allergy. *Immunity* 2017; **47**: 32-50.
2) Kawasaki A, Ito N, Murai H, et al: Skin inflammation exacerbates food allergy symptoms in epicutaneously sensitized mice. *Allergy* 2018. doi: 10.1111/all.13404.

（大嶋勇成）

A アトピー性皮膚炎

2 スキンケアでアレルギーマーチは防げるか?

ESSENTIAL POINTS

- 「アレルギーマーチ」という言葉は，同一の小児にアレルギー疾患が次々と連鎖して発症してくる様子を行進曲（マーチ）に例えたものである．
- 乳児期のアトピー性皮膚炎は，早期に発症するほど，重篤であるほど，症状が持続するほど，アレルギーマーチにつながる可能性が高い．
- 乳児期早期からの保湿剤の定期使用がアトピー性皮膚炎を予防しうることが報告されているが，アレルギーマーチを直接予防できるかどうかは証明されていない．
- 一方，皮膚を早期に改善させ，早期に離乳食を開始することで食物アレルギーを予防できる可能性が示唆されており，積極的なアレルギーマーチの阻止が模索されている．

アレルギーマーチとは？

　わが国の小児アトピー性皮膚炎の有症率は生後4か月で12.8%，1歳6か月で9.8%であり，大変よく遭遇する疾患の1つです．つまり，日常診療でアレルギーマーチに発展するリスクをもつ小児を診療する機会はきわめて多いと考えられます．

　「アレルギーマーチ」とは，多くはアトピー性皮膚炎に始まり，食物アレルギー，呼吸器アレルギー（喘息やアレルギー性鼻炎）の発症へと続く臨床的な連鎖のことです．1970年代にアレルギーマーチの概念を提唱した馬場は，アレルギー疾患をもつ患児370例を検討し，アトピー性皮膚炎から発症した例が72.4%であったことを報告しています．

　アレルギーマーチがアトピー性皮膚炎を起点とする理由は，2008年に発表された「二重抗原曝露仮説」で説明することができます．前項でも触れられていますが，この仮説は，①湿疹のある皮膚に付着した蛋白質はアレルギーの増悪に働くという「経皮感作」と，②消化管に入ってきた蛋白質はアレルギーを改善させるほうに働くという「経口免疫寛容」の2つの曝露経路から，アレルギーの悪化/改善を捉えたものです（図1）[1]．

2015年に，ハウスダスト中のピーナッツ量が多いほど，その家庭の小児はピーナッツアレルギーを発症し，しかも重篤なアトピー性皮膚炎を発症しているほど発症リスクが高いことが報告され，「経皮感作」が臨床的に証明されました．

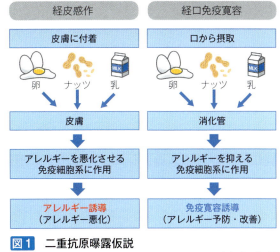

図1　二重抗原曝露仮説
（Lack G: *J Allergy Clin Immunol* 2008; **121**: 1331-1336 を参考に作成）

アトピーマーチにつながりやすい患者は？

　様々な前向きコホート試験の結果から，乳児期の湿疹やアトピー性皮膚炎がその他のアレルギー疾患の発症リスクをより高める，すなわちアレルギーマーチに関するエビデンスは増えています．たとえば，オーストラリアで行われた HealthNuts コホート試験では，アトピー性皮膚炎の乳児 4,453 人の重症度とその後の食物アレルギーの発症リスクが検討されました．その結果，アトピー性皮膚炎を低年齢で発症して重篤な湿疹が持続すると，食物アレルギーの発症リスクが高いことが報告されています．このような小児では，特に経過に注意を払う必要があります．

スキンケアによるアレルギーマーチの予防は可能か？

　近年の研究の結果，アトピー性皮膚炎の発症は皮膚バリア機能の異常と免疫的な異常の 2 つがきっかけになると考えられています．そして，アトピー性皮膚炎そのものが皮膚バリア機能の低下や免疫的な異常をさらに加速させることも判明しています．つまり，アトピー性皮膚炎そのものが「悪化のサイクル」をさらに進めていることになります．そのため，アトピー性皮膚炎や乳児湿疹の発症予防や早期治療の重要性が増しています．
　そのようななか，新生児期からの保湿剤によるスキンケアが，その後のアトピー性皮膚炎の発症や皮膚トラブルのリスクを減らすことが，いくつかの無作為化比較試験から明らかになってきています．たとえば，オーストラリアで行われた PEBBLES スタディ（第 II 相試験）では，生後 3 週間の乳児 80 人に対して保湿剤の定期塗布を指示し，生

A アトピー性皮膚炎

後6か月での感作が検討されました．その結果，週5日以上塗布している群では，生後6か月時点での感作が有意に減ったことが報告されています．ただし，これはあくまでもサブグループ解析[*1]の結果ですので，スキンケアのみでアレルギーマーチのリスクである感作を減らせるというには不十分です．現時点，その判断は大規模研究の結果を待つ必要があります．

[*1]：本来解析する予定以外の検討です．

経口免疫寛容によるアレルギーマーチの予防は可能か？

一方，アレルギーマーチを積極的に防ぐためには，二重抗原曝露仮説のところで説明した2つの曝露経路のうち，「経口免疫寛容」にも注意を払う必要性があります．

経口免疫寛容は，乳児期早期からピーナッツや卵の摂取を開始するという無作為化比較試験において，ピーナッツや卵によるアレルギーの発症リスクを減らしたことにより臨床的に証明されています．ここでは，わが国に多い鶏卵アレルギーの予防を試みたPETITスタディについて考えてみます．

PETITスタディでは，アトピー性皮膚炎の乳児（生後4～5か月）121人を対象に，スキンケアに加えて，皮膚炎の状態に応じてプロアクティブ療法が行われました（第1章「A-6 プロアクティブ療法はどこまで有用か？」参照）．そして，生後6か月から加熱卵粉末を卵として0.2g相当で継続摂取し，1歳で卵1/2個の負荷試験を実施しました．その結果，鶏卵アレルギーの発症リスクは，卵を食べなかった群に比べて，約1/5であったことが報告されています（図2）[2]．

この結果だけをみると，卵を早期に開始することは鶏卵アレルギーを予防すると考えられますが，いくつか注意すべき点があります．まず，卵を早期に開始しても鶏卵アレ

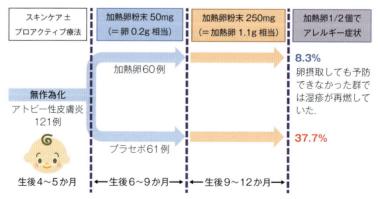

図2 微量加熱卵摂取により鶏卵アレルギーを予防できたが・・・
(Natsume O, et al: Lancet 2017; **389**: 276-286 を参考に作成)

ルギーを発症してしまった群に関してみると，経過中に湿疹が再燃していたことがわかっています．つまり，湿疹がある状態で卵を食べ続けても鶏卵アレルギーを阻止できないのかもしれません．さらに，実はPETITスタディ以外にも2013年から2017年にかけて卵の早期離乳食導入による鶏卵アレルギー予防研究が多数報告されており，それぞれSTAR，HEAP，BEAT，STEPという研究名がついていますが，すべて鶏卵アレルギーを予防できていません．しかも卵摂取中の有害事象も多く，リスクが高かったことが報告されています．その理由として，①「生」卵粉末を摂取していたこと，②スキンケアに関して特別な介入を行わなかったことの2つがあげられます（図3）．

これら近年の鶏卵アレルギー予防研究の結果から，2017年6月には日本小児アレルギー学会から「鶏卵アレルギー発症予防に関する提言」が発表されました（第1章「A-3 食物アレルギーとの相関は？」参照）．この提言では，アレルギーマーチを予防・阻止するためには，積極的なスキンケアに加えて，皮膚に炎症がある場合はそれを改善させる治療介入によって経皮感作をより少なくする必要があるとされています．

しかし現時点では，卵やピーナッツ以外に関してはまだ十分な報告はなく，他の食物についても同様の方法が可能であるか否かははっきりしていません．さらに，喘息やアレルギー性鼻炎の予防に関する結論を出すには今後の研究結果を待つ必要があります．

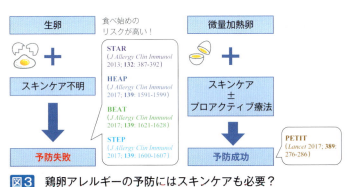

図3 鶏卵アレルギーの予防にはスキンケアも必要？

プライマリケアによるアレルギーマーチの予防

新生児期からの保湿剤の定期塗布に関しては，まだアレルギーマーチを直接予防できるかどうかが明らかではないとはいえ，害も少ないと考えられ，推奨できる方法といえます．さらに，乳児期に湿疹を発症した場合は慎重な経過観察を行い，症状が重篤化したり長期化したりしないように適宜治療介入することが勧められます．

一方，保護者に早期離乳食導入に関してのみ説明することは，経皮感作に対する配慮が不十分となり，リスクを高めると考えられます．前述の「鶏卵アレルギー予防に関する提言」においても，生後6か月までに発症したアトピー性皮膚炎に対しては積極的な

A アトピー性皮膚炎

皮膚の加療を行い，皮膚炎が改善したところで微量の加熱卵を摂取という条件があります．そこでプライマリケアにおいても，生後6か月までに十分なスキンケア指導を行い，必要に応じてステロイド外用薬による治療を併用することが求められます．

専門医への紹介と保護者への説明

　重症のアトピー性皮膚炎患者は積極的なプロアクティブ療法を必要としますので，皮膚科専門医への紹介を考慮します．また，食物アレルギーでは，それぞれの食物抗原の知識をもって，かたゆで卵黄から開始するのか，かたゆで卵白から始めるのかなど，より具体的な指導が必要となります．アトピー性皮膚炎が重症化するリスクが高いと予想される場合には，皮膚科専門医への紹介が推奨されます．加えて，PETITスタディは生後6か月からの微量加熱卵の摂取での安全性を検討したものですので，生後6か月を超えてアトピー性皮膚炎がコントロールできない場合もやはり皮膚科専門医に紹介したほうがよいでしょう．

　保護者には，アトピー性皮膚炎の重症度が高く，その期間が長引くと他のアレルギー疾患を発症するリスクが高まることを説明し，早期治療への理解を求めます．

皮膚科医からひとこと

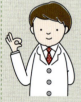

　かつて皮膚科医の中には「アレルギーマーチ」の存在そのものに対して懐疑的な向きもありました．しかし，皮膚バリア機能障害・アレルギー炎症・かゆみが相互不可分に介在するという「三位一体論」の登場により，アトピー性疾患を一元的に説明できるようになったことでほぼ受容されるコンセプトとなりました．

　特に本項で紹介されている「二重抗原曝露仮説」は小児科医の食物アレルギー診療に大きなパラダイムシフトを招来したのみならず，スキンケアの重要性をあらためて印象づけました．筆者の堀向先生が「乳児期早期からの保湿剤の定期使用がアトピー性皮膚炎を予防しうる」ことを報告された際には，スキンケアの本家をもって任じる皮膚科医たちも大きな衝撃を受けました．「積極的なスキンケアに加えて，皮膚に炎症がある場合はそれを改善させる治療介入によって経皮感作をより少なくする必要がある」という示唆に富むコメントは，アトピー性皮膚炎の病態論からみても小児科医と皮膚科医の一致した考えとなっています．

(Y.M)

文献

1) Lack G: Epidemiologic risks for food allergy. *J Allergy Clin Immunol* 2008; **121**: 1331-1336.
2) Natsume O, Kabashima S, Nakazato J, *et al*: Two-step egg introduction for prevention of egg allergy in high-risk infants with eczema (PETIT): a randomised, double-blind, placebo-controlled trial. *Lancet* 2017; **389**: 276-286.

（堀向健太）

A アトピー性皮膚炎

3 食物アレルギーとの関連は？

ESSENTIAL POINTS

- アトピー性皮膚炎や皮膚バリア機能の障害は，食物アレルギーの発症リスクとなる．
- アレルギー疾患のハイリスク児に対して，離乳食でアレルギー性の高い食品の摂取時期を遅らせることは，食物アレルギーの発症予防につながらないことが国際的なコンセンサスとして提唱されている．
- 食物アレルギーの発症予防という観点で，どのように離乳食を導入するべきか，その具体的な方法については今後の課題である．

食物アレルギーとの関連

　乳幼児期のアトピー性皮膚炎と食物アレルギーが密接に関わっていることは古くから知られており，これまでにも様々な調査がなされています．

　20世紀初頭には，すでに特定食品を食べないことでアトピー性皮膚炎が改善した症例が報告されています．1980年代には，アトピー性皮膚炎患者では食物摂取で誘発されるアレルギー症状のリスクが増加すると報告されています．そして，1990年代にはアトピー性皮膚炎患児の約1/3は食物アレルギーであると報告され，2000年には米国で発刊された標準的教科書に「アトピー性皮膚炎の小児ではアレルギー検査を行うべき」ことが記載されました．それと同じ頃，米国小児科学会は，乳製品は1歳まで，鶏卵は2歳まで，ピーナッツ・ナッツ類は3歳まで除去すべきであるという推奨を発表しました．食物除去療法は，アトピー性皮膚炎の治療として，さらにはその後に続くアレルギー疾患の発症予防として期待され，臨床研究や患者指導もそれに基づいて行われるようになり，この時代のトレンドとなりました．

　しかし2010年頃になると，アトピー性皮膚炎の治療としての食物除去療法は有効でないことがシステマティックレビューで証明され，さらに米国小児科学会からは，アレルギー疾患の発症予防としても，離乳食の開始時期を遅らせることは種々の疫学調査の解析結果から有効でないことが発表されるに至りました．

A アトピー性皮膚炎

離乳食開始時期の変遷

　そのような時代背景のもと，わが国で1995年に公表された「改定・離乳の基本」（厚生労働省）には，たとえば鶏卵に関しては「生後5〜6か月頃に卵黄2/3個以下から開始し，7〜8か月より全卵1/2個」と記載されていたところを，2005年の調査で鶏卵の開始を生後7か月以後に遅らせている乳児が90%以上に上る実態が報告され，2007年の「授乳・離乳の支援ガイド」（厚生労働省）では「生後7〜8か月頃から卵黄を開始する」と記されました．

　その後の疫学調査により，アレルギーの発症予防のために食品の摂取開始を遅らせる試みは長期的にみて推奨できないことが示されましたが，近年まで積極的に「予防効果がない」ことを証明する臨床研究に乏しかったため，国外のガイドラインを含め「遅らせることは推奨しない」という程度の立場でしか記載できない状況が続いていました（なお，わが国の各学会では，これまで一貫して，「念のため」，「食物アレルギーが心配だから」という理由だけで根拠なく食物除去を行うことを推奨してはいません）．

食物アレルギー発症の最大のリスクはアトピー性皮膚炎

　食物アレルギーとアトピー性皮膚炎の因果関係が議論されるなか，2003年には重症アトピー性皮膚炎に対してピーナッツオイルを含むスキンケアを行うことがピーナッツアレルギー発症のリスクであるなどの観察研究から「経皮的な」食物アレルゲン感作の存在が示唆され，2008年には「二重抗原曝露仮説」の概念が発表されました．さらに時期を同じくして，フィラグリン遺伝子変異を代表とする皮膚バリア機能の障害がその後の全身的な様々なアレルギー疾患のリスクとなることが知られるようになりました．近年のシステマティックレビューによると，アトピー性皮膚炎が先行した場合，鶏卵への感作は4.73〜12.8倍にリスクが増し，乳児期のアトピー性皮膚炎の重症度が高いほど食物感作のリスクが増加することが報告されました．

　皮膚の炎症，バリア機能の障害が食物アレルギー発症の最大のリスクである，つまりバリアが壊れた皮膚を通じて，環境中に存在する食物成分をアレルゲンとして覚えてしまうと考えられています．

乳児期早期摂取による介入研究の登場

　そのようななか，2015年のピーナッツアレルギー発症予防に関する無作為化比較試験（LEAPスタディ）において，生後4か月以上11か月未満のハイリスク乳児（アトピー性皮膚炎や鶏卵アレルギーがあり，ピーナッツアレルギーの発症リスクが高い乳児）

を対象に，ピーナッツ摂取と除去のいずれがピーナッツアレルギー発症予防に有効かが検討されました．その結果，5歳時における発症率は摂取群で有意に減少し，さらにその効果は5歳から1年間の完全除去期間を経たのちも継続することが報告されました．非常に高いエビデンスレベルで証明されたことから，「ピーナッツアレルギーの発症リスクが高い国では，乳児の離乳期においては"遅く"ではなく，むしろ"なるべく早く"ピーナッツの摂取を開始するほうが有益である」との国際的なコンセンサスステートメントも発表され，アレルギーの原因となりやすい食品を乳児期に完全除去することの不利益性が認識されました．

鶏卵アレルギー発症予防研究（PETITスタディ）

一方で鶏卵に関しても，英国，オーストラリア，ドイツなどの世界各国では，離乳期早期から摂取することの効果を実証しようと，競って研究が試みられました．しかし摂取量が多すぎたり，生卵を使ったりすることでアナフィラキシーを含むアレルギー症状を誘発し，多くの研究で有効性と安全性に問題を残す結果となりました．

そのようななか，わが国で実施された無作為化比較試験（PETITスタディ）では，生後12か月まで鶏卵を完全除去した群では37.7%に鶏卵アレルギーを発症したのに対して，生後6か月から微量（50mg）の加熱全卵粉末を開始し，生後9か月から少量（250mg）の加熱全卵粉末を毎日摂取した介入群では，1歳時における鶏卵アレルギーの発症率は8.3%と，有意に減少させることを示し，かつ明らかな有害事象を発生させませんでした．海外の先行研究と比較して，この研究では微量の加熱全卵粉末を使用したことが功を奏して安全に実施できたと考えられ，加えて，参加者はプロアクティブ療法（第1章「A-6 プロアクティブ療法はどこまで有用か？」参照）を含む積極的な外用療法により，食物アレルギーのリスクであるアトピー性皮膚炎のコントロール状況が良好であったことも発症率の低さに貢献したものと推測されます．

「鶏卵アレルギー発症予防に関する提言」の概説

2017年6月，日本小児アレルギー学会の食物アレルギー委員会は，増え続ける鶏卵アレルギーに少しでも歯止めをかけたいと考え，『食物アレルギー診療ガイドライン2016』およびPETITスタディに基づく「鶏卵アレルギー発症予防に関する提言」[1]を公表しました（図1）．

本提言のポイントは，①「かゆみのある湿疹」のある乳児を的確に判断すること（第2章「A-4 乳児湿疹」参照），②アトピー性皮膚炎の乳児に「食物アレルギーが心配だから」という理由だけで鶏卵の「完全除去」という，むしろ不自然なことを行うのは，

A アトピー性皮膚炎

かえって鶏卵アレルギーのリスクを高めてしまうということ，③ PETIT スタディでは微量の加熱全卵粉末（生後 6 か月から加熱全卵 0.2g 相当，生後 9 か月から 1.1g 相当を毎日摂取）を用いていますが，本提言は PETIT スタディのように摂取量を画一的に制限するものではなく，このプロトコールは，微量の鶏卵を安全に摂取でき，かつ効果がある摂取方法の一例と捉えていただきたい，ということです．

注意点として，すでに鶏卵アレルギーを発症している，あるいは疑わしい乳児では，このような摂取方法は推奨しておらず，『食物アレルギー診療ガイドライン 2016』に従うべきということ，また，アトピー性皮膚炎を発症していない乳児では，従来通り「授乳・離乳の支援ガイド」（厚生労働省）に沿って鶏卵摂取を勧めてよいことがあげられます．なお，提言に沿った摂取時には，必ず医療機関で開始量の鶏卵を食べさせ，鶏卵

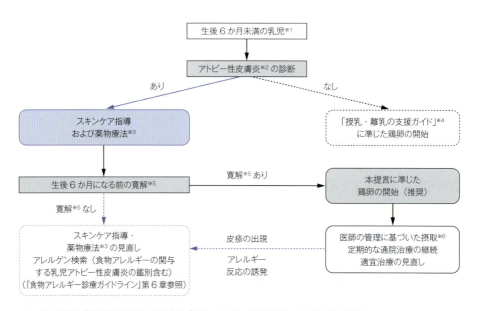

※1 すでに鶏卵感作が確認されている場合は『食物アレルギー診療ガイドライン 2016』に従う
※2 アトピー性皮膚炎の診断として，The U.K. Working Party's diagnostic criteria for atopic dermatitis などを参考とする
※3 スキンケア指導・薬物療法：スキンケアは皮膚の清潔と保湿を基本とし，薬物療法はステロイド外用薬を中心とするその詳細と使用方法は『アトピー性皮膚炎診療ガイドライン 2016』などを参照する
※4 2017 年度内に改訂予定
※5 寛解とは外用剤塗布の有無を問わず皮疹が消失した状態を意味する
※6 開始時・増量時は原則として医師の観察のもと摂取すること

専門医紹介のタイミング
1) 通常のスキンケアとステロイド外用療法によっても湿疹が改善しない・繰り返す場合
2) 多抗原（3 抗原以上）の感作陽性や，栄養指導が必要な場合
3) 診断および耐性獲得の確認のための食物経口負荷試験が必要な場合

図1 アトピー性皮膚炎と診断された乳児における鶏卵導入のフローチャート
（福家辰樹, 他：日小児アレルギー会誌 2017; 32: i-x）

アレルギーを発症していないことを確認するようにしてください．個々の症例によっては判断に迷うケースも考えられ，その際は小児アレルギー疾患の管理に精通した専門医に紹介することもポイントです．

おわりに

ハイリスク乳児に対する食物アレルギーの発症予防という観点において，いつ，どのような量や形で，乳児が食べやすく安全なものを開始するべきか，離乳食の具体的な導入方法については未だ研究段階です．食物アレルギーのみならず，健康維持や国・地域の食習慣の違いなどを幅広く包括した離乳食の導入方法の見直しは今後の課題です．

> **皮膚科医からひとこと**
>
> アトピー性皮膚炎と食物アレルギーの関係については，特に完全除去療法の功罪をめぐって，皮膚科医と小児科医の間でずいぶん長い論争がありました．私が群馬大学に着任したとき，前任の小児科教授が食物除去療法にとても熱心だったようで，大学病院の前には代替食品を販売する店があり，「アワ，ヒエ，ヘビ，カエル」などが売られていたのをみてカルチャーショックを受けたことを思い出しました．
>
> 本項では，この30年ほどの食物アレルギーをめぐるコンセンサスの変遷をわかりやすくまとめてくださっています．「アレルギーの原因となりやすい食品について，乳児期に完全除去することの不利益性を述べた国際的なコンセンサスステートメント」，「皮膚の炎症，バリア機能の障害が食物アレルギー発症の最大のリスクである」，「介入試験データに基づく離乳食の提言」などは，それまでの指導内容の混乱を収束させるのに十分な説得力をもっています．ぜひ，今後も食物アレルギーの発症予防や離乳食の導入方法の見直しを通して，本当に戸惑っておられるお母さんやこどもたちの道しるべとして，小児アレルギー専門医がエビデンスに基づく指導指針を明確に提示していただきたいと思います．
>
> (Y.M)

文献

1) 福家辰樹, 大矢幸弘, 海老澤元宏, 他：鶏卵アレルギー発症予防に関する提言. 日小児アレルギー会誌 2017; **32**: i-x.

（福家辰樹）

A アトピー性皮膚炎

4 汗対策は？

ESSENTIAL POINTS

- 発汗はヒトの恒常性維持に関わる大切な生理機能である．
- アトピー性皮膚炎患者は発汗機能が低下している．
- アトピー性皮膚炎患者も汗を（かけないよりは）かけたほうがよい．
- 汗で濡れた衣類や通気性の悪い肌着などで皮膚が密閉されないように注意する．
- 汗をたくさんかいたとき，あるいは汗をかいてかゆい場合は流水で洗うなどの対策を行う．

汗の機能

　汗はエクリン汗腺から分泌される透明で低張な体液で，皮膚表面において体温調節，生体防御，そして保湿など皮膚の恒常性維持に重要な役割を果たしています[1]．汗が皮膚表面から蒸発する際に生じる気化熱は体温調節に関わります．体重70kgのヒトが体温を1℃下げるためには，100ccの汗をかき，そのすべてが皮表から蒸発しなくてはなりません[2]．発汗量が必要量に満たない場合は体温調節が不十分となります．また，汗は皮膚の保湿においても重要な役割を担います．汗はそれ自体が水分であり，汗が角層（角質層）を加湿することで最前線の免疫システムといえる角層バリア機能の維持に貢献します[1]．実際，乏汗（発汗の減少）を伴う多系統萎縮症（multiple system atrophy: MSA）などの自律神経失調症患者では顕著な皮膚乾燥と皮膚の熱感を伴うことがあります．汗は天然保湿因子（natural moisturizing factor: NMF）である乳酸ナトリウムや尿素を多く含んでおり，皮膚に潤いを与えています．

　汗は能動的な生体防御にも関わっています．汗は抗菌ペプチド[*1]を含有しており，その代表的なものとして，カテリシジン（LL-37），β-ディフェンシン，ダームシジンが知られています．アトピー性皮膚炎では汗中の抗菌ペプチド濃度の異常により抗菌作用が低下し易感染性に関わります．さらに，汗にはアレルゲンを失活する作用も期待で

きます．汗のもつシステインプロテアーゼ阻害作用はダニ抗原（Der p1/Der f1）やキウイ抗原（アクチニジン）のプロテアーゼ活性を抑制し，これらアレルゲンの影響を軽減することが期待されます．しかし，汗のもつプロテアーゼ阻害作用は時間経過とともに損なわれるため，この汗のメリットは発汗早期に限定されると思われます[3]．

以上をふまえて，理想的な発汗とはどのようなものかを考えてみます．まず，ヒトは状況に応じた適切な量の汗をかきます．その後，皮膚の恒常性維持に必要な量の汗は皮膚に残り，それ以外の余剰な汗は気化熱により皮膚を冷却します．つまり，汗をかいたあとの余剰な汗を皮膚表面に残さないのが理想的な発汗といえます．

*1：数十個のアミノ酸からなる抗菌活性をもつペプチドで，多くの動植物に生体防御機能として備わっている物質です．ヒトでは，皮膚，口腔，消化器，泌尿器など，ほとんどすべての部位で抗菌ペプチドが産生されています．これらのペプチドは広い抗菌スペクトルを示すことから，近年では新規治療薬としての可能性が模索されています．

汗のデメリット

余剰な汗を皮膚表面に長時間放置すると，皮膚の恒常性維持を損なうおそれがあります．密閉などにより長時間（数日間）にわたって皮膚表面が高温・高湿環境に曝されると，汗孔が閉塞し，それに伴う汗の停滞が汗疹（あせも）発症の原因となります．そのため，汗疹出現部は治癒後も数週間にわたり汗が出なくなります．アトピー性皮膚炎でも同様に，皮疹部に一致した汗孔の閉塞像と無汗が確認され，歴史的に「汗貯留症候群（sweat retention syndrome）」の1つとして分類されていました[4]．汗で濡れた衣類や通気性の悪い肌着などで皮膚が持続的に密閉されないように注意する必要があります．

汗の成分の異常も悪影響を及ぼす可能性が指摘されています．筆者らは，汗に含まれる代謝産物を網羅的に解析し，アトピー性皮膚炎の重症度に応じて汗中グルコース濃度が上昇することを確認しました．汗中グルコースは，角層バリア機能の回復を遅らせたり，皮膚の常在細菌叢*2に影響を及ぼす可能性があります[5]．ですから，皮膚表面の余剰な汗を衣類などで密閉してしまわないように，流水で洗浄する，濡れたタオルで拭き取る，シャワーで洗い流すなどの対策をとる必要があります（図1）[6]．可能であれば，汗で濡れた衣類は着替えるように指導しましょう．

そのほか，アトピー性皮膚炎では汗腺から汗の漏出が確認されています．これはアレルギー炎症の影響により汗腺上皮細胞間のクローディン-3の発現が減少し，密着結合（タイトジャンクション）の機能が損なわれるために起こる現象です[7]．アレルギー炎症を抑えることが，汗をかくことによるデメリットの軽減につながります．

*2：近年，常在菌の重要性が認識され，腸内細菌叢（腸内フローラ）が注目されています．ヒトに定着している常在菌の約9割は消化管に存在しますが，皮膚にも存在し，私たちを外的刺激などから守っています．その代表的なものとして，①表皮ブドウ球菌，②アクネ桿菌，③黄色ブドウ球菌，④マラセチア真菌などがあります．これらの皮膚常在菌は，平時は複数の種類の菌で平衡状態が保たれており，新たな病原菌の侵入を許しません．しかし何らかの理由により，この平衡状態が崩れると皮膚トラブルへと発展します．

❹ アトピー性皮膚炎

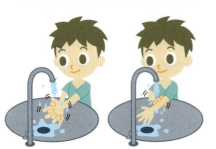
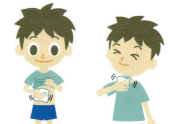
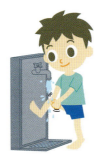
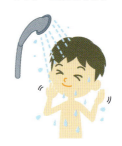

図1 アトピー性皮膚炎に勧められる汗対策の具体例
（Murota H, *et al*: Ped Allergy Immunol Pulmonol 2016; **29**: 196-201）

アトピー性皮膚炎患者の発汗機能

　小児アトピー性皮膚炎，小児乾燥型湿疹では発汗機能の低下が確認されています．筆者らは，成人のアトピー性皮膚炎患者を対象とした定量的発汗機能評価において，発汗量の減少と発汗潜時の延長を確認しました（**図2**）[8]．この結果は，アトピー性皮膚炎では汗は少しずつ時間をかけてゆっくりと排泄されるため，相対的な乏汗状態にあることを示唆しています．乏汗に伴う皮膚温上昇，乾燥肌（ドライスキン），易感染性は皮膚症状を悪化させると考えられます．

　アレルギー炎症，自律神経失調，不安などが乏汗を生じる原因として考えられています．「適切に汗をかける」こともアトピー性皮膚炎の治療到達目標の1つといえます[6,8]．

4 | 汗対策は？

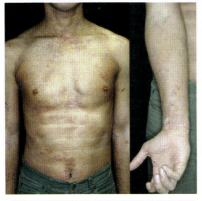
発汗活動前

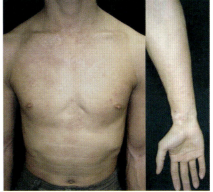
発汗活動開始1か月後

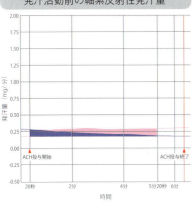
発汗活動前の軸索反射性発汗量

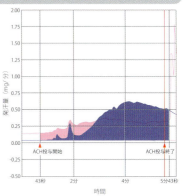
発汗活動後の軸索反射性発汗量

図2 アトピー性皮膚炎患者の臨床症状と定量的軸索反射性発汗試験（QSART）の結果

発汗活動前後の比較．ACH：アセチルコリン．
（室田浩之，他：皮膚病診療 2017; **39**: 877-883）

おわりに

「汗をかくとかゆい」という経験から，発汗を避ける患者も少なくありません．発汗時に生じるかゆみの原因を解明することが今後の課題です．筆者は，乏汗による皮膚温の急激な上昇や，汗が汗腺から組織中に漏出することが発汗時の異常感覚につながっているのではないかと想像しています．そのため，汗をかくとかゆい患者では，炎症のさらなるコントロールに重点を置いて治療するようにしています．

また，皮膚表面に付着した外来抗原や環境因子が汗に混入し，それらによる即時型アレルギーや刺激がかゆみの出現に関与している可能性も指摘されています．そのため，汗をかいてかゆい場合は，前述したようなシャワー浴などによる流水洗浄や濡れたタオルでの清拭によって，皮膚の清潔を維持することが大切です[6]．

A アトピー性皮膚炎

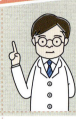

小児科医からひとこと

学校生活管理指導表では，アトピー性皮膚炎に関する学校生活上の留意点として「発汗後」があげられており，学校施設で実施可能な場合には，夏季シャワー浴を指示することもできるようになっています．しかし，教室にクーラーが設置されていない学校も多く，シャワー設備が整っている施設も限られています．クーラーのある生活に慣れたこどもたちがクーラーのない教室で過ごすことになるため，夏季には具体的な汗対策を指導することが重要になります．

(Y.O)

文献

1) Murota H, Matsui S, Ono E, *et al*: Sweat, the driving force behind normal skin : an emerging perspective on functional biology and regulatory mechanisms. *J Dermatol Sci* 2015; **77**: 3-10.
2) 小川徳雄：新 汗のはなし―汗と暑さの生理学．アドア出版，1994.
3) Yokozeki H, Hibino T, Takemura T, *et al*: Cysteine proteinase inhibitor in eccrine sweat is derived from sweat gland. *Am J Physiol* 1991; **260**: 314-320.
4) Sulzberger MB, Herrmann F, Zak FG: Studies of sweating: preliminary report with particular emphasis of a sweat retention syndrome. *J Invest Dermatol* 1947; **9**: 221-242.
5) Ono E, Murota H, Mori Y, *et al*: Sweat glucose and GLUT2 expression in atopic dermatitis: Implication for clinical manifestation and treatment. *PLoS ONE* 2018; **13**: e0195960.
6) Murota H, Katayama I: Lifestyle guidance for pediatric patients with atopic dermatitis based on age-speciic physiological Function of skin. *Ped Allergy Immunol Pulmonol* 2016; **29**: 196-201.
7) Yamaga K, Murota H, Tamura A, *et al*: Claudin-3 Loss Causes Leakage of Sweat from the Sweat Gland to Contribute to the Pathogenesis of Atopic Dermatitis. *J Invest Dermatol* 2017. doi: 10.1016/j.jid.2017.11.040.
8) 室田浩之，進藤翔子，片山一朗，他：乏汗が悪化要因と考えられた成人アトピー性皮膚炎の3例．皮膚病診療 2017; **39**: 877-883.

（室田浩之）

A アトピー性皮膚炎

5 入浴・シャワー浴は有用か？

> **ESSENTIAL POINTS**
>
> - 外部からの悪化因子を洗い流すというスキンケアは重要である．
> - 小・中学校における複数の検討では，昼休みのシャワー浴によってアトピー性皮膚炎の改善がみられた．
> - 入浴・シャワー浴時は洗い流すだけで十分であるが，石鹸やシャンプーを使用する場合は刺激の強いものは避け，しっかりとすすぐ．
> - シャワー浴は3分間で十分であるが，季節を問わず習慣的に行われることが望まれる．
> - 入浴後の保湿剤使用は入浴で失った油脂成分の補充ができ，QOLのさらなる改善が期待できる．

アトピー性皮膚炎の悪化因子

　アトピー性皮膚炎は特徴的な湿疹と強いかゆみを伴う皮膚疾患です．乳児期から発症がみられ，最近のわが国の調査では小児の5〜10％が罹患していると報告されています．アトピー性皮膚炎の発症には，遺伝的な素因と後天的な環境要因の双方が影響すると考えられていますが，アトピー性皮膚炎患者の皮膚が乾燥しやすくガサガサするという特徴は，皮膚の角層（角質層）の水分保持機能に異常がみられるため，皮膚の恒常性が保てないことを意味します．

　近年，この皮膚バリア機能の低下のメカニズムとして，アトピー性皮膚炎患者における角質細胞間脂質の代表であるセラミドの欠乏や，天然保湿因子（natural moisturizing factor: NMF）の主成分であるフィラグリンの遺伝子変異の影響が報告されています．フィラグリンはおもに皮膚の最表面の角層に存在する蛋白質ですが，欧州では20〜50％のアトピー性皮膚炎患者に，国内では27％以上のアトピー性皮膚炎患者に遺伝子変異があると報告され，アトピー性皮膚炎発症の重要な危険因子として注目されています．この皮膚バリア機能の低下によって，角層から水分が喪失しやすく，かつ，外部からの刺激物質が皮膚内に容易に取り込まれやすくなります．このことは，

A アトピー性皮膚炎

アトピー性皮膚炎において持続する皮膚の炎症が生じる要因であると考えられます．

一方，現在，アレルギー発症の分野で活発に議論がなされているテーマとして，感作経路と皮膚バリア機能の低下の問題があります．これまで，食物アレルギーや喘息においては，特定のアレルゲンに対して経消化管感作，または経気道感作が考えられていました．しかし最近の報告では，抗原が皮膚を通過して感作が成立する経皮膚感作（以下，経皮感作）が存在すること，さらにはこの経皮感作は経消化管感作に比較しきわめて少ない抗原量で生じるため，免疫寛容が起こりにくいと考えられています．家庭環境でのピーナッツの経皮感作に関する報告や，加水分解小麦のグルパール19Sを含有する石鹸，旧「茶のしずく」における小麦アレルギーの発症の報告などは，この考え方を支持するものと思われます．皮膚バリア機能の障害の程度が強いとアレルゲンの感作も生じやすいと考えられますので，乳幼児以降のアレルギー疾患の発症や悪化を阻止するためにも，皮膚バリア機能の改善を図るスキンケアの重要性が議論されています．

スキンケアの重要性

アトピー性皮膚炎では，皮膚の乾燥によるかゆみと外部から皮膚を通過する各種の刺激物質によるかゆみが慢性的にみられます．外部から侵入するアトピー性皮膚炎の悪化因子として，汗や土砂・黄砂などのホコリ，細菌由来の毒素，ハウスダストやダニ，動物のフケなどが考えられています．アトピー性皮膚炎では皮膚の透過性が亢進しているため，これらの刺激物質が皮膚内に容易に取り込まれる可能性があります．さらに，かゆみのある患部は引っ掻かれることで，いわゆる「イッチ・スクラッチ サイクル（itch-scratch cycle）」が引き起こされ，悪化，慢性化が進行します．これを食い止める手段は「水分を保持する」，「悪化因子を皮膚内に取り込ませない」という皮膚バリア機能の正常性を取り戻すことが第一で，日常におけるスキンケアが重要となります．

アトピー性皮膚炎患者に対する調査では，悪化因子に関する質問に対して，思春期以降では「汗」という回答が最も多くみられました．汗に含まれる尿酸，アンモニアなどの成分は直接的に皮膚の炎症に関連することが考えられています．室田らは，汗に関連したアトピー性皮膚炎の悪化のメカニズムとして，汗そのものによる悪化，汗の成分の異常，発汗の異常低下があると指摘しています（第1章「A-4 汗対策は？」参照）．

汗のほか，もう1つの強力なアトピー性皮膚炎の悪化因子として，黄色ブドウ球菌の影響が考えられています．黄色ブドウ球菌は皮膚常在菌の1つですが，アトピー性皮膚炎の局面では特異的に増加していること，アトピー性皮膚炎の悪化傾向と局面での菌量が関連することなどが報告されています．興味深いことに，黄色ブドウ球菌の毒素はアレルギー反応を助長するだけでなく，直接的に皮膚のマスト細胞を刺激することも報告されていますので，洗い流すというスキンケアは重要です．

入浴・シャワー浴の効果

　小学校に備え付けの温水シャワーを利用して汗や汚れを速やかに洗い流すことにより，学童のアトピー性皮膚炎が改善することが報告されています．長野県の小学校におけるシャワー浴の効果の検討では，汗による悪化が顕著となる6月の第1週から6週間にわたって，アトピー性皮膚炎の児が昼休みにシャワー浴を行い，開始前2週間から中止後2週間まで，皮膚所見による評価や保護者による評価から効果判定を行いました．期間中，アトピー性皮膚炎に対する治療内容は変更しませんでしたが，シャワー浴が遂行できた全例にアトピー性皮膚炎の改善がみられ，養護教諭や保護者の印象も良好でした．この検討の延長として，群馬県の5つの小学校で同様の検討が行われましたが，いずれも良好な結果が得られています（図1）[1]．

　群馬県の小学校では，続いてシャワー浴の効果を皮膚透過性の客観的評価法を用いた検討も行われています．シャワー浴の実施前後に，アレルギー専門医によりEASI[*1]，TEWL[*2]や皮膚角質水分量の測定，外部から皮膚内への皮膚透過性の指標であるタートラジンによる色彩変化率の測定が行われましたが，小学校での昼休みのシャワー浴により，アトピー性皮膚炎の症状や検査値は有意に改善されました．亀好らやMurotaらによる小・中学校での検討も同様で，対象者や時期を適切に選ぶことにより，学校でのシャワー浴はアトピー性皮膚炎の改善に有効であることが報告されています．何より，当該の小児や保護者に好評であることから，その有効性が証明されました．黄色ブドウ球菌などの細菌を抑制する効果のある抗菌ペプチドが汗に含まれることから，汗を洗い流すことに賛否もありますが，日常のスキンケアでよい成分だけを残すことはできません．

[*1]："eczema area and severity index"の略で，「湿疹面積・重症度指数」と訳されます．アトピー性皮膚炎の重症度評価指標の1つです．

[*2]："transepidermal water loss"の略で，「経皮水分蒸散量」と訳されます．皮膚バリア機能の評価指標です．皮膚から蒸散する水分量を示し，値が高いほど皮膚バリア機能が低下しているとされます．

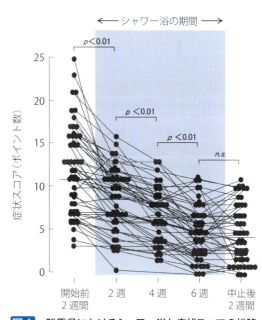

図1 群馬県におけるシャワー浴と症状スコアの推移
$n=53$．
（望月博之，他：日小児難治喘息・アレルギー会誌 2006; 4: 150-156 より改変）

Ⓐ アトピー性皮膚炎

入浴・シャワー浴の実際

　近年は世界各国でアトピー性皮膚炎のガイドラインが作成されていますが，いずれもスキンケアが基本であることが述べられています．スキンケアの基本は「悪化因子を除く」，「皮膚を正常に保つ」の２点ですが，「悪化因子を除く」という基本においては，入浴やシャワー浴によるスキンケアが不可欠です．

　湿疹は外部からの刺激物質が進入してから数時間後に生じると考えられています．そのため，運動や遊戯の直後に行われるのが理想ですが，シャワー浴は簡単に行うことができるため，速やかに汗や汚れを落として刺激因子の皮膚への浸透を防ぐことができるという大きな利点があります．入浴，シャワー浴ともに，水温は本人が気持ちよいと感じる温度が一番で，手掌で洗い，タオルなどで強くこすらないことや，本来，石鹸を使わず洗い流すだけで十分ですが，石鹸やシャンプーを使用する場合は刺激の強いものは避け，しっかりとすすぐようにします．石鹸は使用過剰にならないように，少量の湯を洗面器に入れてから石鹸で泡を立て，その泡をすくって体を洗うことが勧められています．小学校での検討では３分間のシャワー浴で十分な効果がみられましたので，季節を問わず，習慣的に行われることが望まれます．さらに，入浴後に保湿剤を使用すれば，シャワー浴で失った油脂成分の補充ができ，QOLのさらなる改善が期待できるため，これに関する患者教育も重要です．硬水は皮膚に悪影響を与えることが知られていますが，アトピー性皮膚炎の小児に対し超軟水によるシャワー浴が有効性であったことの報告もみられます．

　学童の日常生活のなかで，汗や汚れと接する機会は家庭生活よりむしろ学校生活でのほうが多いようです．学童のアトピー性皮膚炎はしばしば治療抵抗性を示し難治化する傾向にありますが，この原因の１つに，患児が学校で運動や遊戯をすることにより，汗や汚れによる刺激から皮膚のかゆみが増し，瘙破を繰り返すことが考えられます．小学校入学後，自宅でのスキンケアが継続できなくなってからアトピー性皮膚炎が悪化したと訴える保護者も少なくありませんので，小学校でのシャワー浴によるスキンケアは重要です．学校生活における通年的なシャワー浴について協力が得られにくいのであれば，梅雨の時期や運動会の前など，汗やホコリで皮膚のかゆみが増す時期にのみ行われることも考慮すべきと思われます．

黄色ブドウ球菌とブリーチバス療法

　アトピー性皮膚炎を悪化させる黄色ブドウ球菌に対して，海外ではブリーチバス療法が行われています．消毒や漂白に用いる次亜塩素酸ナトリウムを風呂に入れ，週２回程度入浴するもので，黄色ブドウ球菌に対して効果的であり，一定の評価がなされていま

す．特に，ブリーチバス療法と鼻の穴に抗菌薬を塗布する治療の併用は，黄色ブドウ球菌に関連するアトピー性皮膚炎に効果的です．一方，ブリーチバス療法の方法を誤ると，アトピー性皮膚炎患者の皮膚に過剰な刺激を与えてしまうことがあります．ブリーチバス療法は，わが国ではまだ有効性と安全性が確認されていない段階ですが，スキンケアの基本である，皮膚を清潔にして悪化因子を除くことのアプローチの1つとして期待できます．ただし，最近のブリーチバス療法の研究のメタ解析によれば，ブリーチバス療法はアトピー性皮膚炎の改善に効果があるものの，普通の風呂での入浴でも同程度の効果があるという結果でしたので，ブリーチバス療法を行うには対象患者を選ぶ必要があります．

皮膚科医からひとこと

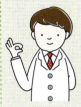

入浴・シャワー浴による洗浄の効果については，古くから皮膚科医が指摘してきたところですが，小児科医が介入しやすい小・中学校の学校保健においてシャワー浴の客観的評価が行われたことは大きな意義があると思います．日本人は潔癖習慣が徹底していて，角層を剥ぎ取る垢擦りなどの誤ったスキンケアさえ行っているのに，学校で汗をかいても無頓着なのは，学校の設備が貧弱であることが関係しているのでしょうか？　だとすれば，世の中がもっと豊かになり，保護者や教師がもっとスキンケアの重要性を認識すれば，シャワー浴は学校で普及するのでしょうか？

ただし，清潔のスキンケアと乾燥のスキンケアは相反するものであることに留意すべきです．汚れは角層より外層の皮脂膜の中に溶け込んでいますから，石鹸などの洗浄剤によって皮脂もろとも乳化して流すことで皮膚はきれいになります．しかし，この行為は皮脂などの保湿成分を汚れとともに除去することにもなるため，皮膚の乾燥を助長してしまいます．シャワー浴では水溶性の成分しか洗い流せませんが，それでも十分な効果が得られますから，洗浄剤は自宅での入浴時に使用すればよいでしょう．アトピー性皮膚炎患児などの敏感肌では，洗浄剤に含まれる香料や抗菌成分，界面活性剤などが刺激となる場合もありますので，シャワー浴はむしろ皮膚にやさしいといえます．洗浄剤使用による脱脂後は必ず保湿のスキンケアを行うよう指導してください．

■参考文献
宮地良樹：知的なスキンケアQ&A～皮膚の常識・非常識（改訂版）．ミネルヴァ書房，1999．
宮地良樹：スキンケア最前線．メディカルレビュー社，2008．

(Y.M)

文献

1) 望月博之，森川昭廣：アトピー性皮膚炎の学童におけるシャワー浴の効果．日小児難治喘息・アレルギー会誌 2006; 4: 150-156.

(望月博之)

A アトピー性皮膚炎

6 プロアクティブ療法はどこまで有用か？

> **ESSENTIAL POINTS**
> - 湿疹の再燃を繰り返す部位に，抗炎症外用薬で湿疹が軽快したのちも週2回程度抗炎症外用薬を継続する治療法である．
> - 湿疹の再燃回数を減らす効果が期待される．
> - 連日塗布からプロアクティブ療法への移行時期，終了時期に関する指針はない．
> - 長期の安全性は確立していないことにも注意が必要である．

プロアクティブ療法が生まれた背景

　アトピー性皮膚炎の治療の柱は，①抗炎症外用薬，すなわちステロイド外用薬とタクロリムス軟膏を主体とした薬物療法，②低下している表皮バリア機能を補完する保湿外用剤などによるスキンケア，③悪化因子の検索と対策の3つです[1]．アトピー性皮膚炎は，「一般に慢性に経過するが，適切な治療によって症状がコントロールされた状態が長く維持されると，自然寛解」[1]，すなわち薬物療法が不要になることも期待できます．

　アトピー性皮膚炎に対する外用療法の基本は，悪化した皮疹を抗炎症外用薬で速やかに軽快させ，軽快後は抗炎症外用薬を中止して保湿外用剤で再燃を予防し寛解状態を維持し，湿疹が再燃した場合は抗炎症外用薬を再開し，湿疹軽快後に抗炎症外用薬を再び中止して保湿外用剤によるスキンケアに戻す方法です（リアクティブ療法）．この治療法が生まれた背景には，ステロイド外用薬は湿疹病変に対してきわめて有効である一方で，長期使用による皮膚萎縮などの局所性副作用が懸念されること，タクロリムス軟膏の添付文書に「症状改善により本剤塗布の必要がなくなった場合は，速やかに塗布を中止し，漫然と長期にわたって使用しないこと」と注意書きされていることなど，安全性への配慮があります．加えて，保湿外用剤によるスキンケアは湿疹軽快後の寛解状態の維持に効果的であるという研究結果も背景にあります．

　しかし臨床現場では，湿疹の悪化・再燃時にのみ抗炎症外用薬を塗布する"リアクティブ"なマネージメントでは，抗炎症外用薬を中止すると短期間のうちに湿疹の再燃を繰

り返す例が，特に中等症以上の患者で少なくありません．

　抗炎症外用薬の中止後に頻回に再燃を繰り返す理由の1つとして，皮疹が軽快したアトピー性皮膚炎患者の「一見正常にみえる皮膚」にも subclinical な炎症が残存している可能性が考えられます．アトピー性皮膚炎患者の「一見正常にみえる皮膚」を組織学的に検討した研究報告によると，表皮には過角化，海綿状態，表皮肥厚や基底層の肥厚，真皮には軽度のリンパ球浸潤，内皮細胞の膨化，リンパ管の拡張などがみられ，炎症が残存していることが示唆されました．

　この subclinical な炎症を治療対象と考え，皮疹が軽快したのちも週2回程度抗炎症外用薬を続けるプロアクティブ療法（図1）は，限られた観察期間内ですが，抗炎症外用薬の中止後の皮疹の再燃までの期間の延長，再燃回数や抗炎症外用薬の使用量の減少などの有用性がシステマティックレビューでも示されています．

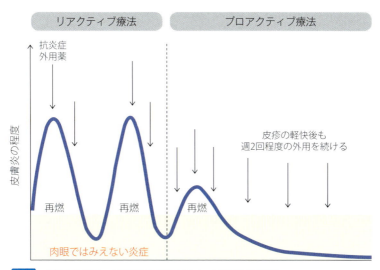

図1 プロアクティブ療法とリアクティブ療法の比較

プロアクティブ療法の効果

　抗炎症外用薬によって皮疹が軽快したのちも週2～3回程度抗炎症外用薬を塗布することで，安全性への懸念を減らしつつ，より長期に寛解を維持しようとする試みは約20年前から行われています．

　たとえば，成人期のアトピー性皮膚炎患者に対して，プロピオン酸フルチカゾン（fluticasone propionate）の4週間の外用で皮疹が軽快したのちに，同じ薬剤を週2回外用するプロアクティブ療法群と，保湿外用剤のみを使用する群に分けて16週間観

A アトピー性皮膚炎

察した検討によると，保湿外用剤群では平均6週間であった皮疹の再燃までの期間が，プロアクティブ療法群では16週間以上と明らかに延長し，副作用の頻度は両群間で差がみられませんでした．また，生後3か月〜65歳の中等症〜重症のアトピー性皮膚炎患者に対して，プロピオン酸フルチカゾンの1日2回連日の外用で皮疹が軽快したのちに，同じ薬剤を週4回の外用に減らし，4週間経過をみてから週2回の外用とするプロアクティブ療法に移行するプロトコールは，皮疹軽快後すぐに週2回のプロアクティブ療法に移行するプロトコールよりも再燃防止効果が高いという結果でした．実際の臨床においても，抗炎症外用薬の連日塗布で皮疹が軽快してもすぐには週2回のプロアクティブ療法に移行せず，隔日塗布などの移行期を設定したほうが寛解を維持しやすい可能性が示唆されます．

　成人期のアトピー性皮膚炎患者に対して，6週間の0.1%タクロリムス軟膏による寛解導入療法を行ったのちに，同じ薬剤を週2回の外用とするプロアクティブ療法群と，基剤のみを外用し悪化時にタクロリムス軟膏を再開するリアクティブ療法群に分けて12か月間観察した検討によると，タクロリムス軟膏によるプロアクティブ療法群では，再燃までの期間の中央値が142日とリアクティブ療法群の15日に比べて著明に延長し，再燃回数も有意に減少しました．小児アトピー性皮膚炎患者でも同様の結果が得られています．さらに，2〜15歳の中等症〜重症のアトピー性皮膚炎患者に対して，ステロイド外用薬で軽快したのちに，タクロリムス軟膏のプロアクティブ療法を行った検討においても，プロアクティブ療法群と基剤群に安全性の差はみられず，プロアクティブ療法群では基剤群と比較して有意な再燃回数の減少がみられました．

プロアクティブ療法の適応

　タクロリムス軟膏をプロアクティブ療法に使用した場合と悪化してから使用した場合の医療費の差を比較した複数の検討では，特に重症アトピー性皮膚炎でプロアクティブ療法が経済的に優れていることが示されています．また，健康関連QOLへの影響に関する検討では，タクロリムス軟膏によるプロアクティブ療法は，特に中等症〜重症のアトピー性皮膚炎患者のQOLを改善することが示されました．これらの結果から，プロアクティブ療法は中等症以上の患者に有用と考えられます．

　一方，抗炎症外用薬を1週間程度使用すれば皮疹が軽快し，その後は保湿外用剤によるスキンケアを続けていれば年数回程度の再燃ですむような軽症例に対しては，プロアクティブ療法ではなく，従来からのリアクティブ療法で対応すべきでしょう．

　これらのことをふまえて，日本皮膚科学会『アトピー性皮膚炎診療ガイドライン2016年版』には，「プロアクティブ療法は，再燃をよく繰り返す湿疹病変の寛解維持に有用かつ比較的安全性の高い治療法である」[1]と記載されています．

プロアクティブ療法のアレルギーマーチへの効果

　Fukuie らは，小児アトピー性皮膚炎患者に対して，1 日 2 回のステロイド外用で皮疹が軽快したのちに，外用回数を隔日 1 回，3 日に 1 回と次第に減らしながら，四肢・躯幹に 0.12％吉草酸ベタメタゾンを最低週 1 回外用するプロアクティブ療法を 1 年以上継続し，合計 2 年以上フォローした患者の血清 IgE 値の推移を後方視的に検討しました．その結果，皮疹の悪化の有無にかかわらず，最低週 1 回のステロイド外用を継続したプロアクティブ療法群では血清総 IgE 値や卵白・牛乳特異的 IgE 値の有意な低下がみられましたが，悪化時にのみステロイドを外用するリアクティブ療法群ではこれらの値に有意な変動はみられませんでした．

　Fukuie らはさらに，生後 3 か月～7 歳のアトピー性皮膚炎患児に対して，1 日 2 回のステロイド外用で皮疹が軽快したのちに，皮疹のあった部位に，週 2 回のステロイド外用を継続するプロアクティブ療法群と，保湿外用剤のみを外用し，悪化時は 1 週間保湿外用剤のみを継続して軽快しなければステロイド外用を再開する群（リアクティブ療法群）に無作為に分け，12 か月間フォローしました．その結果，観察期間終了後の皮疹スコアは，リアクティブ療法群と比較して，プロアクティブ療法群で有意に低下しました．また，プロアクティブ療法群では，リアクティブ療法群でみられた観察前後の家塵ダニ特異的 IgE 抗体価の有意な上昇はみられませんでした．

　これらのことから，プロアクティブ療法で長期間寛解を維持することは，単に湿疹の再燃回数を減らすのみならず，アレルゲンに対する感作の状態を軽減させ，アレルギーマーチの進展を防ぐことが期待できる可能性を示唆しています．

プロアクティブ療法の課題

　今後，プロアクティブ療法を日常診療の場で広く展開していくためには，解決すべきいくつかの課題があります．たとえば，プロアクティブ療法は湿疹が十分に改善してから行うべき治療法ですが，紅斑の色調が健常皮膚色と同様になったときか，皮疹の浸潤がなくなったときかなど，より具体的に皮疹がどのような状態になったときからプロアクティブ療法に移行するかという基準が明確ではありません．抗炎症外用薬はステロイド外用薬かタクロリムス軟膏のいずれを用いるべきかという課題については，プロトコールや対象患者の重症度，寛解導入の方法などが統一された head-to-head の検討がなされておらず，現在のところ明確な答えはありません．また，どのくらいの期間プロアクティブ療法を続けたところで中止を試みたらよいかという，きわめて重要な臨床課題についても指針はなく，個々の症例に応じた対応が必要です．

　さらに重要なことは，プロアクティブ療法を長期間行った際の安全性です．プロアク

A アトピー性皮膚炎

ティブ療法は「ステロイド外用薬で 16 週間，タクロリムス外用薬で 1 年間までの観察期間においては，多くの報告が基剤の外用と有害事象の差は無いとしており，比較的安全性の高い治療法であると考えられ」[1] ます．ただし，「プロアクティブ療法の安全性について，それ以上の期間での検討がなされておらず，副作用の発現については注意深い観察が必要である」[1] とされています．

したがって，現時点においては，「プロアクティブ療法を行う際は，アトピー性皮膚炎の皮膚症状の評価（など治療）に精通した医師による治療，あるいは皮膚症状の評価（など治療）に精通した医師と連携した治療が望ましい」[1]（括弧内は筆者による加筆）と考えられます．特に，皮膚が薄く，抗炎症外用薬の経皮吸収率が高い小児においては，安全面において細心の配慮のもとに行われるべき治療法と考えます．

小児科医からひとこと

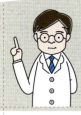

プロアクティブ療法の有用性が注目されていますが，リスク・ベネフィットの観点から適応を慎重に判断する必要があります．また，長期間実施した場合の安全性について十分な情報がないことから，小児に実施する場合には特に，副作用の有無について注意深く経過を観察することが重要です．プロアクティブ療法により食物特異的 IgE 値の低下が期待されますが，食物アレルギーの誘発症状も抑制されるかどうかは今後の検討課題となっています． (Y.O)

文　献

1) 日本皮膚科学会：アトピー性皮膚炎診療ガイドライン 2016 年版．日皮会誌 2016; **126**: 121-155.

（加藤則人）

B こどものスキンケア

1 ドライスキンケア①
いつ，何を，どう塗ればいい？

> **ESSENTIAL POINTS**
> - 入浴後の保湿は直後でも30分後，1時間後でも効果に差はない．
> - 保湿剤の選択では剤形も重要である．
> - 保湿剤は塗布量よりも塗布回数が効果に影響する．
> - 保湿剤は他剤と混ぜると効果が減弱する．
> - 他剤と併用する際の塗布順序はアドヒアランスで決める．

入浴後の保湿は直後でも30分後，1時間後でも効果に差はない

　保湿剤の添付文書に記載されている用法は「1日1～数回」，「1日数回」といった記述のみで，痤瘡（にきび）治療薬における「就寝前」のような外用時期に関する具体的な記述はありません．一方，入浴後の保湿に関しては，従来から「10分以内」や「30分以内」が効果的であると説明されています．また，水温43℃のお湯で入浴すると，入浴前より水分蒸散量が増加し，角層（角質層）水分量が減少して乾燥傾向が認められるという報告もあります[1]．

　入浴後の保湿剤の外用時期と保湿効果に関しては3つの報告があります．2006年にわが国で発表された報告では，健常者の皮膚を脱脂処置して人工乾燥皮膚を作成し，ヒルドイド®ローションを入浴10分後と30分後に塗布し，塗布2時間後に除去し，その1時間後と2時間後の保湿効果を比較したところ，保湿効果に有意な差はありませんでした[2]．また海外においても，アトピー性皮膚炎患児と健常児に入浴直後と30分後に保湿剤を塗って保湿効果が比較されましたが，有意な差は認められませんでした（図1）[3]．このように，健常者だけでなくアトピー性皮膚炎患者においても，入浴直後と30分後の保湿剤の効果に差はみられません．しかし，これらの報告はいずれも保湿剤を1回だけ外用して評価されています．通常，保湿剤は連用されるものです．そこで筆者らは，入浴後の保湿剤の外用時期と保湿効果について，健常者に対して保湿剤を2週間連用して検討しました．試験はアセトン/エーテルで脱脂処置を施した乾燥皮膚モデ

B こどものスキンケア

ルで行いました．その結果，パスタロン®ソフト軟膏，ヒルドイド®ソフト軟膏ともに，入浴1分後でも1時間後でも保湿効果に有意な差は認められませんでした（図2）[4]．このことは，乾燥のスキンケアでは，入浴により得られた水を捕らえることよりも，24時間を通して体内から蒸散される水を捕らえるほうが保湿には寄与が大きいことを示しています．

家庭では，保護者がアトピー性皮膚炎の幼小児と一緒に入浴し，入浴直後に自分は濡れたままの状態で幼小児に一所懸命保湿剤を塗っているケースがあります．そのような場合，保護者には入浴直後に保湿剤を塗る必要がないことを指導しましょう．ただし，入浴直後に保湿剤を外用しないとかゆみを訴える人もいるので，個々の患者に応じた選択を行います．

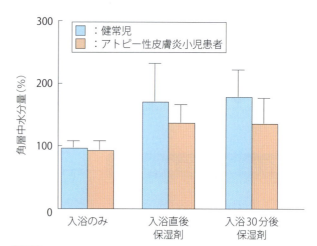

図1 健常児と小児アトピー性皮膚炎患者における保湿剤の入浴後の外用時期と効果の関係
（Chiang C, et al: *Pediatric Dermatology* 2009; **26**: 273-278）

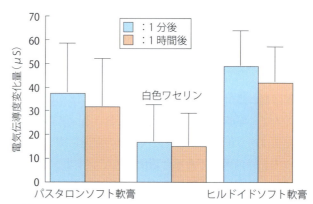

図2 健常者における保湿剤の入浴後の外用時期と効果の関係
（野澤 茜, 他: 日皮会誌 2011; **121**: 1421-1426）

保湿剤の選択では剤形も重要である

保湿剤の剤形にはクリームやローションのほかにスプレーやフォームがあり，クリームはさらに油中水型（W/O型）と水中油型（O/W型）に分けられます．尿素製剤やヘパリン類似物質製剤の「〇〇ソフト軟膏」はW/O型であり，油脂性基剤の軟膏と区別する必要があります．なお，ヘパリン類似物質製剤のゲルに皮脂欠乏症への適応はありません．

1 | ドライスキンケア①―いつ，何を，どう塗ればいい？

使用感については，スプレー・フォーム・ローション＜O/W型基剤＜W/O型基剤の順に「べたつき」や「てかり感」が強くなります．患者の希望やアドヒアランス，季節などに配慮して選択しましょう．ただし，スプレー・フォーム・ローションはクリームに比べて伸びがよいことから（表1），塗布量が少なくなる傾向がありますので，十分量を塗るように指導しましょう[2]．

尿素製剤やヘパリン類似物質含有製剤のW/O型とO/W型は臨床試験では同等の効果を示します．しかし実際には，O/W型は塗布後に水で洗い流すと水の中に油が分散して流れ落ちてしまうため（図3），その効果は持続しません．これに対して，W/O型は油の中に水が分散しているので，水や汗などで流れ落ちにくく，効果の持続が期待できます．したがって，水仕事が多い患者や汗をかきやすい部位ではW/O型を使用します．

夏はべたつきが気になる季節です．この時期は，患者によっては皮膚の浸軟（ふやけ）や毛包の閉塞が問題となりますので，O/W型のクリームやローションを選択します．また，夜間はW/O型基剤を選択し，日中は塗布が容易でべたつきにくいO/W型基剤やローション，スプレーを選ぶこともアドヒアランスを向上させる1つの方法です．

保湿剤は同じクリームやローションでも基剤や添加物が異なります．また，先発医薬品と後発医薬品で使用感や効果，副作用が異なる場合があります．たとえば，ヒルドイド®は繁用されていますが，クリームやローションにはソフト軟膏に含まれないラノリン類が配合されており（表2），接触性皮膚炎に対する注意が必要です．

表1　ヒルドイド製剤の剤形別塗布量

剤形	至適量	平均塗布量	推定全身塗布量
ソフト軟膏	1.2〜2.5 mg/cm^2	1.7 mg/cm^2	27.2 g
ローション	1.0〜1.3 mg/cm^2	1.1 mg/cm^2	17.6 g

表2　ヒルドイド製剤のラノリン関連の添加物

剤形	ラノリン関連の添加物
クリーム	ラノリンアルコール
ソフト軟膏	配合なし
ローション	還元ラノリン
フォーム	配合なし

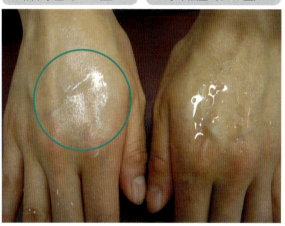

図3　油中水型（W/O型）と水中油型（O/W型）保湿剤を水洗いした後の状況

塗布量より塗布回数を重視する

　保湿剤を塗布する量や回数に関する報告は限られています．

　中村らは，ヘパリン類似物質製剤を塗布した2時間後に除去し，除去後4時間までの効果を検討したところ，1mg/cm^2 に比べて3mg/cm^2 のほうが有意に保湿効果が高かったことを報告しました[2]．一方，1日1回2週間の反復塗布では，0.5〜3mg/cm^2 と塗布量の増加に伴って効果が高まる傾向が認められたものの，有意な差ではありませんでした（図4）[5]．このように，保湿剤の連用では塗布量は必ずしも効果に影響しませんが，手で伸ばす場合，塗布量が少ないと手に残る量が多く，患部への実際の塗布量が減るために十分な効果を得られないことがあります．

　塗布回数については，2mg/cm^2 の反復塗布において，1日1回と1日2回の比較が行われています．その結果，1日2回の塗布では保湿効果の指標となる電気伝導度が4倍に増加し，塗布量よりも塗布回数が効果に影響することが示されました）[5]．

　これらの報告などから，保湿剤はある程度多めの量を使用し，塗布回数は少なくとも1日2回以上とすることで効果が高まると考えられます．

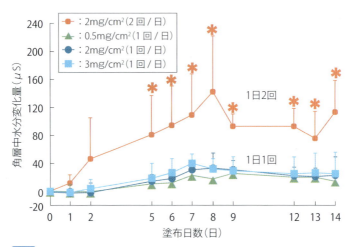

図4 保湿剤の塗布回数，塗布量と効果の関係
（大谷真理子，他：日皮会誌 2012; 122: 39-43）

保湿剤は他剤と混合すると効果が減弱する

　クリームは軟膏に比べて皮膚透過性に優れます．そのため，ステロイドの軟膏と保湿剤のクリームを混合すると皮膚透過性に影響を与え，保湿効果にも影響を与えます．保湿剤にプロペト®を混合して2週間連用し，保湿効果への影響を比較した検討では，2

倍希釈での保湿効果は 1/2.5 に低下し，4 倍希釈ではワセリン単独の場合と有意な差がありませんでした（図5）[6]．保湿剤のうち，モイスチャライザーに分類されるヒューメクタントを含む製剤の剤形はクリームが多く，ステロイドの軟膏と混合すると効果が減弱しますので注意が必要です．特に，混合後の用法はステロイドなど混合相手によるところが多く，1 日 1 回などの指示も少なくありません．保湿剤の用法の多くは 1 日複数回であり，1 日 1 回では単剤でも十分な効果を得られないことがあります．

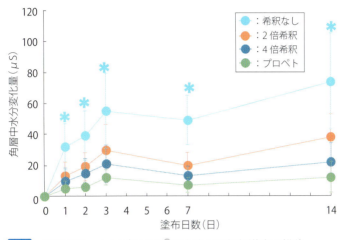

図5 保湿クリームとプロペト®混合後の電気伝導度の推移
$n = 10$，mean + SD．$*p < 0.05$（＊：vs. 2・4 倍希釈）．
（眞部遥香，他：薬学雑誌 2017; **137**: 763-766）

保湿剤と他剤の併用における塗布順序は効果や副作用に影響しない

近年，塗布順序と効果および副作用に関する 3 つの報告がなされています．

塗布順序と皮膚中濃度に関して，ヒトと実験動物において，保湿剤とボアラ®軟膏あるいはタクロリムス軟膏を用いて検討した結果，臨床では塗布順序は皮膚中濃度に影響しないと報告されています[7,8]．

一方，塗布順序と副作用については，ステロイド軟膏と 2 種類の保湿剤を用いて，体重，臓器重量の減少および皮膚萎縮を比較したところ，皮膚中濃度と同じく差がないことが示されました．図6に，デルモベート®軟膏と保湿剤を併用した際の塗布順序と全身性副作用の関係を示します．なお，副作用に関する検討では，混合した製剤との比較もなされ，重ね塗りと混合した製剤の間にも差はなく，重ね塗りは皮膚の上で混合されることが示唆されています[9]．

B こどものスキンケア

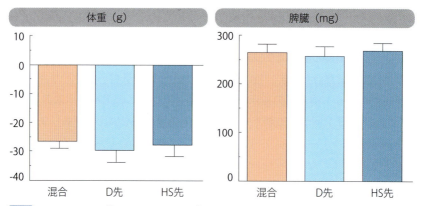

図6 デルモベート®軟膏とヒルドイド®ソフト併用における塗布順序と体重, 脾臓臓器重量の関係

混合：デルモベート軟膏とヒルドイドソフト1：1，D先：デルモベート軟膏塗布後, ヒルドイドソフト塗布，HS先：ヒルドイドソフト塗布後, デルモベート軟膏塗布.

小児科医からひとこと

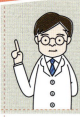

アトピー性皮膚炎では乾燥皮膚（ドライスキン）が背景にあるので, 湿疹軽快後の寛解状態を維持するうえで保湿剤の使用が重要になります. 保湿剤の効果はアドヒアランスに依存するため, 種類や剤形, 使用時期や使用方法, 使用感などを患者の好みやライフスタイルに合わせて選択する必要があります. 　　　　　　　　　　　　　　（Y.O）

文　献

1) 岡田ルリ子, 徳永なじみ, 昆　和典：温浴がもたらす皮膚生理機能への影響. 愛媛県立医療技術大学紀要 2006; **3**: 45-50.
2) 中村光裕, 上村康二, 根本　治, 他：保湿剤の至適外用方法の検討. 皮膚の科学 2006; **5**: 311-316.
3) Chiang C, Eichenfield LF: Quantitative assessment of combination bathing and moisturizing regimens on skin hydration in atopic dermatitis. *Pediatric Dermatology* 2009; **26**: 273-278.
4) 野澤　茜, 大谷道輝, 松元美香, 他：保湿剤の効果に及ぼす入浴と塗布時期の関係. 日皮会誌 2011; **121**: 1421-1426.
5) 大谷真理子, 大谷道輝, 野澤　茜, 他：保湿剤の効果に及ぼす塗布量および塗布回数の検討. 日皮会誌 2012; **122**: 39-43.
6) 眞部遥香, 野澤　茜, 松元美香, 他：ヘパリン類似物質製剤の希釈に関する保湿効果の検討. 薬学雑誌 2017; **137**: 763-766.
7) 大井一弥, 三谷宣靖, 林　雅彦・ステロイド皮膚外用剤と保湿剤の併用タイミングによるステロイド角層内取り込みへの影響に関する研究. 西日本皮膚科 2011; **73**: 248-252.
8) 大井一弥, 横山　聡, 阿波勇樹, 他：タクロリムス軟膏とヘパリン類似物質製剤併用の塗布順序と皮膚中タクロリムス濃度に関する研究. 西日本皮膚科 2014; **76**: 127-130.
9) 大谷道輝, 松元美香, 野澤　茜, 他：ステロイド軟膏と保湿剤の併用による塗布順序が及ぼす局所および全身性副作用への影響. 日皮会誌 2013; **123**: 3117-3122.

（大谷道輝）

B こどものスキンケア

2 ドライスキンケア②
エモリエントとモイスチャライザーはどう違う？

ESSENTIAL POINTS

- エモリエントは皮膚を軟化させる油脂性の皮膚外用剤の総称である．
- モイスチャライザーはヒューメクタントと水を含む．
- 保湿効果はエモリエントよりモイスチャライザーのほうが高い．
- エモリエントは「塗布」し，モイスチャライザーは「塗擦」する．

エモリエントとモイスチャライザー

　わが国では皮膚に潤いを与える製剤をまとめて「保湿剤」と呼びます．一方，海外では，明確な分類ではありませんが，その作用機序の違いから「エモリエント（emollient）」と「モイスチャライザー（moisturizer）」に分類されます．

　エモリエントは皮膚を軟化させる油脂性の皮膚外用剤の総称です．皮膚表面に油脂膜を作ることで水分蒸散を防ぎ，角層（角質層）に水分を貯留して皮膚を柔らかくします．その代表格はワセリンです．これに対して，モイスチャライザーは天然保湿因子（natural moisturizing factor: NMF）などの「ヒューメクタント（humectant）」と呼ばれる成分を含んでいます．ヒューメクタントは高い吸湿性（水分保持作用）をもつ水溶性成分です．よく知られているのはグリセリンとプロピレングリコールです

●エモリエント

　"emollient" は「柔軟にする」という意味です．白色ワセリンなどの油脂性軟膏は塗布しても直接水分を付与しませんが，皮膚表面を閉塞することで水分蒸散を防ぐため，経過とともに角層水分量を増加させ，次第に皮膚を柔らかくします．閉塞性に優れるエモリエントとして，天然油脂，炭化水素類，ロウ類や脂肪酸エステル類などがあります．炭化水素は分子量に応じて，融点，粘度，伸び，閉塞性が異なります．エモリエント自体はヒューメクタントを成分に含まないため，その水分保持作用は弱いものです．

　ワセリンの性状はメーカー毎に異なります．高精製ワセリンとして，サンホワイ

B こどものスキンケア

ト®P-1が従来から販売されていましたが，近年になって，伸びがよく，べたつかないサンホワイト® シルキー Y-1が発売されています．プロペト®などと比較しても降伏値[*1] 1/3〜1/5と伸びがよく，保湿効果は同等と報告されています[1]．コレステロールやその類縁物質のスクワランもエモリエントとして配合されます．一般に，イソパラフィンの量が多く，ノルマルパラフィンの量が少ないと，高度の網目構造をもつ固体性とよい柔軟性を有するとされ，エモリエントとして適しています．

医療用医薬品において，エモリントとして使用可能と考えられる製品を**表1**に示します．油脂性軟膏だけでなく，油中水型（W/O型）や水中油型（O/W型）のクリームも，ヒューメクタントを含まない製品はワセリンと同様にエモリエントに分類できます．また，亜鉛華軟膏や亜鉛華単軟膏も効能・効果に「皮膚疾患の保護」と記載されていることから，エモリエントに分類可能です．

エモリエントの使用上の注意点として，閉塞の持続時間が短いため，塗布量が少ないと十分な効果が得られないこと，毛包の閉塞による皮膚症状を生じうることがあります．

*1：値が小さいほど，軟らかく伸びがよいとされます．

表1 医療用医薬品におけるおもなエモリエント

医薬品名	主成分	基剤・剤形	用途	薬価（円/g）
白色ワセリン	固形および液状炭化水素	油脂性基剤	皮膚保護剤	2.15〜2.34
プロペト	固形および液状炭化水素			2.34
黄色ワセリン	固形および液状炭化水素			0.83〜1.51
親水クリーム	白色ワセリン，ステアリルアルコール，プロピレングリコール等	O/W型クリーム		1.11〜2.37
吸水クリーム	白色ワセリン，セタノール，サラシミツロウ，セスキオレイン酸ソルビタン等	W/O型クリーム		1.90〜1.94
親水ワセリン	サラシミツロウ，ステアリルアルコール，コレステロール等	W/O型クリーム		2.06
亜鉛華軟膏	酸化亜鉛，白色軟膏等	油脂性基剤	皮膚疾患の保護等	2.55
亜鉛華単軟膏	酸化亜鉛（10%），単軟膏等			2.07
亜鉛華単軟膏	酸化亜鉛（20%），単軟膏等			2.7
ウイルソン軟膏	酸化亜鉛，豚脂等		皮膚疾患の保護等	3.27

（平成30年10月現在）

●モイスチャライザー

モイスチャライザーの剤形は，湿潤剤[*2]と水を含むクリームやローションなどが多く，皮膚に塗布した直後から角層水分量を増加させます．モイスチャライザーの「モイスチャー（moisture）」には「水分，湿気」だけでなく，「潤い，湿潤」という意味もあります．モイスチャライザーには保湿因子であるヒューメクタントが含まれており，その成分は水溶性の低分子が中心です．

2 | ドライスキンケア②―エモリエントとモイスチャライザーはどう違う？

　ヒューメクタントには，医療用医薬品の皮膚外用剤としてはグリセリンやプロピレングリコールなどが繁用されています．これら多価アルコール類のほかにも，アミノ酸やその誘導体もモイスチャライザーに利用されます．アミノ酸は NMF の組成の約 40%を占める最大の因子です．アミノ酸に次ぐ因子であるピロリドンカルボン酸はグルタミンの誘導体であり，広くモイスチャライザーに配合されています．尿素も 10% あるいは 20%の濃度のクリームとして繁用されます．その他のヒューメクタントとして，乳酸，グリコール酸，無機塩などがあります．これら低分子のヒューメクタント以外にも，親水性が高い生体高分子が保湿剤に使用されます．ヘパリン類似物質，ヒアルロン酸，コンドロイチン硫酸，コラーゲン，ムチン，キチンなどがその代表であり，ムコ多糖類に分類されます．分子量が数万と大きく，正常な角層を透過することは困難です．しかし，臨床現場で問題となる乾燥皮膚（ドライスキン）は二次結合水[*3]の減少に起因することから，この二次結合水を保持可能で，外界湿度の影響を受けにくいムコ多糖類が有用です．二次結合水の保持量は，ヒアルロン酸ナトリウム＞コンドロイチン硫酸ナトリウム＞水溶性コラーゲン＞ピロリドンカルボン酸ナトリウムの順です．

　医療用医薬品として使用可能なモイスチャライザーは，厳密には**表 2** に示すように，尿素製剤が老人性乾皮症に，ゲル基剤以外のヘパリン類似物質含有製剤が皮脂欠乏症に適応を有するのみです．その他の使用可能な製剤として，適応症は角化症の一部となりますが，ビタミン A 含有のザーネ®軟膏やビタミン A と E を含有するユベラ®軟膏などがあります．

表2　医療用医薬品におけるおもなモイスチャライザー

一般名	商品名	規格	剤形・基剤	適応	薬価（円/g）
尿素	ウレパール®クリーム	10%	O/W 型クリーム	老人性乾皮症	6.1
	ウレパール®ローション	10%	ローション		6.1
	パスタロン®クリーム	10%	O/W 型クリーム		6.1
		20%			6.3
	パスタロン®ソフト軟膏	10%	W/O 型クリーム		6.1
		20%			6.3
	パスタロン®ローション	10%	ローション		6.1
	ケラチナミン®クリーム	20%	O/W 型クリーム		6.3
ヘパリン類似物質	ヒルドイド®クリーム	0.3%	O/W 型クリーム	皮脂欠乏症	22.2
	ヒルドイド®ソフト軟膏	0.3%	W/O 型クリーム		22.2
	ヒルドイド®ローション	0.3%	ローション		22.2
	ヘパリン類似物質外用スプレー	0.3%	スプレー		14.7
ビタミン A	ザーネ®軟膏	0.5%	O/W 型クリーム	角化性皮膚疾患	3.1
ビタミン A, E	ユベラ®軟膏		O/W 型クリーム	凍瘡，進行性指掌角皮症，尋常性魚鱗癬等	3.4

（平成 30 年 10 月現在）

モイスチャライザーの使用上の注意点として，効果の持続時間は長く，保湿力も高いのですが，多様な成分を含むものが多く，接触皮膚炎などの原因となることがあります．

*2：グリセリンやプロピレングリコールに代表される水を保持する作用をもつ物質で，皮膚に潤いを与えると同時に製品の乾燥も防ぎます．
*3：角層の水分は蛋白質などの分子に結合して運動が制限されており，一次結合水と二次結合水に分けられます．一次結合水は150℃に加熱してはじめて結合が外れる水であり，通常，角層に5％以上含まれています．一方，二次結合水は外部要因により比較的容易に吸着，脱離を繰り返す水で，角層の水分保持はこの二次結合水をいかに保つかがポイントです．

保湿効果はエモリエントよりモイスチャライザーのほうが高い

モイスチャライザーである10％尿素製剤（パスタロン®ソフト軟膏）（W/O型）あるいは0.3％ヘパリン類似物質含有製剤（ヒルドイド®ソフト軟膏）（W/O型）を健常者の乾燥皮膚モデルで2週間連用し，エモリエントである白色ワセリンと比較した検討があります．その結果，10％尿素製剤および0.3％ヘパリン類似物質含有製剤では，白色ワセリンに比べて，保湿効果の指標となる電気伝導度変化量が大きいことが示唆されました（図1）．モイスチャライザーにはヒューメクタント以外にも基剤成分など油脂性成分も配合されていることから，エモリエント効果も寄与していると考えられます．剤形にはW/O型やO/W型のクリームがありますが，油脂性成分が多いW/O型の剤形のほうがよりエモリエント効果が高いと思われます．

皮膚科医の処方や指示において，ヘパリン類似物質油性クリームにワセリンを重層することで，密封効果により効果を増強している場合があります．ただし，ヘパリン類似物質油性クリームはW/O型であるため，十分量を塗ればワセリンを重層しなくても密封効果が期待できます．

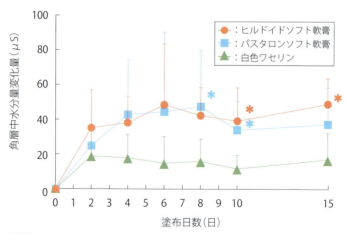

図1 エモリエントとモイスチャライザーの保湿効果の比較
＊：$p < 0.05$ vs. 白色ワセリン．

エモリエントは「塗布」,モイスチャライザーは「塗擦」する

　エモリエントは,皮膚表面を閉塞して水分蒸散を防ぎ,角層水分量を増加させることで皮膚を柔らかくすることから,用法は「塗布」です.添付文書では,おもなステロイド外用薬は剤形を問わず「塗布」となっています.抗真菌外用薬もハイアラージン®軟膏を除き「塗布」です.一方,モイスチャライザーは,尿素製剤はすべて「塗擦」,ヒルドイド®ソフト軟膏に代表されるヘパリン類似物質含有製剤は「塗擦または塗布」,ザーネ®軟膏は「塗擦」,ユベラ®軟膏は「塗布」となっています.

　塗布と塗擦における吸収の違いに関して,インドメタシンを用いた動物実験が行われています[2]. その結果,インドメタシンは塗擦回数に応じて,皮膚中濃度および血中濃度が増加することが示されました.塗擦により吸収が増加し,効果が高まったと考えられます.これと同様に,モイスチャライザーも「塗擦」が効果的です.現時点でモイスチャライザーにおける塗布と塗擦の吸収や効果に関する報告は見当たりません.そこで筆者らは,10%尿素製剤のパスタロン®ソフト軟膏を健常者15名を対象に乾燥皮膚モデルを用いて1週間連用し,塗布と塗擦の効果への影響を調べました.その結果,ヒトにおけるモイスチャライザーの効果においても,塗擦では,塗布に比べて電気伝導度は増加し,1回塗布と30回塗擦の間に差が認められました(図2)[3].

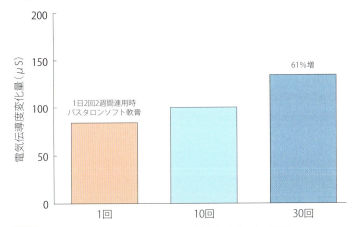

図2 ヒトにおける塗擦回数と電気伝導度変化量の関係
(眞鍋遥香,他:第126回日本医療薬学会年会,2016)

おわりに

　保湿剤の選択ではモイスチャライザーのほうがより効果的であると考えられます.ただし,個々の患者に合った剤形やアドヒアランスも十分に考慮に入れる必要があります.保湿剤の適正使用では,普段から保湿剤に触れておき,患者により適した製品を選ぶことが大切です.

Ⓑ こどものスキンケア

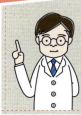

小児科医からひとこと

保湿剤の特性の把握は,ステロイド外用薬と混合して使用した場合や重ね塗りをした場合の治療効果への影響を理解するうえで重要です.保湿剤はその種類と剤形によって保険適用が異なることもあるので注意が必要です.

(編者)

文　献

1) 高谷甲波,大谷道輝,野澤　茜,他:白色ワセリンの使用感の改善.薬学雑誌 2015; **135**: 1371-1375.
2) 久木浩平:非ステロイド抗炎症薬の局所適応についての研究.日薬理誌 1982; **79**: 461-485.
3) 眞鍋遥香,大谷道輝,松元美香,他:第 126 回日本医療薬学会年会, 2016.

(大谷道輝)

B こどものスキンケア

3 年齢に応じたスキンケア

> **ESSENTIAL POINTS**
> - 小児科外来ではスキンケアに関する質問も多く，それに回答できる知識があれば外来指導で大いに役立つ．
> - 新生児期から乳児期早期にかけて，新生児期の生理的皮膚変化のほか，乳児脂漏性皮膚炎，アトピー性皮膚炎が高頻度にみられるが，新生児期から生後2か月くらいまでの間は相互の鑑別がつきにくいため，これらをまとめて「乳児湿疹」と総称されている．
> - 新生児期から始める乳児期のスキンケアは，生涯のアレルギー予防に重要なことが示唆されている．
> - 1歳未満の乳児では唾液，涙，汗，乳などが顔の皮膚にこすりつけられており，これをこまめに取り除くことが重要で，また，その直後の保湿も大切である．
> - 幼児期は，夜の入浴後の1日1回の保湿だけでなく，少なくとも朝の全身の保湿を行ってから1日をスタートさせることが大切である．

「スキンケア」とは，皮膚の洗浄，保湿，紫外線対策などを指します．健康な皮膚に対してはより健康に保つ目的で，病的な皮膚に対しては治療と併行して治療を補助する目的で実施されます．したがって，スキンケアは，実際には，医薬部外品や化粧品に分類される製品を用いて行われます．わが国では，健康保険で保湿剤を処方することが可能で，白色ワセリン，ヘパリン類似物質含有軟膏，尿素含有軟膏などが高頻度に処方されるため，スキンケアと外用療法が混同されがちですが，本来の意味でのスキンケアは外用療法とは一線を画する概念です．

ここではまず，小児の診療に携わる医師が外来指導を行うにあたって必要となるスキンケアの基礎知識を総論として述べます．皮膚の生理学的な特徴は，小児期全体を通して大きな変化を遂げるため，年齢に合わせたスキンケアが必要となります．なかでも，小児科医が保護者から相談を受ける機会が最も多いと考えられる乳児期のスキンケアについては，高頻度にみられる皮膚疾患を例にとりつつ，外用療法にも簡単に触れながら解説します．また，臨床上特に重要と考えられるアトピー性皮膚炎に関しては，乳児期

B こどものスキンケア

に重きを置き，学童期・思春期のスキンケアについて補足します．

外来指導に必要なスキンケアの基礎知識

●保湿剤

　皮膚は角層（角質層）内に必要な水分量が保持され，常に正常な状態に保たれていることが理想です．しかし実際には，角層水分量は環境，季節，年齢，性別などにより個人差があり，また大変変化しやすくなっています．

　保湿剤は，皮膚に直接塗布することにより，角層に不足しがちな水分と油分を補充することを目的に製品化されたものです．したがって，現在わが国の医師が健康保険を適用させて頻用している白色ワセリンやヘパリン類似物質含有軟膏もその目的で処方されますので，「スキンケア」と「外用療法」の線引きがしにくいところです．

　さて，角層の保湿因子は，角層内の天然保湿因子（natural moisturizing factor：NMF），角層細胞間脂質，皮脂膜の三要素です（図1）．そのため，保湿剤はこれら三要素に相当する成分で作られています．

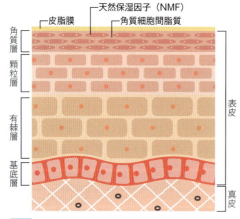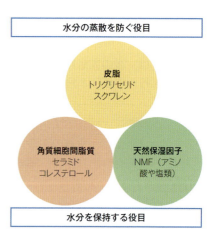

図1 保湿の三要素

皮脂膜の役目をするスキンケア製品

　真皮内の皮脂腺は性ホルモンの刺激によって皮脂を分泌し，これが毛孔から皮膚表面に出て汗と混合されてクリーム状の被膜を形成します．これが皮脂膜です．皮脂膜は，角層からの水分蒸散を防いで乾燥させにくくする役目，外界からの物質が侵入しにくくする役目，皮膚表面を弱酸性に保って病原菌の繁殖を防ぐ役目を担っています．白色ワセリンやオイルのような油脂を主成分とする保湿剤は皮脂膜に相当する役目を果たしま

す.

天然保湿因子(NMF)と角層細胞間脂質の役目をするスキンケア製品

角層中に水分を保持する因子として,NMFと角層細胞間脂質があります.NMFは,角化細胞(ケラチノサイト)が分化する過程でフィラグリンなどの蛋白質から作り出されるアミノ酸,尿素,乳酸,塩基類等で構成されます.また,角質細胞間脂質も角化細胞が分化する過程で作られ,スフィンゴ脂質(セラミド等),コレステロール,コレステロールエステル,遊離脂肪酸などで構成されています.NMFの一種であるヒアルロン酸に類似した化学組成をもつヘパリン類似物質を含んだ軟膏(ヒルドイド®ソフト軟膏)や市販の保湿剤にはセラミド,アミノ酸などを含有させたものがあります.

小児への保湿剤の使用方法

小児の皮膚は真皮内の弾性線維やNMFが豊富で,弾力があると誤解されがちです.しかし実際には,性ホルモンの分泌が始まる思春期まで皮脂の分泌量は低くなっており,皮膚の表面側は大変乾燥しています.そのため皮脂膜が形成されにくく,経皮水分蒸散量(transepidermal water loss: TEWL)も増加していることが報告されています.つまり,小児の皮膚のバリア機能は成人に比べ脆弱であると考えられます.したがって,小児の皮膚疾患で高頻度にみられる湿疹,細菌・ウイルス感染症を防ぐためにも,保湿はとても大切です.保湿はできるだけ全身に対して行ったほうがよく,また夜の入浴後だけでなく,朝の起床時にも行うことが望まれます.なぜなら,保湿剤が保湿力を発揮できる期間は数時間であり,日常生活をスタートさせる朝に保湿をしておくと予防効果が高いからです.

また,乳幼児から学童期の思春期を迎えるまでの小児は皮膚に唾液,糞尿,食物,泥汚れなどが付着しやすい生活を送っていますので,これを清拭や洗浄で取り除いたあとはそのままにせず,保湿することが小児のスキンケアの基本です.そうすることで小児に起こりやすい皮膚トラブルを予防できます.

季節などによる使い分け

保湿剤には軟膏,クリーム,ローション,泡状などの製品があり,主成分は同じでも,その基剤に油を多く含むか,水を多く含むかの違いにより剤形が分かれています.皮脂膜の代わりには軟膏が,角層水分量の保持にはクリームやローションが用いられることが多いです.また,乾燥しやすい冬季には軟膏やクリームが,比較的乾燥しにくい夏季にはローションが頻用されます.さらに,使用感は人によって好みが異なりますので,患者や家族の希望も取り入れながら使い分け,効果の出方により変更の判断を行います.

●サンスクリーン剤(日焼け止め)

ヒトの健康にとって太陽光は不可欠です.しかしながら,紫外線はビタミンDを生成する際などに必要である一方で,光老化や発がん性をもつことが明らかになっていま

❽ こどものスキンケア

す．皮膚の健康を保つためには，過度の紫外線曝露は避ける必要があります．紫外線対策として，直接皮膚に塗布するサンスクリーン剤が世界中で生産・販売されており，小児から成人まで広く使用されています．

サンスクリーン剤の成分と作用

地球に届く紫外線には，長波長紫外線（UVA; 400～315nm）と短波長紫外線（UVB; 315～280nm）があります．太陽光のうち，地表に達するのは5.6%がUVA，0.6%がUVBです．UVBは表皮基底層に作用し，メラノサイト（色素細胞）からメラニン（色素）を生成させ，紫外線から防御する作用があります．しかし，UVBを多量に照射されると，短時間で熱エネルギーによる炎症反応によって皮膚が発赤するサンバーン（sunburn）を起こし，表皮細胞のDNAを障害する作用があります．一方，UVAは皮膚の真皮層に作用し，蛋白質を変性させ，皮膚の弾性線維を変性させて老化を促進し，またUVBによって生成されたメラニンを酸化させて褐色に変化させるサンタン（suntan）を起こします．

サンスクリーン剤は，これらの紫外線から皮膚を守るために作られたものです．サンスクリーン剤の主成分には紫外線散乱剤（酸化チタン，酸化亜鉛等）と紫外線吸収剤（t-ブチルメトキシジベンゾイルメタン，メトキシケイヒ酸エチルヘキシル，オキシベンゾン-3等）があり，前者は物理的にそれらの粒子が紫外線を散乱させて皮膚に吸収されにくくする作用をもち，後者は紫外線を吸収して熱エネルギーに変換させて皮膚外へ放出するなどの作用を有しています．紫外線散乱剤のほうが安全性が高いとされており，小児用製品に使われることが多くなっています．

SPF値とPA値

わが国で市販されているサンスクリーン剤には，その効果を表示するために，UVBに対する防御指数としてSPF（sun protection factor）値，UVAに対する防御指数としてPA（proteciton grade of UVA）値が記載されています．SPFは国際基準ですが，PAは日本化粧品工業会が独自に設けた基準です．わが国では，SPFは最高値を50として10くらいから製品があり，PAは＋の数により＋～＋＋＋＋の4段階の製品があります．SPF値とPA値は，そのサンスクリーン剤を塗った場合に，塗らなかったときと比べて何倍の紫外線量を当てたときにかすかに赤くなるかを示しています．実際の数値の割り出し方法は，室内で太陽光に近い人工光を照射した際の最小紅斑量（minimal erythema dose: MED）を基準とした実験から算出されます．しかし現実には，塗られたサンスクリーン剤は摩擦，汗，水などによって落ちてしまうので，どの製品も状況に応じて塗り直す必要があり，それらの製品の注意書きでは2～3時間毎に塗り直すことが推奨されています．

サンスクリーン剤の選び方と使い方

わが国で小児へのサンスクリーン剤（製品）の使用試験が報告されているのは平均生

後6か月以降の乳児であることから，小児に使用する場合，日本製であればベビー用，こども用，低刺激性，敏感肌用の製品を選べば安全性が高いです．サンスクリーン剤は，いつ，何をするかによって選ぶ必要があります．日常的に使用するのであれば紫外線防御効果の低いものでも十分ですし，炎天下のスポーツ，屋外活動，海水浴などの場合は効果の高いものを選択し，かつ耐水性のものを選ぶとよいでしょう．

塗布方法については，環境省の『紫外線環境保健マニュアル 2015』から抜粋した図を参照してください（図2）[1]．

小児が使用するサンスクリーン剤は，成人女性が使うような化粧品とは異なり，使用後は一般的な石鹸やボディシャンプーをよく泡立てて丁寧に洗えば落とすことができます．

サンスクリーン剤を使用する前に

過度の日焼けを防止することは，近年の地球温暖化による高温環境において増加する熱中症対策にもつながります．紫外線対策としては，屋外に出る日は，UVインデックス（UV指数）[1]を利用して日陰を選び，衣類，日よけ，サンバイザー，帽子などの着用を心がけることを指導します．

一方で，血中ビタミンDの不足を避けるべく，極端な紫外線対策は行わないこと，ビタミンDを含む魚類などを摂取することを指導し，光過敏症など特段の事情がある場合はビタミンDの補給にサプリメントを利用するのも一法です．

説明書にある使用量をしっかり塗りましょう

顔に使用する場合

クリーム状にでるタイプの日やけ止めは，パール粒1個分，液状にでるタイプは，1円硬貨1個分を手のひらに取る．額，鼻の上，両頬，アゴに分けて置き，そこからまんべんなくていねいに塗り伸ばす．そのあと，もう一度同じ量を重ねづける．

クリーム状（パール粒×2）

液状（1円硬貨大×2）

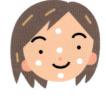

腕や脚など広範囲に使用する場合

容器から直接，直線を描くようにつけてから，手のひらでらせんを描くように均一にムラなく伸ばす．

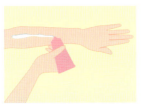
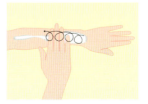

図2　日焼け止め剤の上手な塗り方
（環境省：紫外線環境保健マニュアル 2015）

Ⓑ こどものスキンケア

新生児期～乳児期によくみられる皮膚疾患とスキンケア

　新生児期から乳児期早期にかけて，後述するような新生児期の生理的皮膚変化のほか，乳児脂漏性皮膚炎が高頻度にみられますが，その多くは無治療でも生後2か月くらいまでに自然消退します．一方，これらがいくつか併発することも少なくありません．そして，アトピー性皮膚炎も生後2か月前後から顔面頭頸部から発症することが多く，しかも上記の新生児期の生理的皮膚変化や乳児脂漏性皮膚炎から移行する場合も多いので，新生児期から生後2か月くらいまでの間は相互の鑑別がつきにくくなります．そのため，これらをまとめて「乳児湿疹」と総称されるのが通例です．

　臨床上，最も問題となるのは，自然消退する乳児湿疹と，慢性の経過をとるアトピー性皮膚炎の鑑別です．生後3，4か月で行われる乳児健診では，とりあえず「乳児湿疹」と診断をつけられることが多いですが，本来はしっかりと鑑別することが大切です．乳児湿疹とアトピー性皮膚炎の鑑別は難しいとよくいわれますが，その多くは発症したての顔面頭頸部にしか症状がみられないときに迷うわけです．しかし，この時期でも後述するアトピー性皮膚炎の皮膚症状を見きわめることと，意外と見落とされがちですが「瘙痒感の有無」で鑑別はかなり容易になります．また，その後の経過を追い，アトピー性皮膚炎では四肢・体幹にも特徴ある所見が生じてくることを診察すべきです．

●新生児痤瘡（新生児にきび），乳児脂漏性皮膚炎（乳児脂漏性湿疹）

　生後2週間～2か月くらいまで（稀に6か月くらいまで）の乳児の前額部や上頬に痤瘡（にきび）様の変化をきたした場合は「新生児痤瘡」あるいは「新生児痤瘡様変化」と呼ばれます．頭皮，前額，眉毛部，上部頬，また腋窩などの脂漏部位に黄色い脂漏や脂漏性痂皮（かさぶた），鱗屑が付着し，紅色局面を形成します．通常，瘙痒感を伴いません．

　新生児には母体由来の性ホルモンも残存していますが，生後から3，4か月頃までは新生児自身の体内で，特に男児ではテストステロンの分泌が盛んです．そのため，性ホルモン支配を受けている皮脂腺から多量の皮脂が分泌され，脂漏部位に上記症状が現れます．皮脂中のトリグリセリドが皮膚常在菌［特に皮膚常在酵母菌であるマラセチア・レストリクタ（*Malassezia restricta*）］によって分解され，分解産物である遊離脂肪酸が皮膚に痤瘡様変化や刺激性皮膚炎を起こすと考えられています．

治療とスキンケア

①洗浄：洗浄には湯や水だけではなく，顔や体には皮膚用の，頭皮には頭皮用のベビー用あるいは低刺激性の洗浄剤を用います．指の腹を用いて脂漏をしっかりと洗い落としてからよくすすぎます．原則1日1回行います．

②保湿：医師の間でも脂漏性変化がある時期の保湿は不要と考える向きもまだありま

すが，本来，新生児は脂漏部位を除く全身の皮膚が乾燥しており，洗い落したあとの皮膚のバリア機能は低下します．したがって，バリア機能低下を防ぐために，その他の部位の皮膚も含めて保湿することが大切です．洗浄後であれば，新生児痤瘡や脂漏性皮膚炎に油脂性軟膏を塗布しても症状は悪化しません．軽度の炎症所見がみられる場合には，治療として亜鉛華軟膏，非ステロイド性抗炎症外用薬，マイルドクラスのステロイド外用薬，痤瘡や脂漏性皮膚炎に対してはマラセチアに感受性のある抗真菌外用薬が用いられることがあります．

●新生児肛囲皮膚炎

新生児は便性が水様で排便が頻回であるため，おむつ内の皮膚表面はアルカリ側に傾き，肛門周囲にびらん，紅斑を生じやすくなっています．便は日齢とともに固形化し，排便回数が減る生後8週くらいには自然寛解します．

治療とスキンケア

おむつ内に便が留まる時間を短くすることが大切です．具体的には，おむつ交換の回数を増やすこと，また便の処理には硬い布などで皮膚をこすらないようにし，ぬるま湯で洗い落とすようにします．石鹸やボディシャンプーの使用は原則1日1回とします．治療として，ステロイド外用薬は必ずしも効果的ではなく，おむつ交換時に毎回白色ワセリンを厚く塗布して皮膚表面を保護します．発赤，びらん，炎症に対しては亜鉛華軟膏，非ステロイド抗炎症薬を併用します．

●汗疹（汗貯留症候群）

いわゆる「あせも」です．汗をかきやすい状況下において，幼いこどもの皮膚に急速にピンク色の丘疹が多発した場合に疑われます．病因として，何らかの理由により汗が大量に作られ過ぎると，エクリン汗管の途中で汗が排泄されずに貯留することで起こります．汗疹は真皮内から皮膚表面にある開口部までの汗管のどこに貯留したかによって分類されており，①角層内に貯留したものを「水晶様汗疹」，②表皮内に貯留したものを「紅色汗疹」，③真皮内に貯留したものを「深在性汗疹」といいます．

汗疹の原因となる汗を分泌するエクリン汗腺の数は生涯変わりません．したがって，小児の年齢が低いほど単位面積当たりの汗腺密度は高くなります．また，小児は基礎代謝が高く，自律神経調節が未熟であるため，発汗量が多く，汗疹ができやすくなっています．

臨床症状として，水晶様汗疹では角層内〜角層直下で汗管が閉塞するため，透明な数ミリ大の小水疱が多発します．新生児の顔や成人の発熱時に一時的にできて消退するため，外来を訪れる患者にできているのを目にすることはあまりありません．紅色汗疹は，日常でよくみられる赤いあせもです．夏季など高温多湿の環境で起こりやすく，乳幼児

B こどものスキンケア

に好発します．好発部位は前額部，鼻尖部，頸部〜項部，前胸部，肩，上背部，四肢屈側です．汗孔に一致した淡紅色〜紅色の小さく均一な丘疹が突然多発します．涼しい環境に置けば短時間で自然消退します．しかし紅色汗疹では，破綻した汗管の外の周囲組織や皮膚表面に汗が漏出して炎症を起こし，しばしば湿疹化して瘙痒を伴います．外来患者にみるあせもは湿疹化した段階のものが多いです．また，あせもは冬季でも過剰な暖房下などで起こることがあります．さらに，湿布，包帯，ギプス，絆創膏などをした部位や，通気性の悪い衣類の着用などでも起こることがあります．深在性汗疹は，熱帯地方などの非常な高温多湿下において，表皮真皮接合部から真皮内で汗管が閉塞して起こります．瘙痒を欠く総白色の扁平な丘疹が多発します．

治療とスキンケア

あせもは快適な環境に置かれれば自然消退します．したがって，治療が必要なのは湿疹化した場合です．湿疹化した場合は数日以上治らず，瘙痒感が強くなります．その症状が軽度であればマイルドクラス，中等度であればストロングクラスのステロイド外用薬を用います．軽度の場合は亜鉛華軟膏も有効です．スキンケアとして，汗を流水で洗い落とすか，水や湯で絞ったタオルで清拭します．その後に外用薬も塗布します．高温多湿の屋外では，早めに水で絞ったタオルで汗を清拭することは，汗孔の出口を開き，汗疹予防となります．室温24℃，湿度50〜55％の快適な環境では汗疹は起こりません．

保護者に対しては，こどもの基礎代謝は高く，成人よりも体温調節が未熟なため，健康を守るための快適な環境づくりが必要であり，それは決して過保護なことではない旨を説明します．そして，特に夏季では脱水や熱中症の予防は汗疹の予防にもなること，現在の地球温暖化現象のなかでは，エアコンを上手に使用しなければならないことを話し，前述のスキンケアを指導します．

あせもができたら保湿は禁止？

保湿を禁止する必要はありません．また，夏季でも保湿は必要です．なぜなら，小児の皮膚は夏季でも皮脂がほとんど分泌されておらず，水分蒸散量が多いため，角層水分量が少なく乾燥しているからです．保湿によって汗管の出口を閉塞したり汗疹を誘発したりすることはありません．むしろ先に述べた通り，保湿はあせもが湿疹化することを防ぎます．特にアトピー性皮膚炎では発汗による症状の悪化がよくみられます．その原因として，汗アレルギーやマラセチアとの関連などが報告されていますが，その場合，汗を速やかに処理し，環境を整えたうえで保湿することが重要となります．

●アトピー性皮膚炎

生後2〜6か月頃，頭部，顔面，頸部，耳部に，左右対称性に，かゆみの強い紅斑，乾燥，丘疹から発症することが多いです．瘙痒感が強いため，患児は寝具や抱かれた母

親の胸に顔をこすりつけたり耳や頬を手でこすったり，頭部を手爪で掻いたり髪を引っ張ったりする動作をします．しかし，親はこれらの動作がかゆみから生じていることに気づかない場合も少なくありません．搔破しているうちに，患部はびらん，滲出液，痂皮（かさぶた），亀裂，出血を生じるようになります．耳の中や前後，耳介下部の紅斑，痂皮，亀裂はアトピー性皮膚炎でみられる特徴的な所見であり，他の乳児湿疹との鑑別点となります．特に顔面では，頬や前額の凸部に湿潤した症状が強く出ます．徐々に四肢・体幹にも乾燥，丘疹，紅斑が生じ，四肢屈側に紅斑，丘疹，落屑，びらんが起こることが特徴で，時に四肢伸側にも生じます．30〜50％に食物アレルギー症状を合併しますが，幼児期までに改善することも少なくありません．乳児期の予後は，70％は2歳までに少なくともいったんは寛解します．

日常における小児のスキンケア

●新生児期から始めるスキンケア：湿疹とアレルギーマーチの予防

1991年頃から，新生児期の皮膚バリア機能とアトピー性皮膚炎発症の関連を裏づける論文が散見されるようになりました．2010年には，米国皮膚科学会誌において，新生児期から保湿を開始したハイリスク家系（両親か，そのどちらかがアトピー性皮膚炎）20例を2年以上観察し，3例のみがアトピー性皮膚炎を発症したというパイロットスタディが報告されています．さらに2014年には，わが国および海外から，アトピー性皮膚炎患者を親にもつ発症リスクの高い新生児を保湿させる群と保湿させない群に分けて予後をみたところ，保湿させる群の発症率を有意に抑制できたとする報告が相次ぎました[2,3]．

それまで，食物アレルギーは経口的な食物摂取を制限することで防ぐものと考えられていましたが，2008年に「経皮的な感作が食物アレルギーの発症の引き金となり，むしろ経口的な食物摂取は腸管の免疫寛容を得る」という歴史的な報告[4]がされて以来，乳児期に湿疹を発症させないようなスキンケアを行うことが，その後の食物アレルギーの発症を防ぐには非常に大切であるというきわめて重要な報告が続いています．つまり，新生児期から始める乳児期のスキンケアは，生涯のアレルギー予防に重要なことが示唆されています．

●乳児期のスキンケア

1歳未満の乳児は仰臥している時間と母親に抱かれている時間が長く，唾液，涙，汗，乳などが顔の皮膚にこすりつけられています．これをこまめに取り除いてあげることが重要で，またその直後に行う保湿も大切です．1日20回ほど行うことが理想です．

その場合に用いる保湿剤は，塗布してもすぐにこすり取られてしまう乳児の生活状況

B こどものスキンケア

を考えて，塗布直後に保護膜が作られる白色ワセリンが適切です．そもそも生後2か月以降の乳児では性ホルモン支配による皮脂の分泌が低下しているため皮脂膜が形成されにくく，摩擦された頬や下顎の皮膚から唾液などが浸入しやすくなっています．アトピー素因のある乳児ではさらに角層機能異常が加わることを考えると，保護膜を作るスキンケアは予防上とても重要です．

清拭の方法と使用する布

清拭は角層に機械的刺激を加えるという欠点もありますが，日常生活で常に皮膚を流水で洗い流すことが困難であることを考えると有用なスキンケアです．清拭では，ぬるま湯か水を含ませた非常に柔らかい綿タオルか化粧用コットンを用いて，なるべく角層に機械的刺激を加えないようにそっと皮膚を拭います．ガーゼは摩擦係数を測定すると比較的摩擦力があり，乳児の皮膚の清拭に最適な材質とはいえません．また，唾液のような粘液や口囲の食物などを拭き取るには乾いた布では不十分です．

●幼児期のスキンケア

もし，アトピー性皮膚炎のこどもから大人までが，全身の保湿を1日24時間のうち数時間毎に行えるとしたら，それは必ずや予防的な効果が上がるものと思われます．しかし，仮にそれを日常生活で実践するとなると，保護者が1日付きっきりになれるのは乳児期くらいで，保育園に通うこどもでは乳児期でも困難です．しかしながら，朝の保湿はバリア作りに欠かせません．夜の入浴後の1日1回の保湿だけでなく，少なくとも朝の全身の保湿を行ってから1日をスタートさせることが大切です．外用薬についても，汚れや発汗量の多い小児では塗ったものが落ちやすいので，1日1回夜にしか塗っていなかったものを2，3回に増やすことで効果がずっと上がることがあります．

幼児期のスキンケアで困ることのひとつに手湿疹があります．砂，クレヨン，手づかみ食べなど，幼児期の手には常に汚れがつきまといます．保護者には汚れたらすぐに洗って保湿することを指導し，医師は園からの協力が得られるよう助力する必要があります．

さらに，こどもというのはベタベタしたものを塗られるのを嫌がって逃げ回ることが少なくありません．塗りやすさという点からは，こどもや保護者はローションや乳液を好む傾向にあります．指導通りのスキンケアが実践されているかを確かめ，そのこどもや保護者に合った剤形の選択や塗り方指導を行わなければ効果は上がりません．

●学童期・思春期のスキンケア

この年齢に至ったアトピー性皮膚炎患者のスキンケアで問題となるのは，幼児期と同様に，べたつく保湿剤を嫌ったり，外用自体を面倒くさがったりすることです．この年齢期の小児は顔のことはとても気にするので自ら率先して塗りますが，体は患部にステロイド外用薬を塗る程度で全身の保湿はしてくれないことが多いです．小学生くらいま

でのこどもが外来に連れてこられた際には，医師は傍らにいる保護者にばかり話をしがちですが，学童期・思春期の小児に対しては，本人の目をみて，保湿の必要性を説いたうえでモチベーションを上げていく必要があります．彼らの意志を尊重しながら，どんなものだったら塗れるかを話し合い，どのように塗ったらよいかを実践して指導します．中学生以降なら，時に本人だけで外来を受診させることも自覚を促す意味で大切で，保護者のいないところで本人の話を聞くことが効果を上げる場合もあります．

おわりに

　小児の皮膚は発達途中の未熟さがあるため，スキンケアを行うことで皮膚疾患を未然に防げます．小児科医が外来で皮膚の相談を受けることは少なくありませんが，特にスキンケアについては保護者が自宅で実践することになるので質問も多く，またそれに回答できる知識があれば外来指導で大いに役立つものと思われます．エビデンスのあるスキンケア製品のサンプルを置いて，使わせてみるのもよいでしょう．

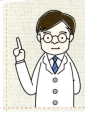

小児科医からひとこと

スキンケアは，アトピー性皮膚炎のみならず，様々な皮膚疾患における治療・管理を行ううえでの基本となります．保湿剤の使用法などについては患者に説明する機会がありますが，衣服の材質やその洗濯方法，石鹸，シャンプーの種類や使用方法，入浴方法，発汗対策など，それ以外のスキンケアに関しても患者やその家族から質問されることが多いです．巷にはスキンケアに関する情報があふれていますから，そのなかから医学的に正しい情報を選択し伝えていくことも重要でしょう．　　　　　　　　　　　　（Y.O）

文献

1) 環境省：紫外線環境保健マニュアル 2015.
2) Horimukai K, Morita K, Narita M, et al: Application of moisturizer to neonates prevent atopic dermatitis. *J Allergy Clin Immunol* 2014; **134**: 824-830.
3) Simpson EL, Chalmers JR, Hanifin JM, et al: Emollient enhancement of the skin barrier from birth offers effective atopic dermatitis prevention. *J Allery Clin Immunol* 2014; **134**: 818-823.
4) Lack G: Epidemiologic risks for food allergy. *J Allergy Clin Immunol* 2008; **121**: 1331-1336.

〈佐々木りか子〉

B こどものスキンケア

4 紫外線対策①
サンスクリーン剤の正しい塗り方

> ### ESSENTIAL POINTS
> - 紫外線の功罪を理解し，余分な紫外線を浴びないような学校保健教育が必要である．
> - 必要なビタミンDは小児の日常生活で十分に生成されるので，ことさら日光浴をする必要はない．
> - 季節や時間帯をふまえて，被覆やサンスクリーン剤による紫外線対策を心がける．
> - サンスクリーン剤は，大量の紫外線曝露や光線過敏症がなければSPF20で十分である．
> - ただし，たっぷり塗布し，塗り替えないと，期待する効果は得られない．

こどもの健康と紫外線

　太陽の明るさやエネルギーなどは，こどもにとって元気の源です．しかし，そのほとんどは可視光線の恵みで，太陽光線中に約6％含まれる紫外線は日焼け，皮膚の老化[*1]，皮膚がん，光アレルギーなどを起こす原因となり，あまり好ましい存在ではありません．唯一のメリットは皮膚でビタミンDを生成することですが，これも通常の日常生活で浴びる紫外線で十分量が生成されますから，くる病をおそれてことさら肌を日にさらす必要はありません．真夏の東京の晴れた日であれば，顔と両腕を3分間露出すれば十分という報告もあるほどです．近年，母親の極度の紫外線対策により，小児のくる病が増えているという報告もありますが，よほど極端なことさえしなければ，通常の日常生活で十分量のビタミンDが生成されています（第1章「B-5 紫外線対策②─ビタミンD生成への影響は？」参照）．もちろん，色素性乾皮症（xeroderma pigmentosum：XP）などの光線過敏症では厳格な紫外線対策が必要となりますが，その場合はビタミンDの経口摂取を指導しましょう．母乳栄養児の場合も同様です．

[*1]：これを「光老化」といいます．

紫外線を防ぐには？

　太陽からの紫外線が皮膚に届かないようにすれば，紫外線による皮膚障害を防げます．その最も安全かつ効果的な方法は，衣服や帽子，サングラス[*2]などで物理的に紫外線を遮断することです．紫外線に弱いとされるケルト人が移住したオーストラリアでは，皮膚がんの増加が国家的問題となり，紫外線の強い時間帯（午前10時から午後2時まで）にこどもの屋外活動を制限したり，帽子や長袖を着用させたり，サンスクリーン剤（日焼け止め）を塗る指導が行われています．黄色人種であるわれわれ日本人の場合，そこまで神経質になる必要はありませんが，こどもの頃に浴びた紫外線が数十年後の皮膚がん[*3]に大きな影を落としますから，こどもの頃から余分な紫外線を浴びないような学校保健教育が必要です．北半球に位置する日本では，夏至のある6月下旬にかけて紫外線量が最も多くなりますが，その時期は梅雨であるため，むしろ4〜5月の行楽シーズンや7〜8月の夏休み中に多くなることに留意しましょう[*4]．また，紫外線は目にみえませんし，暖かくもないので，曇りの日でも晴れの日の約80％の量の紫外線が降り注いでいることも忘れてはなりません．

[*2]：紫外線は将来の白内障の原因となります．
[*3]：皮膚がんの約90％は露光部に発生し，その最も重要な発生因子は紫外線です．
[*4]：成人では，よくこの時期に光線過敏症や全身性エリテマトーデス（systemic lupus erythematosus：SLE）などが発見されます．

サンスクリーン剤の成分と問題点

　日常生活では顔や手の甲を被覆できないことが多く，それらの部位にはサンスクリーン剤（日焼け止め）を塗る必要があります．サンスクリーン剤は日本では化粧品に分類されますが，効能効果の明らかな機能性化粧品であり，海外では医薬品に分類されることもあります．その紫外線防御効果には十分なエビデンスがありますが，日本では化粧品扱いのため海外に比べて高価であり，ふんだんには使えないことが問題となっています．

　サンスクリーン剤に含まれる紫外線防御素材は一般に，酸化チタンなどを使用して紫外線を物理的に散乱させる紫外線散乱剤と，化学的に紫外線を吸収する紫外線吸収剤に分けられます．かつては紫外線散乱剤を大量に塗るとドーラン[*5]のように白くなってしまいましたが，近年の技術進歩により微粒子とすることでほぼ透明になりました．紫外線防御効果をより強力にするためには紫外線吸収剤の配合が必要となりますが，紫外線吸収剤を含むケミカル製品はときに皮膚のかぶれを引き起こすことがあり，その場合は紫外線吸収剤を含まないノンケミカル製品を選択することもあります．日常的な紫外線対策にはこのノンケミカル製品で十分です．かぶれないなどの安全性が担保されれば，紫外線吸収剤を含むケミカル製品のほうが安価なので，たっぷりサンスクリーン剤を塗

B こどものスキンケア

り替えるという観点からは，ケミカル製品にも利点があります．

*5：油性の練りおしろい．

何を目安にサンスクリーン剤を選べばよい？

　紫外線は波長により中波長紫外線（UVB）*6 と長波長紫外線（UVA）*7 に分けられます．日本では，サンスクリーン剤の紫外線防御効果は，SPF（sun protection factor）とPA（protection grade of UVA）の 2 つの指標から示されています．SPF は主としてUVB による日焼け（紅斑）を抑える指標で，値が大きくなるほど効果が高く，表示の最大値は 50 ＋と定められています．たとえば，SPF10 のサンスクリーン剤をたっぷり塗れば，30 分で日焼けを起こす人がその 10 倍の 300 分まで日焼けを起こさなくする効果があります．PA は UVA の防止効果を示す指標で，＋～＋＋＋＋の 4 段階に分けられています．サンスクリーン剤は UVB と UVA の両波長に対する防御効果を有するものを使用すべきで，さらに夏だけでなく 1 年を通して毎日使用することが望ましいと考えられています．沖縄で 1 日中日光浴をしても SPF20 ほどあれば十分防御可能ですが，汗をかいたり泳いだりするとサンスクリーン剤が落ちてしまうので，何度か塗り直す必要があります．一時期はこの SPF が高いほどよいサンスクリーン剤であるという誤解がありましたが，健康な人の日常生活では SPF20 で十分です．高 SPF のために高い出費やかぶれのリスクを負う必要はありません．ただし，海水浴場やスキー場などで大量の紫外線を浴びることが予想される場合や，光線過敏症などの病気がある場合には，最強のサンスクリーン剤を塗る必要があります．サンスクリーン剤を選ぶ際の目安を図 1 に示します．

*6：紫外線の約 10% を占めます．日焼けや皮膚がん，光老化など，ほとんどの光生物作用を起こすのはこの波長です．

*7：紫外線の約 90% を占めます．光生物作用は UVB より弱いですが，一部の光線過敏症や皮膚深くに到達するのでシワなどに影響します．

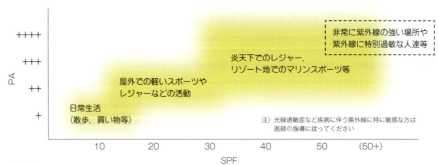

図 1　生活シーンに合わせた紫外線防御用化粧品の選び方
（日本香粧品学会コンセンサスステートメント）

サンスクリーン剤の塗り方と落とし穴

サンスクリーン剤は適切に塗られればその効果ははっきりしていますが，問題は正しく塗られていないことです[1]．

最も大きな問題は，国際的SPF測定法では2mg/cm^{2}のサンスクリーン剤を使用して紫外線防御効果を測定していますが，実際のユーザーは平均1mg/cm^{2}しか塗布しないため，その効果が表示の半分ほどしか得られていないことです．ですから，適量と思うサンスクリーン剤を2度塗りするか，高SPFのサンスクリーン剤を使う必要があります．通常は真珠玉2つ分くらいを顔に塗れば適量とされています．

もう1つの問題点は，手のひらで塗るとおよそ半分量のサンスクリーン剤が手のひらに残り，半分が無駄になってしまうことです．手のひらがべとつくのを嫌がって塗らなくなる場合もあるので，手の甲で塗る方法も提唱されています[2]．さらに，遊泳時や発汗時は汗とともにサンスクリーン剤も落ちてしまいますから，数時間毎に塗り直す必要があることも留意すべきです．

また，耳たぶや下口唇などは皮膚がんの好発部位ですので，これらの部位にも忘れずにサンスクリーン剤を塗る必要があります．ここで述べた注意事項を守ることができれば，日焼けも皮膚がんもシミもシワもほぼ完全に防げるはずです．

小児科医からひとこと

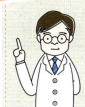

ビタミンD不足や欠乏症の増加が指摘されています．その背景として，ビタミンDの生成に必要な紫外線の不足や不適切な食事制限，偏食などが考えられています．紫外線対策を指導する場合には，正しい情報を伝えるとともに，母親が極端な紫外線対策をしていないか，食生活に問題がないかなどにも注意しましょう．

(Y.O)

文献

1) 宮地良樹：サンスクリーン剤の使い方について教えてください．大谷道輝，宮地良樹（編），マイスターから学ぶ皮膚科治療薬の服薬指導術．メディカルレビュー社, 2016: 168-169.
2) 宮地良樹：M式サンスクリーン塗布法．WHAT'S NEW in 皮膚科学 2018-2019．宮地良樹，常深祐一郎（編），メディカルレビュー社, 2018.
https://www.hikari-rouka.org/m-method/（動画）

（宮地良樹）

B こどものスキンケア

5 紫外線対策②
ビタミンD生成への影響は？

ESSENTIAL POINTS

- ビタミンD欠乏性くる病の罹患率は200年前と比べて大幅に減少したが，最近は日本を含めたいくつかの先進国で再び増加し始めている．
- ビタミンD栄養状態には，ビタミンD摂取および日照による皮膚でのビタミンD生成が関与しており，日照の寄与度は高い．
- 疾患などにより厳格な紫外線対策を必要とする場合，ビタミンD栄養状態の維持には通常の食事からのビタミンD摂取だけでは不足するため，サプリメントの併用が必要となることがある．
- ビタミンDが最も生成されやすい波長は皮膚がんの原因となる波長と一致するため，日照のリスクとメリットのバランスを考慮する．
- 冬季より夏季，顔と手の甲だけの露出よりも上腕も含めた露出により，効率よくビタミンDの生成ができ，夏季の10～15時に10分程度の日照で安全に，必要な量のビタミンDを産生できる可能性がある．

くる病の基本と現状

　くる病は，骨石灰化障害により硬い組織であるはずの骨が軟化し，骨変形や骨折をきたす疾患です．成人に生じた場合は「骨軟化症」と呼ばれます．くる病の原因は栄養欠乏だけでなく遺伝子異常も関係すると考えられており，現在まで，ビタミンDの代謝または作用，線維芽細胞増殖因子23（FGF23）の産生と分解，腎臓のリン排泄能，骨代謝などに関与する蛋白質の遺伝子変異が報告されています．これらの要因により骨における石灰化骨基質が減少し，非石灰化基質の類骨が増加します．臨床症状や身体徴候としては，下肢や脊椎の変形や弯曲，発育障害，低身長などが現れます．診断は通常，病歴聴取，身体検査，生化学検査およびX線画像検査から行われます．

　このように種々の原因によって起こるくる病のうち，栄養性くる病の罹患率は200年前と比べて大幅に減少しましたが，最近いくつかの先進国で再び増加し始めています．わが国でも2008年に健康な新生児1,120例を対象とした調査が行われ，くる病の初

発症状とされる頭蓋癆が全体の22.0%に認められました．その内訳は4～5月出生児が最も多く，7～11月出生児が少ないという季節変動性がみられました．このことは，在胎中のビタミンD欠乏状態との関連を示唆します．さらに，頭蓋癆をもつ新生児の血中25水酸化ビタミンD（25(OH)D）濃度[*1]は人工乳栄養児に比べて母乳栄養児で著明に低く，母乳栄養児では出生時におけるビタミンD欠乏症がより長引くことも示されました．これらのことを受けて，2015年には日本小児内分泌学会から「ビタミンD欠乏性くる病・低カルシウム血症の診断の手引き」が発表されています．ここに示されたビタミンD欠乏性くる病の診断指針は表1に示す通りですが，同手引きには，成長の盛んな時期である新生児期，乳児期，幼児期早期，思春期にビタミンDの必要量が多く，その時期にビタミンD欠乏症に陥るリスクが高いということも示されています．

　ただし，このような栄養性くる病は予防可能です．その具体的な方法として，カルシウム，ビタミンD等のサプリメントまたは栄養強化食品を摂取すること，日光浴などがあげられます．

[*1]：ビタミンD栄養状態を最もよく反映する指標です．血清25(OH)D濃度は様々な疾患との関係が示されていますが，用量依存性が確認されているのは骨の健康についてのみです．

表1　ビタミンD欠乏性くる病の診断指針（抜粋）

a) 血清25水酸化ビタミンD(25OHD)低値（15ng/mL以下）
b) 単純X線像：くる病変化（骨幹端の杯状陥凹，骨端線の拡大，不整，毛ばだちなどのうち少なくとも1つ）撮影部位としては，手関節および膝関節が推奨される
c) 臨床症状，身体徴候：内反膝（O脚）・外反膝（X脚）などの下肢変形，跛行，脊柱の弯曲，頭蓋癆，大泉門の開離，肋骨念珠，横隔膜付着部肋骨の陥凹，関節腫脹，病的骨折，成長障害のうち少なくとも1つ
d) 低リン血症，または低カルシウム血症
e) 高アルカリホスファターゼ（ALP）血症
f) 血中副甲状腺ホルモン（PTH）高値

上記のすべての項目を満たす時は，診断確定例とする．
　a)に加えて，b)，e)，f)のすべてがあればビタミンD欠乏性くる病が最も疑わしいが，低リン血性くる病，骨幹端異形成症などにビタミンD欠乏が共存する場合（comorbidity）もありえる．従って，これら疾患を除外することにより，ビタミンD欠乏性くる病と確定診断して良い．a)があってもb)が明らかでない場合，他の項目をすべて満たしても，ビタミンD欠乏性くる病疑いとして，治療を行うかどうかを慎重に判断する．

（日本小児内分泌学会：ビタミンD欠乏性くる病・低カルシウム血症の診断の手引き．2013）

ビタミンDの基本

　ビタミンDは，植物（きのこ類）に多く含まれるビタミンD_2（エルゴカルシフェロール）と，動物（脂質の多い魚類，卵黄）に多く含まれるビタミンD_3（コレカルシフェロール）に分けられます．また，ビタミンDの特徴として，食事からの摂取だけでなく，紫外線を浴びることによって皮膚で産生されるという点があります．

　皮膚におけるビタミンD生成の機序は，紫外線照射によりプロビタミンD_3（7-デヒドロコレステロール）が皮膚表面でプレビタミンD_3に変わり，さらに体温の熱で異性化を起こしてビタミンD_3が生成されるというものです．そして，ビタミンD_3は肝臓で25(OH)Dに代謝されます．その後，25(OH)Dは必要に応じて腎臓で活性型ビタミンDの1α,25-ジヒドロキシビタミンD（1,25(OH)$_2$D）に代謝され，十二指腸でのカルシウム吸収の促進および腎臓でのカルシウム再吸収の促進，また骨リモデリングに作用します．

　ビタミンD栄養状態（血清25(OH)D濃度）には，ここで述べた以外にもビタミンD受容体の遺伝子多型なども関係しますが，最も大きな寄与を示すのは皮膚での生成であり，全体の80〜90%を占めるという報告があります．

ビタミンD栄養状態を保つために必要なビタミンD摂取量

　ビタミンD栄養状態の指標である血清25(OH)D濃度の基準は，日本骨代謝学会と日本内分泌学会の「ビタミンD不足・欠乏の判定指針」によると，20ng/mL未満を「欠乏」，20〜30ng/mL未満を「不足」，30ng/mL以上を「充足」とされています．

　それでは，ビタミンDの欠乏を回避するために一体どのくらいのビタミンD摂取量が必要なのでしょうか？　なぜ摂取量から検討するかというと，その理由の1つは，皮膚でのビタミンD生成には皮膚の色や居住地域，季節など多様な要因が複雑に関連しているため，25(OH)Dに対する日光曝露の関与割合が算定できないからです．米国国立保健統計センター（NCHS）の調査から，ビタミンD欠乏症は白色人種では約3%，有色人種では10〜30%に上ることが明らかにされています．この違いは，皮膚のメラニン（色素）がビタミンDの生成を阻害するためです．また，緯度が高い地域，北半球であれば冬季のビタミンD生成量が少なく，一方で10〜15時の時間帯に生成が増大することが報告されています．さらに，サンスクリーン剤（日焼け止め）を使う頻度や，皮膚の露出面積によってもビタミンD生成量は異なってきます．もう1つの理由は，皮膚がんのリスクを上昇させないような紫外線曝露量の閾値に関するデータがないためです．

　そのような要因により，米国・カナダの食事摂取基準では，骨の健康のための至適血

中濃度とされる「血清25(OH)D濃度 20 ng/mL以上」を達成するためのビタミンD摂取量を，日照のほとんどない条件下（北極地方の冬季）におけるビタミンD摂取量と血清25(OH)D濃度の関係から求めています．その結果，1歳以上70歳までは「600 IU (15.0 μg) /日」という推奨量が算定されました．乳児では，くる病予防のために必要な摂取量の目安として「400 IU (10.0 μg) /日」という指標が設定されています．なお，日本人の食事摂取基準においては，乳児ではくる病予防のために「200 IU (5.0 μg) /日」，1～2歳では「80 IU (2.0 μg) /日」，3～5歳では「100 IU (2.5 μg) /日」，6～7歳では「120 IU (3.0 μg) /日」，8～9歳では「140 IU (3.5 μg) /日」，10～11歳では「180 IU (4.5 μg) /日」，12～14歳では「220 IU (5.5 μg) /日」，15～17歳では「240 IU (6.0 μg) /日」，18歳以上では「220 IU (5.5 μg) /日」とされており，米国・カナダの基準値よりもはるかに低い値となっています．ただ，これは適度な日照があることが前提となっている値です．

　光線過敏症などの疾患により厳格な紫外線対策を必要とする場合には，米国・カナダの食事摂取基準に示された前述の摂取量が必要と考えられます．しかし実際の日本人のビタミンD摂取量は，60代以降を除き，120～160 IU (3.0～4.0 μg) /日（国民健康・栄養調査の中央値）に留まっています．血清25(OH)D濃度の維持には毎日コンスタントにビタミンDを摂取することが有用とされますが，それにはまず日常の食事で魚類などを摂取することが重要となります．しかし，ビタミンDを含む食品は限定性が高く，それだけで必要量をまかなうのは困難です．そのような場合，栄養強化食品もしくはビタミンDサプリメントの併用が勧められます．なお，サプリメントを服用した場合の血中25(OH)D濃度の上昇量は40 IU (1.0 μg) 当たり平均0.4 ng/mLとされます．ただし，サプリメントのなかにはラベル記載量をはるかに上回る量のビタミンDを含有する製品もありますので，安全性が保たれた，信頼に足るメーカーのものを選ぶ必要があります．サプリメントの利用は経済的負担も伴うため，疾患などがない場合は日照も併用してビタミンD栄養状態を保つことが望ましいと考えられます．

望ましい日照条件から考える正しい光防御とは？

　皮膚がんの原因となる紫外線の波長は，ビタミンDが最も生成されやすい波長［中波長紫外線（UVB）］と一致します．したがって，日照によるビタミンD生成では，リスクとベネフィットのバランスを考慮する必要があります．なお，リスクの対象は，赤くなる日焼け（サンバーン）を起こす最小紅斑量（minimal erythema dose: MED）です．

　海外では，1日に何分間の紫外線を浴びればどのくらいの量のビタミンDを獲得できるかについて様々な研究がなされており，ビタミンD栄養状態を保つための日照の目

B こどものスキンケア

安も示されています．スキンタイプⅡ[*2]の場合，北緯42度，週2，3回，6月の晴れた午後（10～15時），手足を露出させて，5～15分間日光に当たると，1回の日照につき経口ビタミンD量で400～1,000 IU（10～25μg）未満に相当するとされています．この日照条件はMEDの約1/4ですので，サンバーンのリスクは低いものです．その際，顔は常に日光に当たりやすく，かつ照射面積が小さいため，サンスクリーン剤（日焼け止め）の使用が推奨されています．また，15分以上屋外にいる場合は，SPF（sun protection factor）15以上のサンスクリーン剤を使用し，日焼けなどの障害を防止する必要性も指摘されています．

表2 有害紫外線量（UV Index）に対するビタミンD量（10μg）を生成するのに必要な時間および皮膚に有害性をもたらすとされるMEDに到達する時間

UV Index*	UV_{Ery} (W/m²)	Estimated UV_{VitD} (W/m²)	Time to MED (min)	Time to produce 10μg 600 cm² (min)	Time to produce 10μg 1,200 cm² (min)
1	0.025	0.031	200.0	108.0	53.9
2	0.05	0.079	100.0	42.2	21.1
3	0.075	0.131	66.7	25.2	12.6
4	0.1	0.184	50.0	18.0	9.0
5	0.125	0.237	40.0	14.0	7.0
6	0.15	0.29	33.3	11.4	5.7
7	0.175	0.342	28.6	9.7	4.8
8	0.2	0.395	25.0	8.4	4.2
9	0.225	0.448	22.2	7.4	3.7
10	0.25	0.501	20.0	6.6	3.3
11	0.275	0.553	18.2	6.0	3.0
12	0.3	0.606	16.7	5.5	2.7
13	0.325	0.659	15.4	5.0	2.5
14	0.35	0.712	14.3	4.7	2.3
15	0.375	0.764	13.3	4.3	2.2

＊：UV Indexは，紫外線が人体に及ぼす影響の度合いをわかりやすく示すために紅斑紫外線量を指標化したものです．世界保健機関（WHO）ではUV Indexを活用した紫外線対策の実施を推奨しています．
　1～2：弱い（安心して戸外で過ごせる）
　3～5：中程度（日中はできるだけ日陰を利用する）
　6～7：強い（日中はできるだけ日陰を利用する）
　8～10：非常に強い（日中の外出はできるだけ控える）
　11＋：極端に強い（日中の外出はできるだけ控える）

上の表は，国際標準のスキンタイプⅢの人が，顔と両手の甲（600 cm²），肩，腕などを含めて（1,200 cm²）露出した場合，UV Indexに対応して皮膚内でビタミンD量（10μg）を生成するのに必要な時間，さらに皮膚に有害性をもたらすとされるMEDに到達する時間を示しています．

一方,わが国でも,これまで環境省から「日本が位置する緯度を考えると,両手の甲くらいの面積が15分間日光にあたる程度,または日陰で30分間くらい過ごす程度で,食品から平均的に摂取されるビタミンDと合わせて十分なビタミンDが供給されるものと思われる」と示されていましたが,明確な根拠は示されていませんでした.ごく最近,わが国においても,有害紫外線量からビタミンDを生成する紫外線量に変換する方法が確立され,MEDに到達せず,かつビタミンD生成(10μg)[この値は,日照のない条件下で必要な摂取量600 IU(15μg)のうち,食事で200 IU(5μg)を摂取すると仮定した場合の値]のための有効な紫外線照射時間を,場所,季節,時刻および皮膚露出面積に従って示した論文が報告されています.表2に示すように,皮膚露出面積別に,ビタミンD 400 IU(10μg)を生成するために,顔と両手の甲(600cm^2)の露出で,夏季(5~9月)の10~15時であれば6~11分程度,秋~冬季(10~3月)であれば14~108分程度が必要となります.また,肩,腕などを含めた露出(1,200cm^2)の場合,夏季10~15時であれば3~6分程度ですが,冬季であれば7~50分程度となります.ただし,これはあくまでも推算値ですので,おおまかな目安として考えるべきものです.

*2:国際標準のスキンタイプⅡは,容易にサンバーンを起こし,わずかにサンタン(黒くなる日焼け)を生じるタイプです.スキンタイプⅢは,中等度にサンバーンを生じ,中等度にサンタンを生じるタイプです.

小児科医からひとこと

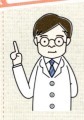

ビタミンD生成に必要な日光曝露時間は,季節,時刻,皮膚露出面積,サンスクリーニング剤の使用の有無,スキンタイプによって異なります.小児は成人に比べて皮膚露出面積が小さく,生活習慣によっては日中ほとんど屋外に出ないこともあることから,十分なビタミンDが生成されていない場合も考えられます.これに,食物アレルギーのために食物除去を行っている場合など,食事からのビタミンD摂取量が少ないことが重なると,ビタミンD不足に陥る危険があります.紫外線対策を指導する際には,食事内容や生活習慣など,ビタミンDが不足するリスクも評価しておく必要があります.

(Y.O)

(柴原晶子,田中 清)

B こどものスキンケア

6 清潔のスキンケア

> **ESSENTIAL POINTS**
>
> - 乳幼児の皮膚は成人に比べて皮膚バリア機能が劣っており，易刺激性がある．
> - 乳幼児の顔の皮膚は乾燥しており，アトピー性皮膚炎があると顔以外の皮膚も乾燥している．
> - 界面活性剤は洗浄剤の主成分で，皮膚刺激性ならびに皮膚乾燥（ドライスキン）をきたす可能性がある．
> - 適量の水で十分に泡立てた洗浄剤で皮膚をこすらないように洗い，洗浄剤が残留しないように十分にすすぐ．

小児の皮膚の特徴

　小児の皮膚は，出生直後の新生児期を除いて皮膚バリア機能が成人よりも不良で，特に顔面の頬部では生後3か月頃に悪化することや，冬季の低温，寒風，低湿度など皮膚にとって厳しい環境に置かれると成人よりも悪化の程度が激しいなど，外部からの刺激に弱いとされます．また，頭部が大きく，首が短く，四肢が短い体型のため，頸部や四肢屈曲部などで皮膚と皮膚がこすれやすく，同部位での皮膚トラブルをきたしやすいことも特徴です．

●皮膚の乾燥

　思春期以降に皮脂産生が増加する成人の顔の皮膚は，顔以外の四肢・体幹の皮膚と比べて，角層（角質層）の厚さ（層数）が薄く，皮表脂質量が多く，角層水分量は高く潤っています．一方，小児の顔の皮膚は，皮脂腺が未発達で皮脂産生能がきわめて低いこと，天然保湿因子（natural moisturizing factor: NMF）の1つである遊離アミノ酸の量が成人に比べて低値であることから，角層水分量は低く乾燥しています．
　アトピー性皮膚炎の小児は顔以外の四肢・体幹の皮膚も乾燥していますが，アトピー性皮膚炎以外の小児は顔以外の皮膚の角層水分量は成人と大きな差がないようです．

●汗腺の数

　汗腺の数は小児と成人で変わらないため，体表面積の小さい小児ではエクリン汗腺の密度が高くなります．乳幼児は汗疹（あせも）などの皮膚トラブルが発生しやすいものの，すべての汗腺が汗の分泌能を有しているわけでなく，すべての汗腺の能動化は2歳半頃とされています．

除去すべき皮膚の汚れとは？

　皮膚に付着した汚れを適切に落とし，皮膚をきれいに保つことが清潔のスキンケアです．落とすべき皮膚の汚れとして，①皮脂，②脱落せずに残留する角化物（垢，角栓），③汗や腺分泌物ならびにそれらが皮膚常在菌に分解されて発生する臭い，④排泄物，⑤外部から付着したホコリや汚れ，⑥化粧品・外用剤の残留汚れなどがあげられます．

　乳幼児の顔の皮表脂質量がきわめて少ないことはすでに述べましたが，出生直後の新生児は母親由来の男性ホルモンの作用により一過性に皮脂分泌が多く，顔や頭皮に新生児痤瘡（新生児にきび）や脂漏性皮膚炎が起こることがあります．皮脂の分泌は次第に減少し，生後3か月以降はきわめて少なくなります．乳幼児では，食事がうまくできないこと，よだれ，指しゃぶり等により食べ物などの汚れが口周囲や手に付着しやすいこと，頸部や四肢屈曲部に汗などの汚れが溜まりしやすいこと，外陰部や臀部に排泄物による汚れが付着しやすいことなどが大きな特徴です．

洗浄剤の種類と洗浄のメカニズム

　皮膚の洗浄剤には界面活性剤型と溶剤型の2種類があります．界面活性剤型は一般的な泡立ち型の洗浄剤で，形状としては固形，クリーム・ペースト型，液状，フォーム型があります．ペースト型は洗顔料によく使われます．体を洗う洗浄剤には固形，液状，フォーム型がありますが，一般に固形の洗浄剤のほうが洗浄力が強いようです．溶剤型は油汚れと相溶性のよい液状油によって汚れを溶解し，それを拭き取るかあるいは洗い流して除去するもので，メイクのクレンジング剤がそれに当たります．

　界面活性剤は洗浄剤の主成分であり，1分子中に親水性部分と親油性部分を有しています．油／水界面に吸着し，油／水の表面張力を低下させ，皮膚（固体表面）／水界面に吸着することでその界面張力を低下させ，同時に油／皮膚界面の反撥力を増加させて汚れを離脱させます（図1）．界面活性剤は，水溶液中の親水基の解離状態により，以下の4型に分類されます．

　　①－に解離する：陰イオン（アニオン）性．油脂の可溶化作用や表面張力低下作用に優れます．皮膚の汚れをよく落とすため，皮膚洗浄剤の主剤として最も多く使用さ

B こどものスキンケア

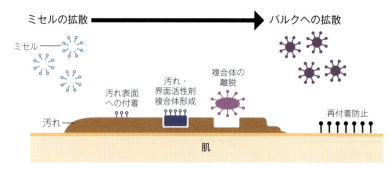

図1 皮膚（肌）の洗浄過程の概念図
（坂本一民：日本化粧品技術者会誌 2012; 46: 7-16）

れます．長鎖脂肪酸のナトリウム塩である石鹸もこれに含まれます．
②＋に解離する：陽イオン（カチオン）性．洗浄力はほとんどなく，リンスや柔軟剤に使用されます（柔軟効果および帯電防止効果）．
③＋と－を併せもつ：両イオン性（両性）．増泡剤などとして使用されます．
④どちらにも解離しない：非イオン性．洗浄剤や増泡剤として使用されます．

皮膚にやさしい洗浄剤とは？

　洗浄剤の主成分である界面活性剤は皮膚刺激を起こす可能性があります．たとえば，低濃度の界面活性剤をパッチ絆創膏で皮膚に貼付すると，一次刺激性接触皮膚炎や皮膚乾燥を惹起させます．また，界面活性剤が繰り返し皮膚に接触すると，角層細胞膜や細胞間に浸透することで角層細胞膜の変性をきたし，NMFとして働くアミノ酸類や細胞間脂質の溶出が起こり，角層の水分保持機能やバリア機能を低下させ，皮膚の乾燥・落屑性変化を招く可能性があります．

　皮膚の洗浄では，皮脂膜，NMFや角層細胞間脂質などの皮膚バリア機能維持に重要な成分はできるだけ残す（溶出させない）ことが大切です．したがって，低刺激性で皮膚バリア機能や保湿機能を損なわない皮膚にやさしい洗浄剤とは，皮膚表面に付着した汚れは除去させるものの，皮膚への吸着が少なく，また角層細胞間脂質やNMFが溶出されにくいものをいいます．

　アニオン系界面活性剤のなかでも脂肪酸塩（石鹸）は皮膚に残留しやすいとされます．アルキル鎖長によっても差がありますが，C12，C14に比べて，水溶性の低いC16，C18のほうが残留量が多いことが報告されています．NMFの1つであるアミノ酸は，pH6付近の洗浄剤で最も溶出が少なく，pHが上昇するほど溶出しやすくなるというデータがありますが，pHとアミノ酸溶出の関係は界面活性剤の種類によっても異なるので一概にはいえません．皮膚表面は角層成分ならびに汗，皮脂などにより弱酸性に保

たれ（酸外套），感染防御に重要な役割を果たしています．角層中は，表層は弱酸性で，深層で中性に近くなるpH変化があり，このpH変化が角層細胞間脂質合成に関係する酵素の働きや，落屑を起こす酵素の働きに影響し，角層バリア機能の維持に関係しています．通常，弱アルカリ性石鹸で洗浄した直後は皮表pHがやや上昇しますが，健常な皮膚では緩衝作用により時間経過とともに弱酸性に戻るので問題になりません．しかし，アトピー性皮膚炎では，皮膚表面が中性に近く，アルカリ中和能が低下しているため，弱酸性の洗浄剤が有用であるという意見もあります．

小児の皮膚はどう洗えばいいの？

　洗浄剤に触れる前に皮膚を水で濡らしておくと，界面活性剤の皮膚への吸着を減らすことができます．そして，固形や液状の洗浄剤を適量とり，適量の水分を加えて手のひらや泡立てネットで泡立てます．均一の細かい泡を大量に作ることで，多くの界面活性剤を泡の中（気液界面）に取り込むことができ，汚れの除去効率が高まり，なおかつ皮膚に浸透して皮膚刺激を惹起する可能性のある遊離の界面活性剤の量を減らすことができます．その後，手のひらで泡立てた洗浄剤を皮膚表面の汚れと馴染ませて汚れを落とします．あらかじめ泡状になっているフォーム型は泡立て作業なしでそのまま使えます．手の代わりに柔らかい素材のタオルを用いてもよいですが，いずれの場合も皮膚表面を強くこすったりせず，愛護的に行います．その後，洗浄剤が残留しないようにぬるま湯で十分にすすぎます．頸部や四肢屈曲部など皮膚と皮膚が密着している部位に洗浄剤が残らないように念入りにすすぎます．すすぎ後に水滴を拭き取る際にも，タオルで皮膚をこすらないようにします．

　洗浄剤の残留は刺激性皮膚炎の発症につながります．フォーム型以外の洗浄剤を原液に近い状態で用いたり，適量以上を用いたりすることも刺激性皮膚炎や皮膚乾燥の引き金となる可能性があります．小児の皮膚は成人と比べてバリア機能が劣っており，易刺激性があるので注意が必要です．また，洗浄剤を用いずとも，水やぬるま湯につかっていればある程度の角化物や汗，皮表脂質は除去されます．

　汚れの付着や貯留が問題となる顔，頸部，手足，腋窩，陰股部や外用剤の残留汚れに対しては洗浄剤を用いるけれども，その他の肉眼的な汚れがみられない部分については洗浄剤を用いないで洗うなど，洗浄剤の使用量を減らすこともできます．アトピー性皮膚炎など乾燥皮膚（ドライスキン）の小児では，そのような工夫も有用です．

　湿潤性の湿疹や外傷があると，通常の洗浄剤ではしみて痛いものです．そのような場合，病変部周囲の健常皮膚を洗浄剤で洗い，その洗浄剤を水やぬるま湯で洗い流すときに病変部も手早く洗い流します．

B こどものスキンケア

小児科医からひとこと

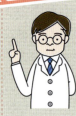

皮膚の汚れや垢をとるために，タオルでゴシゴシこすったり，ボディソープを泡立てずに体に直接つけて洗ったりしている場合がよくあります．ある程度の年齢になると，こどもだけで入浴する機会も増えてくるため，家族だけでなく，こども本人に洗い方を教えてあげる必要があります．また，通常，母親は産科退院前に沐浴指導を受けますが，赤ちゃんのスキンケアについて不安を抱いていることが少なくありません．赤ちゃんの皮膚トラブルで受診した際には，スキンケアの方法についてアドバイスをしてあげることが母親の不安解消につながります．

(Y.O)

文　献

1) 坂本一民：やさしい洗浄の基礎. 日本化粧品技術者会誌 2012; **46**: 7-16.

（菊地克子）

C　こどもの化粧

1　化粧品，ピアス，タトゥーによる健康被害

> **ESSENTIAL POINTS**
>
> - 安価なこども用化粧品も販売されているが，アレルギー性接触皮膚炎や不適切な使用法による皮膚症状の悪化もみられる．
> - 金属性ピアスによるアレルギー性接触皮膚炎の場合，最もかぶれを起こしやすいニッケルを含有していることが多い．金によるかぶれでは肉芽腫を形成することもある．
> - タトゥーシールによる接触皮膚炎や，タトゥー自体による感染症のリスク，除去が難しいことへの啓発が必要である．

こども用化粧品による健康被害

　こども用化粧品（キッズコスメ）の歴史は意外と古く，わが国における最初の製品は，1953年に発売された「ジュニアクリーム」とされています．近年ではこども用化粧品の種類は豊富になり，ネイルカラーやネイルチップ，アイシャドウにリップグロスなど，大人用化粧品と何ら遜色のないラインナップとなっています．こども用化粧品は玩具店などでも販売されていますが，医薬品医療機器法（薬機法）では大人用化粧品と同様に化粧品に分類されており，主成分も大人用化粧品と変わりがありません．

　東京都が2007年に行ったインターネットアンケートによる実態調査では，約45％の女児（12歳以下，571名中256名）に化粧の経験があり，そのうちの約10％（29名）がそれ以後も時々化粧をしていました．また，化粧経験者の2.2％（6名）が皮膚障害などの健康被害を受けていました．現在では，この調査から10年以上が経過していることを考えると，この比率はもっと高い値を示すと考えられます．この調査でのこども用化粧品には，洗顔料や化粧水といった皮膚を健やかに保つことを目的とした「基礎化粧品」は含まれておらず，すべて口紅，マニキュア，ファンデーション，アイシャドウなどの「メイクアップ用化粧品」で，特に使用頻度が高かったのは口紅とマニキュアでした．一方，同じ東京都の調査において，こども用化粧品のなかで「はがせる」，「水で落とせる」などに配慮したものは22％程度でした．

C こどもの化粧

　化粧品による健康被害としてはアレルギー性接触皮膚炎の頻度が最も高く，特に口紅では症状が現れるまでに時間がかかり，長期間抗原に曝されるため，唇への色素沈着として症状がみられることが少なくありません．また，口紅やリップクリームのかぶれによる紅斑や粃糠疹にもかかわらず，乾燥症状と思い込んで原因製品を使い続けた結果，さらなる悪化を招くこともあります．

　マニキュアによる皮膚症状で最も注意しなくてはならないのは，除光液による爪の脆弱化とそれに伴う感染症です．感染症には，爪自体に真菌が感染するいわゆる爪水虫と皮膚細菌感染症があります（図1）．

　ファンデーションやBBクリームといったメイクアップ化粧品の使用は，化粧品に含まれる成分が皮脂を吸収するため，肌を傷める原因になります．また，わが国の女性は，海外の女性に比べて，化粧水，乳液，下地クリーム，ファンデーションなど多種類の化粧品を毎日のように使うため，かぶれの発症が多いとされます．さらに，小児は化粧品に対する知識に乏しく，ファンデーションなどの使用による痤瘡（にきび）が発症しても適切な対処がなされず悪化させてしまうケースもみられます（図2）．

　加えて，こども用化粧品の包装は本来安全性に留意されるべきところですが，人気アニメのキャラクターを用いるなど購買意欲を高めようとするものが多く，問題です．

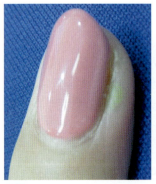

図1 マニキュアによる皮膚細菌感染症（ひょう疽）
18歳女子．病気の原因を説明してもマニキュアを除去することに抵抗を示しました．

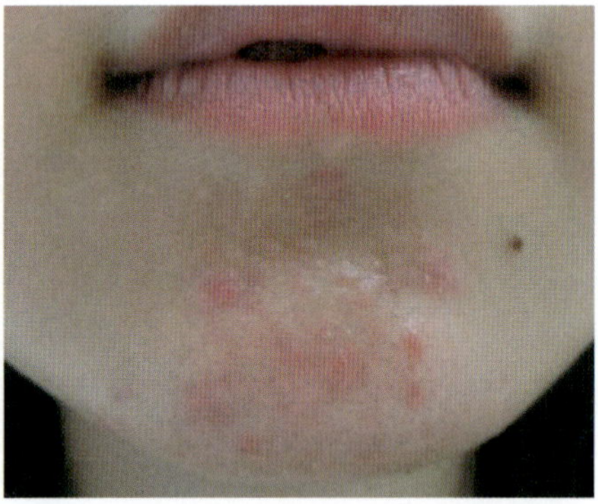

図2 ファンデーションによる痤瘡の悪化
16歳女子．数週間ファンデーションを使用したことによる痤瘡の悪化です．痤瘡とわからずに市販のステロイド含有軟膏や痤瘡治療薬を使用して毛包虫性痤瘡を呈しました．

ピアスによる健康被害

　Amazonなどの通販のウェブサイトをみると，14金やステンレスといった素材のこども用ピアスが数多く販売されています．また，外国人の小児などは，幼児期からピアスをする習慣もあってか，保護者と一緒にピアスの穴開けを希望して来院することもあ

ります．

　小児はピアスの脱着に不慣れなため，ピアスホールに感染を生じることがあります．また金属によるアレルギー性接触皮膚炎は小児にも起こります．通販の商品は14金やステンレスなど安価な素材のものが多く，最もかぶれを起こしやすい金属であるニッケルを含んでいることも少なくありません．さらに，小児が買い物をすることの多い玩具店や屋台などの商品の多くにニッケルが含まれており，メッキのコーティングが剝れて金属アレルギーを生じることもあります．ニッケルによるアレルギー性接触皮膚炎がいったん生じると，生涯にわたって，ジッパーのチャックやブラジャーのフック，ベルトのバックルなど，ニッケル含有製品にかぶれます．

　金によるかぶれもみられます（図3）．金によるかぶれでは，耳朶（耳たぶ）に反応性のしこりを呈することがあり，その場合は手術で取り出すことになります．また，金によるアレルギー性接触皮膚炎では，将来にわたって，金製品の装飾品を使用できなくなります．

　もし，こどもが「どうしてもピアスを付けたい」と希望する場合には，かぶれを起こしにくいチタンやシリコン素材の製品を勧めたほうがよいでしょう．

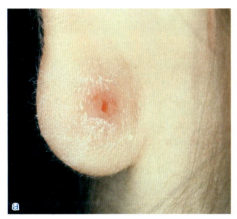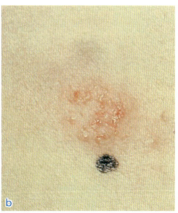

図3　ピアスによるアレルギー性接触皮膚炎
17歳女子．ピアス部位に一致した紅斑，腫脹で受診（a）．パッチテストで金成分のシオゾールに陽性反応を示したため（b），アレルギー性接触皮膚炎と診断しました．

タトゥーによる健康被害

●タトゥーの現状

　わが国では，タトゥーを入れることは，かつて刑罰の1つとしてみなされていたこと，また反社会的勢力の構成員の多くがタトゥーを入れていることなどから，一般社会から嫌悪の目が向けられてきました．しかし近年では，簡単な機械彫りやレーザーによるタ

C こどもの化粧

トゥー除去など新たな技術が導入されたことで，タトゥーはわが国でも広がりをみせています．

欧米におけるタトゥーは非常にポピュラーなものです．2006年の統計によると，EU諸国の3〜5%，米国の13%の人はタトゥーを入れているとされ，新しくタトゥーを入れる人の約半数は女性でした．また，米国で行われた2,101校の高校生を対象とした調査では，約10%がすでにタトゥーを入れており，55%が興味をもっており，半数以上は女性でした．この調査では，高校1年生時にタトゥーを入れた人が最も多く，最年少は8歳でした．わが国でも保護者がこどもに名前などのタトゥーを入れたり，こども自身がタトゥーを希望したりするケースがあり，『TATTOO girls』（双葉社）などの雑誌が刊行されています．

そのほか，厳密にはタトゥーとはいえませんが，ミソハギ科の指甲花を乾燥させて粉砕したヘナパウダーに天然成分を加えてペースト状にした植物染料（ヘナペースト）を用いて，専用コーンで直接肌に描く「ヘナタトゥー」は1か月程度で消失するという理由で人気があります．しかし，ヘナタトゥーはかぶれなどの皮膚障害を起こすことがあるだけでなく，時に数か月から数年にわたって色素沈着を残します．また，「アートメイク」と呼ばれるタトゥーの一種は，真皮浅層にタトゥー色素を入れることで自然にみえ，3〜5年程度で消えるなどと宣伝されていますが，5年以上経過しても消えないなどのトラブルがあります．

ただし，わが国では未成年者に刺青を施す行為は各自治体の青少年保護育成条例などによって禁じられており，発覚した場合は施術者が処罰されます．国内にはこのような法規制があるため，海外などでタトゥーを入れることもあるようです．

●タトゥーによる健康リスク

最近は非常にポピュラーになりつつあるタトゥーですが，医学的見地からみると，いくつかの問題点もあります．

まず，タトゥーに用いられる染料ですが，タトゥーの色が定着するまでには数週間を要します．これは，染料が皮膚の炎症反応と免疫反応によって化学変化を起こすためだと考えられています．タトゥー染料の大部分は天然成分由来ですが，アレルギー反応を引き起こしうることが報告されています．黒色の染料はカーボン由来ですが，カーボンは発がん性を有する可能性が高いことも報告されています．染料のなかには水銀や銅などの金属を含むもあり，これらによる影響も懸念されます．また，タトゥー染料が体内に留まることに対する安全性の試験はほとんどなされていません．EU諸国では，色素の発がん性を含めた検証の必要性が指摘されていますが，未だ実施されていません．タトゥー施術による健康障害の報告例を表1にまとめます．このうち，色素に対する過敏反応はタトゥー施術後1年後くらいに報告されている例が多く，アレルギー反応によっ

表1　タトゥーによる健康障害

非感染性	・色素に対する過敏反応 ・肉芽腫 ・タトゥー部位に一致した悪性黒色腫，基底細胞がん ・MRI 使用による腫脹，熱傷
感染性	・施術部位における細菌，真菌，ウイルス感染症 ・施術針による B 型肝炎，C 型肝炎，皮膚結核，ヒトパピローマウイルス（HPV），ヒト免疫不全ウイルス（HIV）

て肉芽腫をきたすこともあります．
　次に，海外などにおける，いわゆるアマチュアタトゥーによる施術では，衛生概念に乏しく，安全性が全く考慮されていない色素が用いられていることがあります．その場合，特に感染症による健康障害の可能性は飛躍的に増加するものと考えられます．

● **タトゥーの除去**

　レーザー技術の進歩により，2000 年頃からタトゥーの除去をレーザーで行う方法が普及してきました．たとえば，黒色病変（黒アザ等）や血管腫（赤アザ等）の治療に用いられるレーザーは，黒色や赤色のタトゥー染料にも反応するため，これらのレーザーをタトゥーに当てて色を薄くしていく方法があります．このレーザー治療の登場により，一般の人々の間には「タトゥーはレーザーで簡単に消せる」という誤った認識が広まりました．しかし実際には，一度の治療で除去できることはほとんどなく，数回から十数回程度を要することが多いです．また，術後の皮膚をよくみると，タトゥーが薄く残存していることも少なくありません．
　また，タトゥー染料はレーザー照射によって化学変化を起こすことが知られており，この化学変化した物質の発がん性も問題になっています．そのため，EU 諸国のなかでもデンマークやドイツなど一部の国では，レーザーによるタトゥーの色素除去術に警鐘が鳴らされています．

おわりに

　こどもは安易なおしゃれ感覚で化粧，ピアス，タトゥーなどに関心をもち，「やってみたい」という誘惑に駆られます．また，医師が医学的見地から行ったアドバイスが，保護者のこどもへの後押しによって無下に退けられてしまうこともあります．
　しかし，これらのおしゃれ感覚と健康リスクを鑑みれば，このような保護者の考えはこどもにとって有害であり，こどもの人格を尊重したものとはいえません．たとえば，将来，宝塚歌劇団に入団する生徒が学ぶ宝塚音楽学校では，専門学校相当の年齢の予科

C こどもの化粧

生徒に対して，化粧さえも原則禁止にしています．校医を含めた教育者全体が，健康被害に結び付くこのような行為については，校則などで禁止する方向を築いていくことが望ましいと考えます．

> **小児科医からひとこと**
>
>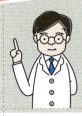
>
> 　小さいこどもに化粧をさせている保護者がいますが，こどもは自分で肌の異常についてうまく訴えることができません．また，保護者も自分自身の肌の状態には関心があっても，こどもの肌の状態については無関心である場合もあります．思春期になると，保護者に内緒で化粧をしたり，保護者の忠告にかえって反発したりすることもあります．保護者が気づいていないこどもの肌の異常をみつけ，年齢に応じた対応，指導を行うことが重要です． 　　　　　　　　　　　　　　　　　　　　　　　　　　　　　　　（Y.O）

〔尾見徳弥〕

C こどもの化粧

2 毛髪のおしゃれによる健康被害

> **ESSENTIAL POINTS**
>
> - 毛髪のおしゃれでは，ヘアカラーリング（毛染め，ブリーチ），パーマ・縮毛矯正による毛髪・皮膚へのダメージが問題となる．
> - ヘアカラーリング製品による接触皮膚炎（かぶれ）はアレルギー性接触皮膚炎が多く，使用の都度パッチテストを行う必要がある．
> - パーマ剤による皮膚障害は，パーマ剤の酸化，還元作用からほとんどすべては一次刺激性接触皮膚炎である．また，パーマ剤の酸化作用による毛髪のダメージもしばしばみられる．

ヘアカラーリング

　ヘアカラーリング製品は，図1のように分類されています．また，医薬部外品である永久染毛剤（A）は酸化染毛剤（A-1）と非酸化染毛剤（A-2）をまとめて「ヘアカラー」，化粧品である半永久染毛料（B）は「ヘアマニキュア」や「カラートリートメント」とも呼ばれます．

　酸化染毛剤（A-1）は，酸化染料が毛髪中に浸透し，毛髪中で酸化して結合することにより発色します．染色は2～3か月間持続し，染毛力に優れますが，酸化染料がかぶれの原因になることもあります．また，染毛後に髪の手入れを行わないと，毛髪が傷みやすくなります．酸化染料には過酸化水素のようにメラニン（色素）を脱色させてブリーチングを起こさせるものもあります．一方，非酸化染毛剤（A-2）は，1か月程度の効果を有し，酸化染毛剤（A-1）でかぶれの出る人でも使用できる可能性がありますが，脱色作用がないため，黒色またはそれに近い色にしか染まりません．半永久染毛料（B）は，酸性染料という色素を利用しており，染色は約2～4週間持続します．カラーリンスやカラートリートメントのように，使い続ける使い方をするものもあります．代表的な製品であるヘアマニキュアの場合は，1回の使用で色素（酸性染料）が毛髪の内部まで浸透して染毛します．一時染毛料（C）は顔料などの着色剤を毛髪の表面に付着させて一時的に着色させるものです．塗るだけなので手軽に使用でき，1回のシャンプー

こどもの化粧

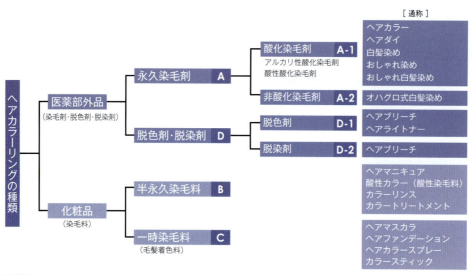

図1 ヘアカラーリング製品の種類
（日本ヘアカラー工業会ホームページ）

で洗い落せます．

　このように，医薬部外品である永久染毛剤（A）と化粧品である半永久染毛料（B）は，使い方や染色の持続力などが異なります．また，永久染毛剤（A）と半永久染毛料（B）の一部には「使用前に毎回必ず皮膚アレルギー試験（パッチテスト）を実施する必要がある」といった使用上の注意があり，使用の都度パッチテストを行う必要があります．これは，それまでの使用でトラブルがなくても突然その製品が合わなくなって（感作），アレルギー性接触皮膚炎などの皮膚トラブルをきたすことがあるためです．また，染毛剤でかぶれが出た場合，ハイドロキノンなどの美白剤でもかぶれが起こることがあります（交差感作）．小児期の症状で，大人になってから交差感作をきたすこともあります．皮膚トラブルや交差感作の可能性を考えると，小児期には化粧品である一時染毛料（C）の使用が望ましいです．

パーマ・縮毛矯正

●パーマの原理

　毛髪の主成分を構成しているのはポリペプチド鎖（主鎖）で，これは縦方向に並んでいます．この隣り合った主鎖は，シスチン結合によるシスチン鎖，電気的な塩結合，水素結合などによって側鎖としてつながっており，これらの側鎖結合によって毛髪の弾力性，復元力が得られます．パーマは，人為的な側鎖結合の切断と結合により，毛髪のウェー

ブをコントロールするものです．

　パーマ剤は１液と２液からなり，１液使用後の毛髪には弾力がなく，ヘナっとした感じになっており，２液使用後にはウェーブが固定されてもとの弾力が回復しています．つまり，毛髪の復元力を側鎖の切断によって弱めるのが１液の作用（還元反応）で，曲げられた新しい位置で側鎖を再結合させるのが２液の作用（酸化反応）です．この一連の反応により，持続性のあるウェーブが形成されます．

　１液は還元剤としてチオグリコール酸，システイン，アセチルシステインが用いられ，これらはシスチン結合を切断します．２液の役割は酸化剤による酸化作用によってシステイン結合を再結合させることで，有効成分は臭素酸ナトリウム，臭素酸カリウム，過酸化水素です．時に２液の反応は「中和」と呼ばれますが，これは酸とアルカリによる化学的な意味の中和ではなく，１液の反応を打ち消すという慣用的な意味で用いられています．

　そのほか，塩結合は pH 4.5～5.5 で最も強くなることから，この結合を弱めるために，１液にはアンモニアなどのアルカリ剤が含まれており，水洗浄によってアルカリ剤が除去されることで復帰します．水素結合は水で弱まることから，溶剤としての水が有効で，洗浄後の乾燥によって復帰します．

● パーマの手順

　パーマ剤１液を外用しただけではパーマはかからず，ウェーブの程度によって棒（ロッド）に巻きつける（ワインディング）作業が必要です．

　パーマ剤１液の反応に際しては，髪質とウェーブ形成力によって用いる製剤を選択する必要があり，アルカリ度の高い製剤のほうがウェーブ形成力は強くなります．その際に重要なことは，パーマ剤が全体に均一に塗布されていることと，液が頭皮に流れ落ちないことです．もし顔面や首筋に付着して放置された場合はかぶれの原因となります．

　１液の反応終了後に水洗を行います．１液はアルカリ性のものが多く，２液の酸化作用が弱まるため，この作業は必須です．

　次いで，２液の塗布を行います．原理で述べたように，２液の作用は１液によって生じたウェーブを固定するために必須です．１液の反応で毛髪は膨潤しており，多くの水分を含むため，一度に塗布したのでは大半が流れ落ちてしまいます．そこで，毛髪１本１本について丁寧に塗布する必要があります．

　２液による処理によってパーマウェーブができあがり，ロッドを外し，２液を十分に洗い落す水洗を行います．頭皮も毛髪とともに酸化，還元作用によって軟化，膨潤していることが多く，「パーマをかけたらフケが増えた」などという患者はこのときの水洗が不十分なことも原因と考えられます．

● こどもの化粧

●縮毛矯正の原理と手順

　縮毛矯正は「ストレートパーマ」とも呼ばれ，縮毛を直毛に，またはウェーブヘアをストレートヘアにする手法です．わが国では薬事法でも1985年に製品化が認められています．

　パーマのワインディングに相当する作業として，アイロンを用いる作業があります．1液反応後に高温整髪用のアイロンを用いて縮毛矯正を行う方法で，現在は主流となっています．この方法では，180℃に加熱した平板のストレートアイロンにより，毛束を根元から挟んで順次毛先へとスライドさせながら処理し，その後はパーマと同様に水洗，2液処理，水洗を行います．

●パーマ剤の安全管理と目的外使用

　パーマ剤は，わが国では安全性を確保する目的で医薬部外品に指定されており，用法・用量，効能・効果に対して規定されています．

　パーマ剤の誤飲に関しても，財団法人日本中毒センターへの問い合わせが年に20件ほどあり，その約半数は医療機関からのものです．多くは幼小児の誤飲や使用時の眼，皮膚接触に関するものです．誤飲の場合，1液ではアルカリ性による刺激作用に次いで腹部症状を，2液では服用後1～2時間後の腹部症状を訴えますが，1液で嘔吐させることは薬剤の性質上禁忌です．

　また，パーマ剤の使用目的に当てはまらない使用例が目的外使用として報告されています．約20年前に酸性パーマ剤を全身に外用することで体質が改善され，白癬や皮膚炎に対しても効果があるとして普及を図っていた美容師グループにおいては，薬剤性急性皮膚炎が生じたほか，生後6か月の乳児の死亡例も報告されています．さらに，まつ毛パーマを実施したことによる眼の障害も報告されています．いずれも当時の厚生省環境衛生局より適正使用を求める強い通達が出されています．なお，万が一眼に入った場合，パーマ剤の刺激作用は2液より1液で強いです．

●パーマ剤による毛髪障害

　先に述べたように，パーマ剤は酸化，還元反応をもとに実施されており，ワインディング，コーミング，高温整髪用アイロンを使用することから，毛髪へのダメージもみられます．

　健康な状態の毛髪と，パーマ剤による断毛や毛髪損傷がある場合の走査電顕写真を図2に示します．毛髪表面の性状，キューティクルの状態などの違いは明らかです．いずれもパーマ剤による毛髪の膨潤，ワインディングなどの操作，水洗の不十分やもともと傷んだ髪に対する施術などが原因として考えられます．また，パーマ直後のヘアドライヤーの使用も毛髪へのダメージとなります．

2｜毛髪のおしゃれによる健康被害

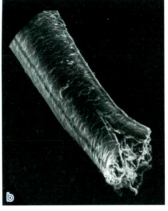
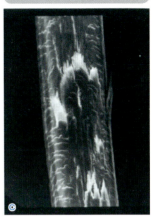
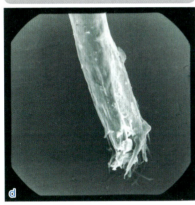
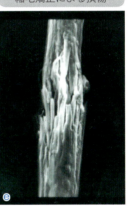

図2 パーマ・縮毛矯正による毛髪のダメージ
a：健康毛の表面．毛髪の表面は滑らかで，キューティクルの損傷もみられません．b：パーマによる断毛．1液作用後のワインディングの際に多くみられます．c：パーマによる損傷．毛髪表面が毛羽立ち，キューティクルにも損傷がみられます．d：縮毛矯正による断毛．パーマより縮毛矯正のほうが毛髪に与える負担は大きく，1液を根元近くに塗布した場合，このような断毛が多くみられます．また，コーミング操作でも断毛をきたしやすいです．e：縮毛矯正による損傷．1液使用後のコーミングやアイロン処理による損傷のほか，すすぎが十分でないなどの理由が考えられます．

●パーマ剤による皮膚障害

　パーマ剤による皮膚障害は，パーマ剤の酸化，還元作用からほとんどすべては一次刺激性接触皮膚炎であり，アレルギー性接触皮膚炎はきわめて稀です．

　被施術者においては，部位として額の生え際，耳の後ろ，前頭部などに多くみられ診断は容易です．

　一方，美容施術者における手の障害も非常に多くみられます．美容施術者は毎日のシャンプー施術による機械的刺激また界面活性剤使用による脱脂によって皮膚のバリア機能

C こどもの化粧

が低下しています．ここで化学作用を有するパーマ剤の刺激を受けるといわゆる職業性の手荒れを生じます．近年では，企業努力によりパーマ剤の刺激作用は減ってきていますが，それでもなお美容施術者の手の障害は大きな問題です．

おわりに

最近はおしゃれの低年齢化とともに，こどものパーマを希望する保護者が増えています．こどもはシスチン含有量が少なく，パーマウェーブがかかりにくく，頭皮への刺激も考えると，こどもへのパーマはできるかぎり避けてほしいものです．

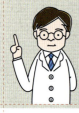

小児科医からひとこと

学校の生徒指導などで，毛髪の色や特徴が地毛かどうかを証明できるものを提出させたり，髪を黒く染めるような指導が行われたりしていないか，こどもの生活態度の変化により髪を染めるようになったのか，その背景に問題が潜んでいないか注意してあげることも必要です． （Y.O）

（尾見徳弥）

D 学校保健における小児皮膚科

1 学校皮膚感染症の出席停止指針

> **ESSENTIAL POINTS**
> - 感染拡大予防策として，学校保健安全法に定められた出席停止期間を順守する．
> - しかし感染症のなかには，感染させうる期間が長いため，その期間中ずっと出席停止することが現実的ではないものもある．
> - 健常保菌者からの感染もあり，病児だけを対象とした対策では不十分である．
> - そのため，集団生活の場では標準的感染予防策をとる．
> - ワクチンのある感染症は予防接種で防ぐ．

学校保健安全法の考え方

　感染症に罹患した際の学校等での出席停止については，学校保健安全法第19条において，「校長は，感染症にかかっており，かかっている疑いがあり，又はかかるおそれのある児童生徒等があるときは，政令で定めるところにより，出席を停止させることができる」と定められています（表1）．

　学校感染症は第一種，第二種，第三種，その他の感染症に分けられますが，ここで述べる皮膚感染症は，第二種の感染症[*1]と，その他の感染症[*2]に分類されます．

[*1]：「感染症ごとに定めた出席停止の期間の基準のとおりに出席停止とする．ただし，病状により学校医そのほかの医師において感染のおそれがないと認めたときはこの限りではない．」
[*2]：「学校で通常みられないような重大な流行が起こった場合には，その感染拡大を防ぐために，必要があるときに限り，校長が学校医の意見を聞き，病状により学校医そのほかの医師において感染のおそれがないと認めるまで出席停止とする緊急措置をとることができる．」

第二種の感染症

●麻疹（はしか）

　空気感染，接触感染する感染症です．解熱後3日を経過するまでは出席停止とされています．ただし，病状により感染力が強いと認められたときは，さらに長期に及ぶ場合もありえます．なお，米国小児科学会では発疹出現4日後までを隔離の目安としています．

D 学校保健における小児皮膚科

表1 皮膚感染症の登校（園）基準

感染症名	登校（園）基準
麻疹（はしか）	解熱後3日経過した後
風疹	発疹の消失後
水痘（水ぼうそう）	すべての発疹が痂皮化した後
溶連菌感染症	適切な抗菌薬による治療開始後24時間以降
手足口病	症状が回復した後
伝染性紅斑（りんご病）	症状が回復した後
伝染性単核症	症状が回復した後
単純ヘルペスウイルス（HSV）感染症	歯肉口内炎のみであればマスクをして可．
帯状疱疹	病変部が被覆されていれば登校して可．ただし水痘を発症する可能性が高い子どもの多い幼稚園，保育所では痂皮化するまで登園は控える．
突発性発疹	症状が回復した後
アタマジラミ症	制限はない
伝染性軟属腫（水いぼ）	制限はない
伝染性膿痂疹（とびひ）	制限はない
疥癬	治療開始後
カンジダ感染症	制限はない
白癬	制限はない
尋常性疣贅（いぼ）	制限はない

　感染拡大予防策としては，集団の場では，1人の発症があった場合，速やかに同じ空間にいた他児に対して，罹患歴があるか，予防接種を受けているかを聴取してください．未罹患で，ワクチン未接種あるいは1回接種，接種歴不明の場合，患者との接触後72時間以内であればワクチンにて発症の阻止，あるいは症状の軽減が期待できます．たとえ接触後72時間を過ぎていても，発症者との接触で発症した患者からのさらなる感染（三次感染）を予防するためにワクチン接種が行われる場合もあります．乳児は定期接種の対象年齢に至っていませんが，生後6か月以上であれば緊急避難的にワクチン接種を検討することも一案です．接触後72時間～6日以内であればガンマグロブリンにて症状の軽減を図ることもできますが，血液製剤であることを考慮する必要があります．

●風　疹

　飛沫感染する感染症です．発疹が消失するまで出席停止とされています．なお，米国小児科学会では発疹出現6日後までを隔離の目安としています．
　感染拡大予防策としては，飛沫感染，接触感染として一般の予防方法を励行します．先天性風疹症候群（congenital rubella syndrome: CRS）の発生を予防するため，妊婦への感染防止も重要です．そのため，発症者が出た場合は保護者に知らせる必要があります．また，未罹患で，ワクチン未接種もしくは接種歴が1回のみの妊娠している職員は，直ちに風疹に対するIgG抗体検査を行い，陰性あるいは抗体価が低い場合は，流行が終息するまで休ませるなどの配慮が望まれます．

●水痘（水ぼうそう）

　空気感染，接触感染する感染症です．すべての発疹が痂皮（かさぶた）化するまで出席停止とされています．なお，米国小児科学会では水疱出現6日後までを隔離の目安としており，免疫が低下している人との接触はさらに長期間避けることが推奨されています．

　感染拡大予防策としては，集団の場では，1人の発症があった場合，速やかにほかのこどもに対して，罹患歴があるか，予防接種はしているかを聴取してください．患者との接触後，72時間以内であればワクチンによって発症の阻止，あるいは症状の軽減が期待できます．先天性水痘症候群（congenital varicella syndrome: CVS）の発生を予防するために，妊婦への感染防止も重要です．そのため，発症者が出た場合は保護者に知らせる必要があります．また，未罹患で，ワクチン未接種の妊娠している職員は流行が終息するまで休ませる配慮が望まれます．さらに，白血病や免疫を抑制する治療を受けている人が感染すると重症化し，死に至る場合もあることに留意すべきです．

その他の感染症

●溶連菌感染症

　飛沫感染する感染症です．適切な抗菌薬による治療開始後24時間以内に感染力は失せるため，それ以降，登校（園）は可能とされています．

●手足口病

　経口感染，飛沫感染する感染症です．ウイルスの排出期間は呼吸器からは1～2週間，便からは数週から数か月に及ぶことから，流行の阻止を狙っての登校（園）停止は有効性が低く，またウイルス排出期間が長いことからも現実的ではありません．さらに，健常保菌者からも感染しえますので，登校（園）停止による感染拡大防止には限界があります．そのため，本人の全身状態が安定しており，発熱がなく，口腔内の水疱・潰瘍の影響がなく普段の食事がとれる場合は登校（園）可能とされています．ただし，手洗い（特に排便後）の励行が重要とされています．

●伝染性紅斑（りんご病）

　飛沫感染する感染症です．ただし，発疹出現後には感染力はほとんど消失しているので，発疹のみで全身状態のよい者は登校（園）可能とされています．

　妊婦（特に28週未満）が感染した場合，流産，死産に至る場合や，胎児水腫による浮腫をきたす場合があります．妊婦の半数以上は免疫をもっていないため，感染拡大予防策としては，発症者が出た場合は保護者に知らせる必要があります．また，未罹患，妊娠している職員は流行が終息するまで休ませる配慮が望まれます．

D 学校保健における小児皮膚科

●伝染性単核症

　キスなどによる唾液や体液を介しての接触感染や飛沫感染する感染症です．解熱し，全身状態が回復していれば登校（園）可能です．ただし，唾液や咳による飛沫や鼻汁からは数か月もの間，ウイルスが排泄されますので，集団生活では標準的予防策が必要です．

●単純ヘルペスウイルス（HSV）感染症

　接触感染する感染症です．口唇ヘルペスのみで，全身状態が保たれているのであれば，マスクなどをして登校（園）可能とされています．ただし，歯肉口内炎による発熱や口腔内アフタのため痛みが強く，経口飲食が困難な場合，また全身性の水疱がある場合は欠席しての治療が推奨されています．

●帯状疱疹

　接触感染する感染症です．すべての発疹が痂皮化するまで感染力はあるものの，水痘ほど感染力は強くなく，空気感染，飛沫感染はありません．病変部が適切に被覆してあれば，登校（園）は可能とされています．ただし，水痘の罹患歴がないワクチン未接種者が帯状疱疹患者と接触すると水痘にかかる可能性があるため，接触しない対応が必要です．未罹患でワクチン未接種者の多い幼稚園，保育所では，すべての発疹が痂皮化するまで登校（園）を控えることが勧められています．

　感染予防対策としては，集団の場では，1人の発症があった場合，速やかにほかのこどもに対して，水痘の罹患歴があるか，予防接種はしているかを聴取してください．患者との接触後，72時間以内であればワクチンによって発症の阻止，あるいは症状の軽減が期待できます．CVSの発生を予防するために，妊婦への感染防止も重要です．そのため，発症があったことを保護者に知らせる必要があります．また，水痘に未罹患で，水痘ワクチン未接種の妊娠している職員は流行が終息するまで休ませる配慮が望まれます．

●突発性発疹

　無症状の家族，保育者，濃厚接触者などの唾液中に排泄されるウイルスにより接触感染する感染症です．解熱し，発疹が出現して診断がつく頃にはウイルスの排出はなくなるため，解熱し，機嫌がよく，全身状態がよければ登校（園）可能です．

●アタマジラミ症

　接触感染する感染症です．（市販薬による）適切な治療を行えば登校（園）可能です．感染したこども同士が互いに感染させないよう，感染者を一斉に治療することが望まれます．保育所などでは昼寝の際にこどもの頭と頭を接しさせないよう布団を離す，もしくは頭を交互にするなどの工夫をしてください．

●伝染性軟属腫（水いぼ）

　接触感染する感染症です．登校（園）に制限はありませんが，滲出液が出ている場合は被覆してください．

●伝染性膿痂疹（とびひ）

　接触感染する感染症です．登校（園）に制限はありませんが，滲出液が出ている場合は被覆してください．手を介して感染することもあるため，日常的な手洗いの励行が望まれます．

●疥　　癬

　接触感染する感染症です．治療を開始していれば出席停止の必要はありませんが，手をつなぐなどの遊戯・行為は避けてください．角化型疥癬の場合は，通常の疥癬と比べ非常に感染力が強いので，外出自体を控える必要があります．

●カンジダ感染症

　接触感染する感染症です．登校（園）に制限はありませんが，乳児で陰部や股間に病変がある場合，おむつ交換時に，他児と接触しないように注意してください．

●白　　癬

　接触感染する感染症です．登校（園）に制限はありませんが，他児との接触の多い格闘技の練習・試合などは，感染のおそれがなくなるまで休ませてください．

●尋常性疣贅（いぼ）

　接触感染する感染症です．登校（園）に制限はありませんが，ウイルスは傷から侵入しますので，手指を清潔にしておき，傷ができたら絆創膏などで覆うことが感染予防となります．

標準的感染予防策

　糞便・血液・体液・吐物等には感染性病原体が含まれていることが多く，これらと接するときには，素手で扱うことを避け，手袋をすること，必要に応じてマスクやゴーグルをつけること，接したあとは手洗いをより丁寧に行うことなどが，感染症予防の基本です．これらを「標準予防策」といい，従来は病院内の感染予防策として用いられてきましたが，近年は病院内に限らず，学校を含め，感染の可能性があるものを取り扱う場合に必要な基本的な感染予防策とみなされるようになってきています．

D 学校保健における小児皮膚科

おわりに

　学校保健安全法で定められた出席停止期間は，「この期間休めば，その後に登校（園）しても他人に感染させない」と誤解されがちです．また，同法で定められていない感染症も，「治癒証明書」を医師から発行してもらうことが学校や園で推奨されていることがあります．しかし，出席停止期間を過ぎても，他人に感染させる可能性はあること，病原体は数週間から数か月排出されることから「治癒証明書」の発行は困難であり，現実は「登校（園）許可書」であることを理解していただく必要があります．さらには健常保菌者からの感染もありますので，病児のみを対象とした対策では感染拡大は防止できません．そのため，集団生活では標準的感染予防策をとってください．そして，ワクチンのある感染症の多くは，治療薬のないものや，治療薬はあっても重症化を阻止するには不十分であるものです．定期ワクチン，任意ワクチンのどちらも接種してください．

皮膚科医からひとこと

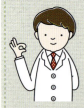

　学校保健安全法の「症状が回復した後」という点は手足口病や伝染性紅斑（りんご病）の病態とは合致しない気もしますが，あくまでも学校医が登校（園）を許可するかどうかの基準と考え，諸状況を勘案したうえでの学校医の裁量にも基づく総合的判断に委ねられるべき事柄のように思います．伝染性軟属腫（水いぼ）や伝染性膿痂疹（とびひ）はアトピー性皮膚炎など皮膚バリア機能に依存するので画一的な指導は難しいと思います．疥癬やアタマジラミはかなり集団発生しますし，白癬でもトリコフィトン・トンスランス（*Trichophyton tonsurans*）のように格闘技などを介して蔓延する難治性疾患もあります．水いぼをみていて思うのは，今の世の中が潔癖主義になっていて，水いぼのような通常はいずれ消退する感染症に対する寛容性がなくなり，学校では「あらゆる感染症はあってはならない」という完璧主義がかえってアレルギーなどの増加につながっていると考えるのは少し屈折した「ひねた」みかたでしょうか？

(Y.M)

参考文献

1) 文部科学省：学校において予防すべき感染症の解説．平成 30 年 3 月．
2) 厚生労働省：保育所における感染症対策ガイドライン 2018 年改訂版．
3) 平成 28 年度厚生労働科学研究費補助金「成育疾患克服等次世代育成基盤研究事業」H28- 健やか - 一般 -002「保育所等における感染症対策に関する研究」報告書（研究代表者 細矢光亮）．
4) 日本小児科学会予防接種・感染症対策委員会：知っておきたいわくちん情報（日本版 Vaccine Information Statement）．

（是松聖悟）

D 学校保健における小児皮膚科

2 皮膚疾患とプール

> **ESSENTIAL POINTS**
>
> - プールを介して皮膚感染症が拡大する場合があるため，残留塩素濃度を基準内に保つこと，プール活動の前におしりを洗うことが大切である．
> - 「プール活動を控えることで皮膚感染症は予防できる」という誤解を正し，プール外での感染拡大予防策に力を注ぐ必要がある．
> - プール活動で皮膚疾患が悪化する場合があるため，事前に十分な治療をしておく．

皮膚疾患がある場合のプールに関する考え方

　皮膚疾患がある場合のプール活動における注意点は，①感染症を予防すること，②皮膚炎の悪化を予防することの2点です．感染症予防では，「遊泳用プールの衛生基準」（平成19年5月28日付け健発第0528003号厚生労働健康局通知別添）に従い，遊離残留塩素濃度が0.4～1.0mg/Lに保たれるよう，毎時間水質検査を行い，濃度が低下している場合は消毒剤を追加するなど，適切に消毒することが求められます．

　低年齢児が利用することの多い簡易ミニプール（ビニールプール等）についても塩素消毒が必要です．排泄が自立していない乳幼児では，個別のたらいなどを用いてプール遊びを行い，他者と水を共有しないよう配慮してください．

　プール活動前にはシャワーを用いて汗などの汚れを落としてください．ウイルスや細菌は，感染症が治癒したあとも数週から数か月，便から排出されます．また，健常保菌者もいますので，プール活動の前に流水を用いたおしり洗いも行ってください．

　プール活動後はうがいをし，シャワーで体の塩素消毒剤を落としてください．

個別の皮膚疾患における具体的な対応

●麻疹（はしか）

　体力を著しく消耗させる疾患です．登校（園）が可能となったあとも，体力が回復す

D 学校保健における小児皮膚科

るまではプール活動は控えたほうがよいでしょう．

●風　疹
体力を著しく消耗させる疾患です．登校（園）が可能となったあとも，体力が回復するまではプール活動は控えたほうがよいでしょう．

●水痘（水ぼうそう）
すべての発疹が痂皮（かさぶた）化するまで，プール活動は控えたほうがよいでしょう．

●溶連菌感染症
登校（園）が可能となったあと，体力が回復していれば，発疹が残っていてもプールに制限はありません．

●手足口病
登校（園）が可能となったあと，体力が回復していれば，発疹が残っていてもプール活動に制限はありません．ただし，ウイルスは便からは数週から数か月間，排出されますので，プールの塩素濃度を守り，プール活動前にはシャワーなどを用いたおしりの洗浄を行ってください．

●伝染性紅斑（りんご病）
体力が回復していれば，発疹が残っていてもプール活動に制限はありません．

●伝染性単核症
症状が軽快し，体力が回復していれば，発疹が残っていてもプール活動に制限はありません．

●単純ヘルペスウイルス（HSV）感染症
発疹が軽快するまで，プール活動は控えたほうがよいでしょう．

●帯状疱疹
水疱が痂皮化するまで，プール活動は控えたほうがよいでしょう．

●突発性発疹
プール活動に制限はありませんが，多くが乳幼児であり，かつ発疹は数日で消退しますので，発疹が消えるまで，プール活動は控えたほうがよいでしょう．

●アタマジラミ症
　適切な治療を行えばプール活動に制限はありませんが，水泳帽，くし，タオル，ロッカーを共用しないでください．

●疥　癬
　稀にタオルなどを介して感染することがありますが，プールの水では感染しないので，治療を開始していれば，プール活動に制限はありません．ただし，手をつなぐなどの遊戯・行為は，医師の許可が出るまで避けてください．

●伝染性軟属腫（水いぼ）
　プールの水では感染しないので，プール活動を制限する必要はありません．ただし，他児と直接肌が触れると感染するため，露出部の病変を耐水性絆創膏などで覆う，もしくはあらかじめ処置をしておいてください．タオル，ビート板，浮輪などの共用は避けてください．

●伝染性膿痂疹（とびひ）
　プールの水で感染することはありませんが，発症したこどもはプールに入るとかき壊して悪化することがあります．また，他児と触れることもありますので，治るまではシャワーだけに留めるなど，プール活動や水泳は控えてください．

●カンジダ感染症
　プール活動に制限はありません．

●白　癬
　プール活動に制限はありません．ただし，他児との接触の多い遊戯は避けましょう．

●尋常性疣贅（いぼ）
　プール活動に制限はありません．

●アトピー性皮膚炎
　プール活動に制限はありません．ただし，プールの塩素消毒剤で病変が悪化しないよう，日常のスキンケアを行い，プール活動後はシャワーを用いて体を洗ってください．

●膠原病
　全身性エリテマトーデス（systemic lupus erythematosus: SLE）など，日光過敏

D 学校保健における小児皮膚科

の症状を有している場合があります．この場合，屋外プールで症状が悪化する場合もあります．主治医の先生の指示に従ってください．

おわりに

　皮膚疾患がある場合のプール活動への対応は，おもに伝染性軟属腫（水いぼ），伝染性膿痂疹（とびひ）で求められます．特に伝染性軟属腫は，一律プール活動禁止という誤解がされていることが多いので，本項での記載を参考に再検討いただきたいと思います．また，本項に記載した手足口病や「プール熱」と呼ばれる咽頭結膜熱などの，いわゆる「夏かぜ」は，便からウイルスが長期間排泄されます．健常保菌者からの感染もあります．そのため，塩素管理のない集団でのプール活動は避けてください．また，プール活動の前には必ずおしりの洗浄をしてください．

皮膚科医からひとこと

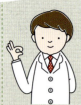

　皮膚科的にみると，プール活動では塩素による脱脂によりドライスキンが助長されて皮膚バリア機能がさらに低下しますので，特にアトピー性皮膚炎患児では遊泳後のシャワーと保湿剤の外用というスキンケアが肝要かと思います．スイミングスクールに通っているこどもでは伝染性軟属腫や伝染性膿痂疹の頻度が有意に高いとされていますから，「温水」，「塩素」，「皮膚バリア機能」をキーワードにスキンケアの指導が大切かと思います．尋常性疣贅，特に足底の疣贅は剣道やバスケットなど足底に傷ができやすいスポーツで多くみられますが，遊泳で浸軟した足底でプールサイドを走り回ることで足底に微小外傷が生じることも一因ではないかと考えられます．また，銭湯帰りの足底にはほぼ100％の確率で白癬菌がみつかることから，遊泳後は足底をよく拭き，浸軟したまますぐに靴下を履くことのないように留意したほうが無難です．もちろん，屋外プールでは大量の紫外線曝露を避けるように配慮すべきです．特に光線過敏症があるこどもでは要注意です．　　　　　　　　　　　　　　　　（Y.M）

参考文献

1) 文部科学省：学校において予防すべき感染症の解説．平成 30 年 3 月．
2) 厚生労働省：保育所における感染症対策ガイドライン 2018 年改訂版．
3) 平成 28 年度厚生労働科学研究費補助金「成育疾患克服等次世代育成基盤研究事業」H28- 健やか - 一般 -002「保育所等における感染症対策に関する研究」報告書（研究代表者 細矢光亮）．
4) 日本臨床皮膚科医会，日本子ども皮膚科学会：皮膚の学校感染症について．平成 25 年 5 月．

　　　　　　　　　　　　　　　　　　　　　　　　　　　　　　　　　　（是松聖悟）

D 学校保健における小児皮膚科

3 食物アレルギー

> **ESSENTIAL POINTS**
>
> - 食物アレルギーは,「食物によって引き起こされる抗原特異的な免疫学的機序を介して生体にとって不利益な症状が惹起される現象」と定義される.
> - 食物アレルギーの臨床型は即時型が最も多く,即時型はアナフィラキシー症状の発症リスクが高い.
> - 即時型の三大原因食物は,①鶏卵,②牛乳,③小麦で全体の約2/3を占める.
> - 即時型では全身性にあらゆる症状が出現する可能性があり,最も現れやすいのが皮膚症状で,70〜95%の患者が何らかの皮膚症状を呈する.
> - 食物アレルギーの皮疹の治療ではおもに抗ヒスタミン薬が選択されるが,第一世代の抗ヒスタミン薬は止痒効果とともに鎮静効果も併せもつので注意する.

食物アレルギーと皮膚症状

●食物アレルギーの定義

　食物アレルギーは,「食物によって引き起こされる抗原特異的な免疫学的機序を介して生体にとって不利益な症状が惹起される現象」と定義されます.食物の侵入経路は経口(食べる)だけでなく,経皮(触れる)や経気道(吸い込む)であっても,この定義に該当すれば食物アレルギーと考えます.

　一方で,免疫学的機序を介さない,食中毒や食物中に含まれる毒による症状や,乳糖不耐症などの食物不耐症は食物アレルギーとは異なります.

●食物アレルギーの分類

　食物アレルギーは表1に示す臨床型に分類されます.それぞれの臨床型の特徴をみていきましょう.

即時型

　他の病型に比べて患者数が圧倒的に多いことから,一般に「食物アレルギー」といえばこの病型を指します.「即時型」という名称は,原因食物に曝露されると速やかに症

表1 食物アレルギーの臨床型分類

臨床型		発症年齢	頻度の高い食物	耐性獲得（寛解）	アナフィラキシーショックの可能性	食物アレルギーの機序
新生児・乳児消化管アレルギー		新生児期乳児期	牛乳（乳児用調製粉乳）	多くは寛解	(±)	おもに非IgE依存性
食物アレルギーの関与する乳児アトピー性皮膚炎		乳児期	鶏卵，牛乳，小麦，大豆等	多くは寛解	(+)	おもにIgE依存性
即時型症状（蕁麻疹，アナフィラキシー等）		乳児期～成人期	乳児～幼児：鶏卵，牛乳，小麦，そば，魚類，ピーナッツ等 学童～成人：甲殻類，魚類，小麦，果物類，そば，ピーナッツ等	鶏卵，牛乳，小麦，大豆などは寛解しやすい その他は寛解しにくい	(++)	IgE依存性
特殊型	食物依存性運動誘発アナフィラキシー（FDEIA）	学童期～成人期	小麦，エビ，カニ等	寛解しにくい	(+++)	IgE依存性
	口腔アレルギー症候群（OAS）	幼児期～成人期	果物・野菜等	寛解しにくい	(±)	IgE依存性

状が現れることに由来し，多くは食後30分以内に何らかの症状を認め始めます．発症には抗原特異的IgEとマスト細胞が関与し，いわゆるI型アレルギー反応[*1]に分類されます．即時型ではアナフィラキシー症状の発症リスクが高いことも他の病型と異なる特徴です．

発症のピークは0歳児で，全体の1/3を占めます．以降急激に減少し，3歳未満で全体の2/3を占めることから，即時型は成人に比べて小児に非常に多い病型といえます．

即時型の三大原因食物は，①鶏卵，②牛乳，③小麦です．この3つで原因食物全体の約2/3を占めます．また，それ以外の上位10の原因食物で全体の約90％を占めます．新規に発症する即時型の原因食物は年齢別に特徴があります．具体的には，0歳では鶏卵，牛乳，小麦が多く，1歳になると鶏卵，魚卵，牛乳に変化し，2，3歳では魚卵，鶏卵，ピーナッツがおもな原因食物となります．学童期以降は，甲殻類，果物類，魚類，そして再び小麦の頻度が増えます．

[*1]：「即時型アレルギー」，「即時型過敏症」などとも呼ばれます．血中や組織中のマスト細胞や好塩基球に結合したIgE抗体に抗原が結合すると，これらの細胞はヒスタミンなどの化学伝達物質を放出します．これにより血管の拡張や透過性亢進が起こることで浮腫や瘙痒といった症状が現れます．この反応は抗原が体内に入るとすぐに生じ，アレルギー性鼻炎，気管支喘息，蕁麻疹などの症状を伴います．さらに反応の激しいアナフィラキシーなどの重篤な症状を呈することもあります．

食物アレルギーの関与する乳児アトピー性皮膚炎

乳児の遷延する皮疹（アトピー性皮膚炎）の原因が食物である場合，もしくは食物が原因で湿疹が遷延する（アトピー性皮膚炎）場合が本症と診断されます．原因食物は即時型と大きな違いがありません．通常，1歳頃までに治るか，即時型を併発していきます．そのため，通常は1歳を過ぎてからアトピー性皮膚炎の治療として食物を除去すること

はほとんどありません．

新生児・乳児消化管アレルギー

多くは新生児期から乳児早期に，おもに牛乳により消化器症状を主体に発症します．「遅延型」と呼ばれ，食後数時間から半日以上過ぎて症状が現れます．その発症には細胞性免疫（抗原特異的T細胞）が関与すると考えられています．本症も通常は2歳までに90%は治ると考えられています．時に「抗原特異的IgGを測定することで遅延型が診断できる」といわれることがありますが，そのようなことはありません．

口腔アレルギー症候群（OAS）

口腔アレルギー症候群（oral allergy syndrome: OAS）は，原因食物を食べると速やかに口腔・咽頭から症状が始まり，稀に症状が全身に波及する臨床型です．花粉症患者にみられるOASは，特に「花粉・食物アレルギー症候群（pollen-food allergy syndrome: PFAS）」と呼ばれ，花粉抗原と食物抗原の原因蛋白の交差性が原因で発症します．ハンノキ科花粉とバラ科果物（モモ，リンゴ，サクランボ等），ブタクサ花粉とウリ科果物（メロン，スイカ等）の交差反応がよくみられます．最近は大豆，特に豆乳に反応する症例の報告が増えています．

食物依存性運動誘発アナフィラキシー（FDEIA）

食物依存性運動誘発アナフィラキシー（food-dependent exercise-induced anaphylaxis: FDEIA）は，原因食物を食べてから2～4時間以内に一定の運動をすることで症状が誘発される食物アレルギーです．原因食物を食べただけ，または運動しただけでは誘発されません．中高生から若年成人に発症のピークがあります．

●即時型アレルギーと皮膚症状

即時型アレルギーでは，全身性にあらゆる症状が出現する可能性があります．最も現れやすいのが皮膚症状であり，70～95%の患者が何らかの皮膚症状を呈すると考えられています．一方，皮疹の性状や出現部位・範囲は様々であり，患者の重症度だけでなく，同一患者でも食べた量や体調などによって症状の程度が異なります．

典型的な皮膚症状として，強い瘙痒を伴う蕁麻疹が現れます．しかし，膨疹を認めず紅斑のみであったり，皮疹の程度に比して瘙痒が弱かったりすることもあります．また，水疱が出現することはまずありません．皮疹の出現部位は口周囲から始まり，顔面や頸部に最も現れやすいです．その一方で，いきなり全身性に広がることも稀ではありません．軽度の皮疹であれば数時間のうちに消退しますが，程度が強かったり広範囲に認められたりすると翌日まで残ることもあります．通常，皮膚症状の多くは他の臓器症状に先行して出現しますが，他の臓器症状が先行することもあります．症状観察は先入観をもたずに評価することが重要です．

皮疹に対する治療はおもに抗ヒスタミン薬が選択されますが，第一世代の抗ヒスタミ

D 学校保健における小児皮膚科

ン薬は止痒効果とともに鎮静効果も併せもつので，投与する際には注意が必要です．特に注射薬は第一世代しかなく，急速に投与すると意識レベルの評価が困難になり，抗ヒスタミン薬の効果なのかショック状態なのかの鑑別に不利となるので，投与は慎重になるべきです．また d-クロルフェニラミンマレイン酸塩注射液（ポララミン®）は蕁麻疹に適用がありますが，ヒドロキシジン塩酸塩注射液（アタラックス®-P）にはありません．

食物アレルギーに関する最近のトピックス

● 経口免疫療法

即時型アレルギーで多くを占める鶏卵，牛乳，小麦の70%程度は就学までに自然治癒する傾向があります．しかし残りの30%の患者やそれ以外の原因食物の患者は治らないし，われわれはその患者を治す術や薬剤をもっていません．こうした患者を対象に，10年前頃から国際的に取り組まれているのが「経口免疫療法」です．経口免疫療法は食物アレルギーを治癒に誘導する可能性がある方法として，現在，国際的に臨床研究が積極的に行われています[1,2]．

経口免疫療法は，自然に治ることが期待されない患者に対し，事前に食物負荷試験（原因食物を食べさせて症状誘発の有無をみる試験）で閾値（症状が出る量）を確認したうえで，原因食物を医師の指示のもとで注意深く食べさせ，治すことを目的とした治療法です．その効果はすでに明らかですが，一方で多くの課題もあります．そのため，日本小児アレルギー学会『食物アレルギー診療ガイドライン2016』においても，一般診療として推奨しておらず，現在，食物アレルギーの標準治療として保険診療で実施することはできません．

経口免疫療法の課題として，アナフィラキシーショックを含めた症状誘発リスクがあげられます．そのため，本治療法を実施する際には，医師は患者・家族から十分なインフォームドコンセントを得て，緊急時の対応に十分に備えておくことが必須となります．ほかにも経口免疫療法を行って治ったようにみえても，運動や感冒，ストレスなどの負荷が患者に同時に曝露されたり，しばらく食べない期間を置いて久しぶりに食べたりすると，アナフィラキシーを含めた症状が誘発される点が課題となっています．つまり，「脱感作（食べ続けていれば症状が誘発されない）」と「耐性獲得（自由に食べられる）」状態は異なるということです．さらに治療の経過は年余にわたり，患者・家族の日常的な負担が非常に大きいことも課題の1つです．今後，より安全かつ確実に耐性獲得を誘導できる方法の開発が望まれます．

● 食事療法

食物アレルギーの食事療法は，かつては原因食物の「完全除去」が標準でしたが，現

在では「必要最小限の除去」が標準となっています．この「必要最小限」には2つの意図が込められています．1つは「除去品目数を最小限にしましょう」という意図です．すなわち，誤った除去食物の組み合わせや考え方に基づく除去（たとえば，鶏卵と鶏肉，牛乳と牛肉，小麦と麦類，魚類を魚肉の色で分ける等）をやめます．

もう1つは「除去食物量を最小限にしましょう」という意図です．すなわち，食物アレルギーが軽度の場合，原因食物を少量であれば食べられることはよくあります．その患者は食べられる量までは日常的に食べていくことが推奨されます．これは，食生活が完全除去よりも豊かになり，QOLを劇的に改善させる可能性を秘めているだけでなく，最近では食べられる範囲で食べていくことが耐性獲得（自由に食べられる）を誘導する可能性も指摘されています．

● 栄養指導

食物アレルギーの診療において栄養指導は必須です．患者，特にこどもが特定の食物の摂取を一定期間制限されることは必要な栄養素の不足に陥りかねず，栄養指導はこれを補います．また，除去生活を送るうえでの注意事項，たとえば食品表示の見方，誤食予防の方法，誤食時の対応方法，社会活動を行ううえでの対応なども栄養指導で補います．さらに，前述した「必要最小限の除去」の実践には栄養学の専門的な知識が必要です．これらの情報を，医師が診療時間内にすべて提供することは物理的にも専門能力的にも不可能であり，これを担うのが栄養士です．今後ますます食物アレルギー診療における栄養士による栄養指導の役割は高まっていくことが予想されます．

こうしたなか，日本小児臨床アレルギー学会は小児アレルギーエデュケーター (pediatric allergy educator: PAE) 制度による食物アレルギーに精通した栄養士の育成制度を行っており，小児アレルギー分野全般に専門知識を有する栄養士を輩出しています．また，日本栄養士会は特定分野認定制度の1つとして，食物アレルギー管理栄養士・栄養士の認定を始めました．このように，食物アレルギーの栄養指導を実践できる栄養士の養成環境作りが進んでいます．

D 学校保健における小児皮膚科

皮膚科医からひとこと

食物アレルギーが経皮感作で起こるという発想は固定観念に捉われていた皮膚科医にはない小児アレルギー医の斬新な着眼でしたし,食物依存性運動誘発アナフィラキシー(FDEIA)は皮膚科医の慧眼により解明された病態でした.このように,食物アレルギーをめぐってはこの10年ほどで大きなパラダイムシフトがありましたので,目が離せない領域です.

抗ヒスタミン薬で小児に適応のある薬剤は少ないのですが,皮膚科領域では,成人に対しては下図のように「鎮静性のある抗ヒスタミン薬は使わない」,「速効性を最高血中濃度到達時間(Tmax)で,持続性を血中濃度半減期($T_{1/2}$)で勘案して,目の前の症状に合わせて選択する」,「奏効しないときは薬剤変更よりも倍量投与を考える」というのが現在の潮流となっています.

(Y.M)

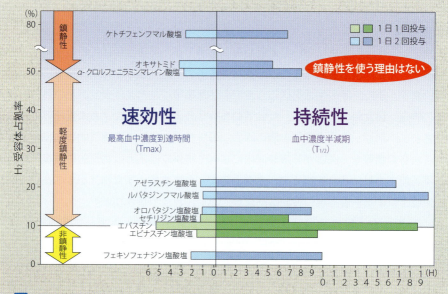

図 第二世代抗ヒスタミン薬の特性
おもな第二世代抗ヒスタミン薬のH_1受容体占拠率と血中濃度半減期($T_{1/2}$)・最高血中濃度到達時間(Tmax)の関係を示しています.
(宮地良樹:かゆみを伴う皮膚疾患におけるパフォーマンスへの影響と抗ヒスタミン薬治療. *PTM* 2011; **7**(1)MAR)

文献

1) Longo G, Barbi E, Berti I, *et al*: Specific oral tolerance induction in children with very severe cow's milk-induced reactions. *J Allergy Clin Immunol* 2008; **121**: 343–347.
2) De Silva D, Geromi M, Panesar SS, *et al*: Acute and long-term management of food allergy: Systematic review. *Allergy Eur J Allergy Clin Immunol* 2014; **69**: 159–167.

(今井孝成)

D 学校保健における小児皮膚科

4 予防接種の有害事象

> **ESSENTIAL POINTS**
> - 接種部位の局所反応と遠隔部位の皮膚症状に大別される．
> - 接種部位の局所反応は不活化ワクチン，アジュバント含有ワクチンで強い．
> - 生ワクチンでは感染症症状として皮膚症状がみられることがある．
> - ワクチンの副反応と偶発的に発現した皮膚症状の区別は困難なことも多い．
> - BCG接種後にコッホ現象を認めたら結核菌感染の精査が必要である．
> - BCG接種後の副反応では宿主の免疫能低下が発症に関与するものがある．

予防接種後の皮膚症状

　予防接種後の皮膚症状は，接種部位に認められる局所反応と遠隔部位に認められる症状に大別できます．ワクチンは弱毒化された病原体や抗原成分を含有する薬剤であり，免疫反応を惹起することが目的です．経口投与されるワクチンもありますが，多くは注射製剤として接種されます．注射の接種部位には発赤，腫脹，硬結，疼痛などが認められます．また，接種部位から離れた遠隔部位に，発疹などの皮膚症状をきたす場合もあります．これは，ワクチンに含まれる成分が原因となって皮膚症状が観察されるケース以外に，たまたまワクチン接種後に他の原因で皮膚症状が出現することもあります．接種後に偶発的に生じた食物アレルギーによる症状や，たまたまワクチン接種と時期を同じくして罹患した感染症による症状を，ワクチンによる副反応と明確に区別することは困難な場合が多いです．

　BCGワクチンは，もともと皮膚に瘢痕をつける手技を用いて接種されます．加えて，本ワクチンに関しては，接種後の接種部位外観の経時的推移や，身体の他の部位に出現する皮膚症状について注意事項があるので，以下で詳しく述べます．

D 学校保健における小児皮膚科

接種部位の局所反応

　接種部位ではワクチンによる免疫反応が起こります．したがって，炎症の四徴候である発赤，熱感，腫脹，疼痛が生じます．体表から外観的に観察されるかどうかは別として，程度の差はあるものの，これらの反応が起きています．反応は接種直後から始まり，多くは数日から1週間の経過で消退します．より身体深部である筋肉内に注射した場合よりも，皮下注射のほうが，接種局所の反応は外見上観察されやすくなります．

　接種局所で起こる免疫反応は，一般的には，生ワクチン[*1]よりも不活化ワクチンのほうが程度は強いです．また，免疫増強物質であるアジュバントを含有するワクチンは，より強い炎症反応を惹起します．わが国で小児の定期接種に用いられるワクチンの添付文書に記載された接種部位の局所反応を抜粋して**表1**に示します．ただし，それぞれの試験や調査において，症状の報告基準やデータ収集法，対象者の年齢などが異なりますから，発現頻度のみを単純に比較することはできません．

*1：ワクチンは成分の違いから，生ワクチン，不活化ワクチン，トキソイドの3つに大別されます．生ワクチンは，病原体となるウイルスや細菌の弱毒化したものを材料に作られます．不活化ワクチンは，病原体となるウイルスや細菌を不活化または殺菌したものを材料に作られます．トキソイドは，病原体となる細菌が作る毒素だけを取り出し，毒性をなくして作られます．

表1 ワクチン接種部位の局所反応

ワクチン名	種類	アジュバント	観察対象	接種経路	症状（頻度）
沈降精製百日せきジフテリア破傷風不活化ポリオ混合ワクチン（A社）	不活化	塩化アルムニウム 1.5mg以下	承認時までの臨床試験（生後3か月以上90か月未満児）	皮下注	紅斑（69.1%），腫脹（30.9%），硬結（52.1%）
沈降精製百日せきジフテリア破傷風不活化ポリオ混合ワクチン（B社）	不活化	塩化アルムニウム 0.90mg	承認時までの臨床試験（生後3か月以上68か月以下児）	皮下注	紅斑（91.9%），腫脹（60.1%），硬結（72.6%）
沈降13価肺炎球菌結合型ワクチン	不活化	リン酸アルミニウム 0.125mg	承認時までの臨床試験	皮下注	紅斑（67.8〜74.4%），腫脹（47.2〜57.1%）
乾燥ヘモフィルスb型ワクチン	不活化	なし	承認時までの臨床試験	皮下注	発赤（44.2%），腫脹（18.7%），硬結（17.8%）
乾燥細胞培養日本脳炎ワクチン（A社）	不活化	なし	使用成績調査	皮下注	紅斑（17.5%），腫脹（5.4%）
乾燥細胞培養日本脳炎ワクチン（B社）	不活化	なし	承認時までの臨床試験（生後6か月以上90か月未満）	皮下注	紅斑（16.6%），腫脹（6.7%）
乾燥弱毒生麻疹風疹混合ワクチン（A社）	生	なし	承認時までの臨床試験	皮下注	発赤（7.3%），腫脹（2.9%）
乾燥弱毒生麻疹風疹混合ワクチン（B社）	生	なし	承認時までの臨床試験	皮下注	発赤（2.1%），腫脹（0.3%），硬結（0.9%）
乾燥弱毒生水痘ワクチン	生	なし	使用成績調査	皮下注	発赤・腫脹（3.1%）

接種部位以外の症状

ワクチン接種後に，接種部位から離れた遠隔部位に皮膚症状が出現することがあります．それらの症状の原因には，ワクチンによるものと，ワクチン以外によるものがあり，図1のように分類されます．

●ワクチンが原因で起こる皮膚症状
ワクチン成分に対するアレルギー反応

ワクチン成分に対するアレルギーのある人では，接種後にアレルギー反応としての皮膚症状が出現することがあります．たとえば，インフルエンザHAワクチンは製造過程でインフルエンザウイルスを発育鶏卵で培養して作成されるため，微量の鶏卵成分を含有します．したがって，鶏卵アレルギーのある人では，インフルエンザワクチン接種後にアレルギー反応による皮膚症状が出現する可能性があります．ただし，ワクチン中の鶏卵成分の含有量はごく微量であり，鶏卵をわずかに摂食して症状の出る人以外は，ワクチン接種で症状は発現しないと考えられています．製造過程でウイルス培養などの際に鶏卵を使用するワクチンは，ほかに黄熱ワクチンや乾燥組織培養不活化狂犬病ワクチンがあります．

乾燥弱毒生麻疹風疹混合ワクチン（MR ワクチン）や乾燥弱毒生麻疹ワクチンは，ニワトリ胚培養細胞を用いて麻疹ウイルスを増殖して製造されます．鶏卵蛋白質と交差反応を示す蛋白質の含量はきわめて微量で，通常は鶏卵アレルギーの患者であっても接種可能と考えられています[1]．乾燥弱毒生おたふくかぜワクチンの製法もMR ワクチンや麻疹ワクチンとほぼ同様です．乾燥弱毒生風疹ワクチン，MR ワクチン含有の風疹ワク

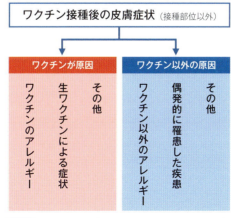

図1　ワクチン接種部位以外に出現する皮膚症状の分類

チンは，ウズラ胚培養細胞またはウサギ腎臓培養細胞を用いて製造されます．

牛乳アレルギーについては，安定剤として乳糖が含まれるワクチンがありますが，含有量は少なく，本成分によるアレルギー症状の発現はきわめて稀と考えられています．

他のアレルギーに関する注意事項として，黄熱ワクチンと狂犬病ワクチンには，安定剤としてゼラチンが添加されています．また，一部のワクチンでは製造工程でエリスロマイシンやカナマイシンなどの抗菌薬が用いられますが，最終的に接種する製剤に含まれる量はごく微量であり，ワクチン接種後のアレルギーの原因となるケースは稀と考えられます．

生ワクチンによる症状

生ワクチンは弱毒化された病原体が成分で，接種後体内で弱毒ワクチン株が増殖することにより個体に免疫を付与します．したがって，ワクチン接種後に軽い症状が出現する場合があります．発疹性疾患である麻疹，風疹，水痘などでは，生ワクチン接種後に副反応として皮膚症状が観察されることがあります．症状が発現する時期は，ワクチン接種後，当該疾患の潜伏期間を経てからですが，これらのワクチンは注射で投与されるため，おもに飛沫感染などによる自然感染の潜伏期間よりやや短く，麻疹ワクチンで接種後1週間前後，風疹ワクチンや水痘ワクチンで接種後2週間前後です．

●ワクチン以外の原因による皮膚症状

アレルギー性発疹や蕁麻疹

ワクチン接種後に，食物や他の原因によるアレルギーで，発疹などの皮膚症状が出現することはありえます．また，原因の特定できない蕁麻疹が出現することもあるでしょう．これらの症状の原因は，接種したワクチンではないわけですが，健康な状態で使用した薬剤であるワクチンは原因として想定されがちです．

偶発的な疾病の罹患

皮膚症状をきたす疾患は感染症をはじめ数多く存在し，ワクチン接種後に偶発的にそれらの疾患に罹患することはしばしばあります．鑑別診断の方法は，随伴症状や臨床経過から総合的に判断することになります．

BCGワクチン

BCGワクチンは牛型結核菌を継代培養した弱毒生ワクチンで，管針法[*2]で上腕に経皮接種します．以下では，BCGワクチン接種後に注意すべき皮膚症状について解説します（表2）．

[*2]：BCGワクチンの経皮接種に用いられます．「はんこ注射」，「スタンプ注射」とも呼ばれ，特徴的な接種痕を残します．接種に用いる管針には9つの針が3×3に等間隔で固定されており，1回の接種につき2か所に管針を押すので，針痕は合計18個残ります．

表2　BCGワクチン接種後に注意すべき皮膚症状

部位	症状名	発症までの期間（好発時期）	注意事項
接種部位	コッホ現象	10日以内（数日後）	結核菌感染と病巣の有無を精査する必要がある．
	その他	様々	接種部位の細菌二次感染など．
接種部位以外	リンパ節炎	1〜数か月（1か月前後）	接種側の腋窩，時に鎖骨上窩や側頸部のリンパ節炎．多くは徐々に縮小するが，時に皮膚への穿孔や排膿．
	皮膚結核様病変	1〜数か月（1か月前後）	組織学的には肉芽腫性病変で，病変部にBCG菌は同定されない．接種100万件当たり約23例の頻度．
	骨炎	半年〜数年（1年前後）	BCG菌の骨髄や骨膜への感染．接種100万件当たり約4例の頻度．複数骨に病巣があれば，原発性免疫不全症に注意．
	全身播種性BCG感染症	数か月〜数年（数か月〜1年）	BCG菌の全身播種性感染症．接種100万件あたり約1例の頻度．原発性免疫不全症など宿主の免疫能低下が発症要因．

● **接種部位に認められる皮膚症状**

コッホ現象

　通常の反応は，BCGワクチン接種後10日目頃から接種した個々の針痕部位に小さな発赤や膨隆が観察されはじめ，その後化膿疹となります．このような接種部位の反応は接種後1か月頃に最も強くなります．

　一方，コッホ現象は通常の反応より早期に出現します．接種後10日目までに接種部位に発赤，腫脹，針痕の化膿を認めます．接種後2〜3日目頃から発現するケースが多いです．結核菌に対する免疫が成立していると，接種後早期から強い局所反応を認めることが，コッホ現象の原因です．したがって，コッホ現象と診断したら，結核菌感染と病巣の有無を精査する必要があります．

その他

　頻度は高くありませんが，接種部位に細菌の二次感染をきたすことがあります．自験例（BCG接種後2か月してA群溶血性連鎖球菌の二次感染）[2]を図2に示します．

● **接種部位以外に認められる皮膚症状**

リンパ節炎

　多くの場合は接種側の腋窩，時に鎖骨上窩や側頸部近傍のリンパ節炎をきたすことがあります．接種1か月後頃から認められ，数か月後に初めて気づかれることもあります．数か月以上の経過で徐々に縮小しますが，時に皮膚に穿孔，排膿します．

皮膚結核様病変

　「BCG接種後結核疹」と呼ばれることもあります．径数ミリから時に大型の全身に散

D 学校保健における小児皮膚科

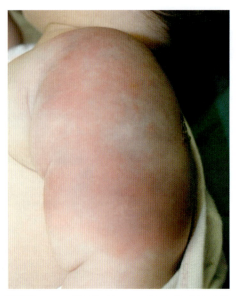

図2 BCG接種部位のA群溶血性連鎖球菌による蜂巣炎
7か月女児.
(Kondo E, *et al*: *Kawasaki Medical Journal* 2018; **44**: 27-31)

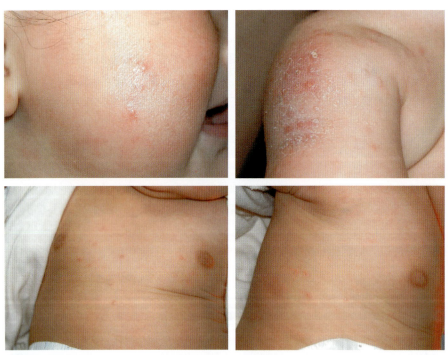

図3 皮膚結核様病変（BCG接種後結核疹）の臨床像
5か月女児.

布する発疹で，BCG接種部位周辺にもしばしば集族して認められます．組織学的には肉芽腫性病変で，BCG菌は病変部に同定されず，発症機序ははっきりしていません．接種100万件当たり約23例の頻度と報告されています[1]．接種後1か月から数か月頃に発症することが多く，自験例（図3）は接種後4週間での発症でした．

骨炎

接種100万件当たり約4例の頻度と報告されています[1]．BCG菌の骨髄や骨膜への感染です．BCG接種後半年から1年程度経過しての発症が多いですが，数年後に気づかれることもあります[3]．複数の骨への感染病巣が認められた場合は，基礎疾患として原発性免疫不全症をもつ場合も多いです[3]．

全身播種性BCG感染症

接種100万件当たり約1例の頻度と報告されています[1]．発症は接種後数か月から1年，時にもっと長い経過でみつかることもあります．BCG菌の全身への播種性感染症であり，宿主の免疫能低下が発症に関与するケースが多いです．慢性肉芽腫症 (chronic granulomatous disease: CGD)，重症複合型免疫不全症（severe combined immunodeficiency: SCID），メンデル遺伝型マイコバクテリア易感染症 (Mendelian susceptibility to mycobacterial disease: MSMD) など原発性免疫不全症の検索が必要です．

文献

1) 予防接種ガイドライン等検討委員会：予防接種ガイドライン2018年度版．公益財団法人予防接種リサーチセンター, 2018.
2) Kondo E, Tanaka T, Nakano T, *et al*: Cellulitis caused by *Streptococcus pyogenes* at the Bacille Calmette-Guérin vaccination site: A case report. *Kawasaki Medical Journal* 2018; **44**: 27-31.
3) 保科隆之, 高田英俊, 佐々木由佳, 他：BCG骨髄炎27例の検討．小児感染免疫 2011; **23**: 227-232.

（中野貴司）

第2章 プライマリケアにおけるこどもの皮膚疾患

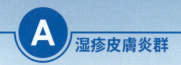

A 湿疹皮膚炎群

1 接触皮膚炎

ESSENTIAL POINTS

- 刺激性接触皮膚炎とアレルギー性接触皮膚炎がある.
- 原因物質の検索が必要である.
- 特定の名称を冠した「ズック靴皮膚炎」,「手湿疹」などがある.
- 治療は,ミディアムクラスからストロングクラスのステロイド外用薬を用いる.

どんな病気か？　日常診療で遭遇する頻度は？

　皮膚は色々な物質の刺激を受けています.その刺激に対して2種類の反応があることが知られています.

　1つ目は,とにかく刺激がきたら対処する反応です.「刺激性接触皮膚炎」と呼ばれます.砂を触ることによる刺激,足と靴がぶつかることによる刺激,段ボールや紙を繰り返し触ることによる刺激など,それらに対してひたすら機械的に反応する現象です.この反応はごく普通の軽度の湿疹として現れます.小児の湿疹のほとんどはこの刺激性接触皮膚炎です.

　2つ目は,その物質を「外敵」とみなし,全身の免疫系統を総動員して対処する「アレルギー性接触皮膚炎」と呼ばれる現象です.一般に強い症状を呈し,強力な治療が必要となります.

どのように診断をつけるか？　そのポイントは？

　刺激性接触皮膚炎,アレルギー性接触皮膚炎はともに皮膚とその物質が接触する部位に一致した紅斑,搔破痕などで確認できます（図1,図2）.

　原因物質は多岐にわたります.下着の素材や縫い代の刺激による皮膚炎,女児では「化粧品」など保護者が気づかないようなものまであります.「モーラステープ」などの貼付部位に一致して,露出部位に生じる紫外線照射と関連のある疾患もあります（図3）.

「今まで使っているものだから原因ではない」と決めつけず，すべてを疑う姿勢が大切です．

　原因検索の切り札として，パッチテストパネルが保険診療で使用できます．これはあらかじめ疑われる物質を付着したパネルを皮膚に貼るのみという，簡単な検査法です．

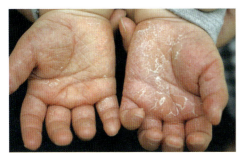

図1　砂かぶれ皮膚炎の臨床像

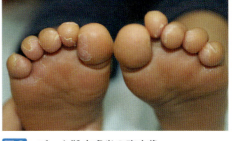

図2　ズック靴皮膚炎の臨床像

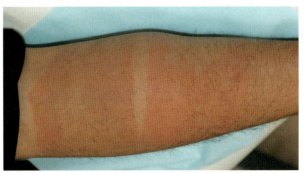

図3　モーラステープによる光接触皮膚炎の臨床像

プライマリケア治療は？　注意すべき点は？

　ステロイド外用薬を用います．一般にミディアムクラスで十分です．1日2回ほどたっぷりと外用します．アレルギー性接触皮膚炎の場合は，成人が使用するようなストロングクラスのステロイド外用薬を4, 5日使用することがあります．

　保護者に足白癬がある場合はこどもに白癬が合併することがあります．白癬はステロイドの外用で増悪しますので，4, 5日外用しても効果がみられない場合は白癬の合併を考えて真菌検査を行う必要があります．

Ⓐ 湿疹皮膚炎群

専門医紹介のタイミングは？　保護者への説明は？

　アレルギー性接触皮膚炎は紅斑の程度も激烈で，時に接触範囲を大幅に超えて拡大することがあります．「自家感作性皮膚炎」と呼ばれています．激烈な瘙痒感を伴い，緊急性がありますので，皮膚科専門医への紹介が必要です．

　また，砂かぶれ皮膚炎だと思っていたら，ウイルス感染による手の病変だったということもあります（図4）．まぎらわしい場合も皮膚科専門医に紹介しましょう．

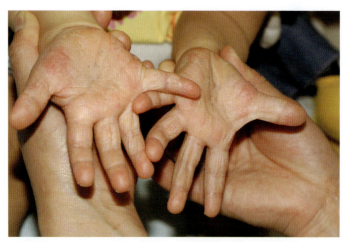

図4　砂かぶれ皮膚炎に似るウイルス感染による手の病変

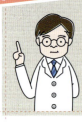

小児科医からひとこと

　おむつかぶれがなかなか治らないと思っていたら，使っている紙おむつ自体が接触皮膚炎の原因となっていて，製品を変えたら改善したということがあります．また，ズック靴皮膚炎の原因が，裸足保育による園庭や遊戯室の床のワックス剤であったこともあります．このように，発疹が出ている部位に接触する可能性のあるものについて，保護者が気づかないものもあるため，詳細に情報を集めることが重要です．　　　（Y.O）

（中村健一）

A 湿疹皮膚炎群

2 単純性粃糠疹（はたけ）

ESSENTIAL POINTS

- おもに顔面に出現する粃糠様落屑を伴った不完全脱色素斑である．
- きわめて頻度の高い疾患であり，小児の5〜10人に1人程度は確認できる．
- 小学校高学年から中学生にかけて自然消退する．
- 周囲の日焼けが目立つ夏に所見がはっきりする傾向がある．

どんな病気か？　日常診療で遭遇する頻度は？

　小学生や幼児の主として顔面に出現する粃糠様落屑を伴った不完全脱色素斑です（図1）．自覚症状はほとんどありません．外来受診は春先から夏の日焼けが終わる頃にかけて多く，保護者が受診させるようです．

　原因として，①発赤などの炎症が先行することがあるので，「炎症後の脱色素斑」の一種であるという説と，②皮膚のある部分が角質（角質層）の変化で「自然のサンスクリーン剤（日焼け止め）」を形成し，紫外線による色素沈着が生じなくなるという説の2つが考えられています．

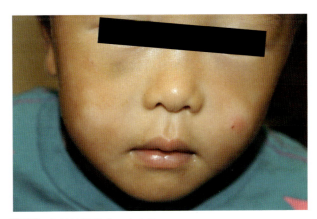

図1　単純性粃糠疹の臨床像

Ⓐ 湿疹皮膚炎群

どのように診断をつけるか？　そのポイントは？

　鑑別診断として，尋常性白斑（図2a），脱色素性母斑（図2b）があがります．尋常性白斑は境界がきわめて鮮明です．周囲にわずかながら色素増強を伴うことも鑑別点です．脱色素性母斑は生下時あるいは生後間もなくから出現する白斑で終生不変です．背部や臀部に多いようです．白色の癜風も時々見受けられます．こすると粃糠様落屑が顕著です．顔面よりも背部や頸部などに多い傾向があります．

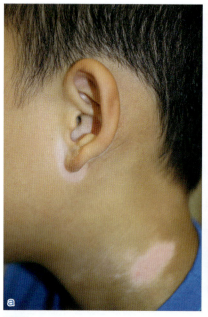 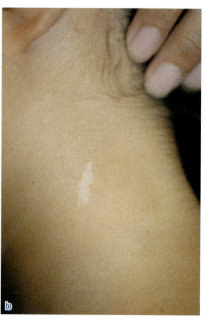

図2　単純性粃糠疹の鑑別診断
a：尋常性白斑，b：脱色素性母斑．

プライマリケア治療は？　注意すべき点は？

　紫外線により周囲の色素増強があるので，サンスクリーン剤で遮光を行うと白色部分が目立たなくなります．軽度の瘙痒を伴うことがあります．ミディアムクラスのステロイド外用薬を短期間（1週間程度）行います．

専門医紹介のタイミングは？　保護者への説明は？

　自然治癒することを説明します．保護者の不安を取り除くことに主眼を置きます．保護者は整容的見地から尋常性白斑を心配していることがとても多いので，その鑑別について丁寧に説明します．

　時に境界明瞭な症例があり，尋常性白斑との鑑別が難しいことがあります．まぎらわしい場合は皮膚科専門医への紹介としてください．

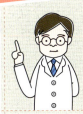

小児科医からひとこと

単純性粃糠疹はアトピー性皮膚炎患者に出現しやすい傾向があります．夏季に日焼けするとアトピー性皮膚炎の湿疹部より非湿疹部の色素沈着が目立つため，湿疹部が脱色したようにみえ，あたかも単純性粃糠疹のようにみえることがあります．アトピー性皮膚炎の湿疹がコントロールされていると日焼けしても色調差は目立ちません．　　（Y.O）

（中村健一）

A 湿疹皮膚炎群

3 アトピックドライスキン

> **ESSENTIAL POINTS**
>
> - 粉を吹いたような細かな鱗屑を伴う乾燥皮膚（ドライスキン）に加えて，鳥肌のように毛孔に一致した角化性丘疹が四肢・体幹にみられる．
> - かゆみを伴う．
> - 幼小児期のアトピー性皮膚炎患児にしばしばみられる．
> - 空気が乾燥する秋から冬，春先に多い．
> - 保湿外用剤に加えて，ミディアム（マイルド，Ⅳ群）クラス程度のステロイド外用薬を処方する．

どんな病気か？　日常診療で遭遇する頻度は？

　粉を吹いたような細かな鱗屑を伴う乾燥皮膚に加えて，鳥肌のように毛孔に一致した角化性丘疹が四肢・体幹にみられるアトピックドライスキン（図1）は「鳥肌様皮疹」

図1　アトピックドライスキンの臨床像
粉を吹いたような細かな鱗屑を伴う乾燥皮膚に加えて，鳥肌のように毛孔に一致した角化性丘疹がみられます．

とも呼ばれ，特に小児のアトピー性皮膚炎でよくみられます．Ueharaらの研究によると，アトピックドライスキンには病理組織学的に軽度の炎症があるため，単なる乾燥皮膚よりもかゆみや被刺激性が強いと考えられます．

　わが国におけるアトピー性皮膚炎の有症率は小児で10％を超えると報告されています．アトピックドライスキンは，アトピー性皮膚炎を主訴に受診していない小児も含めて日常診療でよくみられます．

どのように診断をつけるか？　そのポイントは？

　アトピックドライスキンは一見単なる乾燥した皮膚にみえますが，触るとザラザラとした感触があります．よく観察すると，毛包に一致した常色の丘疹がみられ，鳥肌のようにみえます．明らかな紅斑がみられないことが多いですが，肘窩や膝窩などアトピー性皮膚炎の好発部位に湿疹がみられることもあります．

プライマリケア治療は？　注意すべきことは？

　日本皮膚科学会は『アトピー性皮膚炎診療ガイドライン2016年版』[1]において，外用剤は「個々の皮疹の重症度」によって選択することを推奨しています[1]．具体的には，「炎症症状に乏しく乾燥症状主体」の軽微な皮疹にはステロイドを含まない外用薬（保湿外用剤等）を選択し，「乾燥および軽度の紅斑，鱗屑などを主体とする」軽症の皮疹には「ミディアム（マイルド，Ⅳ群）クラス以下のステロイド外用薬を第一選択とする」としています[1]．

　したがって，乾燥皮膚には保湿外用剤を処方し，入浴後すぐに全身の乾燥皮膚に塗布するよう指導します．そして，保湿外用剤を塗るときに「ザラザラとした触感」がある部位は「軽症の皮疹」と判断し，ミディアム（マイルド，Ⅳ群）クラス程度のステロイド外用薬を重ね塗りするよう指導します．クリーム基剤やローション基剤のステロイド外用薬は基剤の性質によって皮膚の乾燥を助長する可能性があるので，軟膏基剤のものを処方するのが基本です．

　一方で，炎症が治まった皮膚にステロイドを外用すると皮膚のバリア機能が低下します．また，ステロイドを長期間外用すると皮膚萎縮などの副作用が生じる可能性もあります．したがって，ザラザラした皮膚の変化が軽快したらステロイド外用薬は中止し，保湿外用剤のみを継続して炎症の再燃を予防するよう指導することが大切です．

　入浴時にナイロンタオルで皮膚をこすることや，石鹸・洗浄剤のすすぎ残しは，皮膚のバリア機能を低下させるので避け，石鹸や洗浄剤をよく泡立てて，その泡を手にとって手のひらでやさしく洗い，その後はしっかりすすぐよう指導します．また，過度の暖

A 湿疹皮膚炎群

房は室内の湿度の低下につながり，皮膚の乾燥を助長します．加湿や換気を心がけ，エアコンやファンヒーターからの温風が患児に直接当たらないよう指導します．

専門医紹介のタイミングは？　保護者への説明は？

　皮膚炎が生じると立体的な変化として触れること，ザラザラした触感は皮膚炎の存在を意味するため，明らかな紅斑がなくてもステロイド外用薬を塗布すべきであることを説明します．言葉での説明に加えて，実際に保護者とともに患児の皮膚を触りながら，「ここは保湿外用剤だけでいいです」，「ここにはステロイドを塗るべきです」など，皮膚の触感による区別の仕方を伝えるのが効果的です．皮疹を触診して具体的に説明することは，患児および保護者との信頼関係の構築の一助にもなると思われます．

　ステロイド外用薬の副作用を心配して塗布する量が少なくなると，期待した効果が得られません．保湿外用剤だけでなく，ステロイド外用薬も十分量を塗ることが大切です．「ティッシュペーパーが貼り付く程度」などとわかりやすく伝えるか，実際に塗布してみせるようにします．

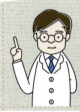

小児科医からひとこと

　アトピックドライスキンに伴う細かな鱗屑を除去しようとして，入浴時にタオルで強くこすってしまいがちです．また，外用薬をしっかり塗ろうとして擦り込んでしまい，かえって丘疹部に軟膏が十分塗布されていないこともあり，外用薬の使い方の指導が重要になります．明らかな湿疹病変を認めなくても，搔破跡だらけの場合はステロイド外用薬を併用すべきでしょう．
（Y.O）

文 献

1）日本皮膚科学会：アトピー性皮膚炎診療ガイドライン2016年版．日皮会誌 2016; **126**: 121-155.

（加藤則人）

A 湿疹皮膚炎群

4 乳児湿疹

ESSENTIAL POINTS

- 「乳児湿疹」は疾患名ではない.
- 新生児痤瘡（新生児にきび）は適切なスキンケアにより多くは改善する.
- 乳児脂漏性皮膚炎とアトピー性皮膚炎はオーバーラップすることがある.
- 乳児期の瘙痒を伴う皮膚炎を「乳児湿疹」として，いたずらに経過観察すべきではない．特にアトピー性皮膚炎との鑑別が重要である.

どんな病気か？　日常診療で遭遇する頻度は？

　一般的に，私たちが「乳児湿疹」という場合，どんな疾患を思い浮かべるでしょうか？ おそらく，乳児期早期の新生児痤瘡（新生児にきび）や脂漏性皮膚炎に始まり，あるものは自然に改善し，あるものは次第にアトピー性皮膚炎へと様相を変化させていく，日常診療で高頻度に遭遇する乳児期の皮膚疾患といったところではないでしょうか.

　まず第一に，「乳児湿疹」という疾患名はありません．日本でいう乳児湿疹の定義は曖昧で，「乳児期にできる湿疹」全体を指しているだけの一般的な用語であり，単一の疾患ではありません．では海外はどうでしょうか？　もしも「乳児湿疹」を無理やり英訳すれば"infantile eczema"となりますが，これをPubMedで検索すると，原則はアトピー性皮膚炎（atopic dermatitis）に関する文献が結果として表示されます．ウィキペディア（英語版）であれば，"infantile eczema"はやはり"atopic dermatitis"へリダイレクト（転送）されます．これは，そもそも"eczema"自体に"atopic dermatitis"の意味があるためです．

　Nelson Pediatric Symptom-Based Diagnosis, 1st edition によると，乳児期の皮膚疾患群として，neonatal acneやseborrheic dermatitisなどを"infantile rashes"としてまとめています．eczemaは鑑別を要するものとして別に扱われています．つまり私たちが「乳児湿疹」という場合，本来は乳児期にしばしば遭遇する次のような疾患を指すべきであり，アトピー性皮膚炎との鑑別を念頭に置いて対応することが重要です．

Ⓐ 湿疹皮膚炎群

●中毒疹

新生児の約30〜70％にみられ，早産児ではより少ないといわれます．発疹は中心に丘疹や小膿疱を伴う紅斑で，まるでノミに咬まれたような（flea-bitten）形をしています．多くは日齢1〜3の間に顔面，体幹，近位四肢などに出現し，5日程度で自然軽快します．内容物は無菌性で好酸球が主体であり，原因としては出生直後より始まる皮膚常在菌の定着に対する免疫応答と推測されています．

●好酸球性膿疱性毛包炎

おもに1歳までの額部や頭皮に出現する，周期性に反復する小水疱および膿疱で，かゆい皮疹です．膿疱の内容物は無菌性で好酸球が多く，末梢血では好酸球増多を示します．臨床像としては，乳児肢端膿疱症によく一致しているため，2つの疾患は同じスペクトラムに属するともいわれます．全身性疾患ではないため，第一選択薬は症状に応じたステロイド外用薬や抗ヒスタミン薬とされ，一般的には2〜3年で自然軽快します．

●新生児痤瘡（新生児にきび）／新生児頭部膿疱症（図1）

新生児の20％程度にみられ，出生時にはなく，典型的には生後2〜3週目から出現します．尋常性痤瘡（にきび）と同じく，皮脂分泌の亢進が病因の1つとされます．一過性に皮脂分泌が亢進する理由としては，副腎や母体から受動的に移入した男性ホルモンなどが由来と考えられています．臨床像においても尋常性痤瘡と同様で，面皰（コメド）から始まり，紅色丘疹，膿疱，硬結，時には嚢腫形成もありますが，一般的には膿疱までが多いとされます．顔面と体幹が好発部位で，スキンケア指導のみで多くは改善します（スキンケアについては，第1章「Ⓑこどものスキンケア」の各項目を参照）．

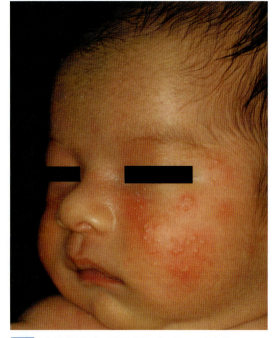

図1　新生児痤瘡（新生児にきび）の臨床像
生後10日目．顔面，頬部を中心に白色丘疹，膿疱が多発してみられます．
（吉田和恵，他：乳児脂漏性湿疹．J Visual Dermatol 2017; **16**: 222-224）

一過性の良性疾患であり，生検により組織病理学的な検討を行うことは少ないため，新生児にみられる痤瘡様発疹は従来，「新生児痤瘡（新生児にきび）」と総称されています．一方，「neonatal *Malassezia furfur* pustulosis（新生児マラセチア膿疱症）」という概念があり，痤瘡様発疹を検鏡するとマラセチアが認められることが知られています．新生児痤瘡の様々なステージにおいてケトコナゾールによって改善がみられることから，マラセチアに対する免疫応答が原因であると推測されています．

●乳児脂漏性皮膚炎

典型的には生後5,6週より生じる皮疹で，顔面や頭皮の紅斑と黄色の脂漏性痂皮（かさぶた），鱗屑を特徴とし，数か月で自然軽快します．アトピー性皮膚炎とは異なり，さほどかゆみを伴わないことも特徴です．しかしながら，一部の乳児は脂漏性皮膚炎とアトピー性皮膚炎がオーバーラップすることがあり，適切な判断が求められます．また治療抵抗性の場合，頻度は稀ですが，ランゲルハンス細胞組織球症（Langerhans cell histiocytosis: LCH）や乾癬との鑑別も必要となる場合があります．詳しくは，第2章「A-5 乳児脂漏性皮膚炎」を参照してください．

どのように診断をつけるか？ そのポイントは？

アトピー性皮膚炎は様々な臨床像を呈し，病態も複雑に変化することから，その診断基準においても国内，海外を含めて複数あります．わが国で使用される日本皮膚科学会『アトピー性皮膚炎診療ガイドライン』における診断基準は重要であるものの，慢性・反復性経過として，乳児では「2か月以上」という条件が付されています．そのため，乳児期早期のアトピー性皮膚炎を診断するためには，Hanifin & Rajkaの診断基準を簡略化し英国ガイドラインにも採用されている，UKWP（U. K. Working Party）の診断基準（乳児期）（表1）が有用です．

つまり，脂漏性皮膚炎との鑑別もしくはオーバーラップを考慮する場合，皮膚がかゆい状態（ひっかき傷がある，顔をスリスリこすりつけてくる等）があるかどうかが最大のポイント

表1 **UKWPの診断基準（乳児期）**

1. を必須項目とし，2. の①〜④のうち3つ以上を満たすものをアトピー性皮膚炎と定義する．
1. 「皮膚のかゆい状態」がある．
2. 以下の3つ以上を満たす．
   ① 現在，肘窩や膝窩などの屈曲部，頬部，四肢外側のどこかに湿疹が確認できる．
   ② 屈曲部，頬部，四肢外側のどこかに湿疹の既往がある．
   ③ 皮膚乾燥の既往がある．
   ④ 一等親以内にアレルギー疾患の既往がある．

（筆者による和訳，乳児用に一部改変）

A 湿疹皮膚炎群

となり，さらには四肢屈曲部における湿疹の存在や，アレルギーの家族歴などが参考となります．アトピー性皮膚炎はその後の食物アレルギーや喘息，アレルギー性鼻炎のリスクとなることが知られており，早期に介入することはアレルギーマーチの予防につながる可能性が期待されていますので，ぜひ知っておきたい診断基準です．

プライマリケア治療は？　注意すべき点は？

　乳児期にできる湿疹の多くは適切なスキンケアで改善するものの，多くの臨床研究において，UKWPの診断基準によるアトピー性皮膚炎が，その後の食物アレルギー発症の強力なリスクであることが証明されています（食物アレルギーとの関連については，第1章「A-3 食物アレルギーとの関連は？」を参照）．そのため，乳児期の瘙痒を伴う皮膚炎を「乳児湿疹」としていたずらに経過観察するのではなく，ステロイド外用薬を含めた外用療法を考慮し，さらに離乳食として鶏卵などアレルギーの原因となりやすい食物を安易に完全除去することが，かえって食物アレルギーを発症させやすくする場合があることを説明します．

専門医紹介のタイミングは？　保護者への説明は？

　アトピー性皮膚炎が重症な場合や，すでに食物アレルギーの発症が疑われる乳児が安易にその食品の摂取を開始することは危険ですので，アレルギー専門医（小児科，皮膚科）など小児アレルギー疾患に精通している医師への紹介が勧められます．

皮膚科医からひとこと

　皮膚科医としては，新生児痤瘡を乳児湿疹の視点からみたことがなかったのでちょっと意外でした．また，小児科医の先生が好酸球性膿疱性毛包炎を診断されていることも驚きでした（この疾患は京大が発信した疾患単位ですので成人での研究はかなり進み，第一選択薬はインドメタシン内服です．また，個人的には乳児肢端膿疱症の多くは疥癬ではないかと疑っています）．

　さて，乳児湿疹はまさに「乳児期にできる湿疹」の総称で，アトピー性皮膚炎に発展する確率も高いのですが，個人的には標準治療とスキンケアで1歳になるまで経過観察し，アトピー性皮膚炎という病名をなるべくつけないようにしています．それはアウトカムが多様であることと，お母さんに無用な心配をかけないという意図からです．しかし，乳児湿疹はまだまだエビデンスに基づく病態の整理ができていないのが現状ではないでしょうか．　　　　　　　（Y.M）

（福家辰樹）

A 湿疹皮膚炎群

5 乳児脂漏性皮膚炎

ESSENTIAL POINTS

- 乳児脂漏性皮膚炎の発症にはマラセチアの関与が推測されている．
- 治療の第一はスキンケア指導である．
- アトピー性皮膚炎と乳児脂漏性皮膚炎はオーバーラップする場合があり，乳児脂漏性皮膚炎ではかゆみが目立たないことが特徴である．
- 経過中にアトピー性皮膚炎と診断された場合は，その治療を開始すべきである．
- 鑑別疾患にはアトピー性皮膚炎のほか，乾癬やランゲルハンス細胞組織球症（LCH）などがあげられる．

どんな病気か？ 日常診療で遭遇する頻度は？

●乳児脂漏性皮膚炎とは？

　乳児脂漏性皮膚炎（図1）の特徴は，典型的には生後5，6週より始まる，顔面，特に前額部，眉毛部，鼻や頭皮などの脂漏部位にみられる紅斑と黄色い脂漏性の痂皮（かさぶた），鱗屑を伴う皮膚炎です．海外からの報告では，男女ともに生後3か月までの乳児の約10％にみられるとされています．新生児では生後2週頃から脂腺がよく発達するため脂漏性皮膚炎を生じやすく，生後3か月頃から脂腺は退縮し始め皮脂分泌も減少してくるので，多くは適切なスキンケアのみで自然軽快します．

●原　因

　脂漏性皮膚炎の好発部位である顔面や頭皮には脂腺が集中しています．その病態は不明な点も残されていますが，「脂質要求性」真菌類であるマラセチアのコロニー形成が脂漏性皮膚炎の発症に一役買っているとされます．マラセチアは日齢1の時点ですでに90〜100％の新生児で検出されるほどヒトの皮膚では優勢の真菌類で，その多様性は生後30日には成人型，おもに母親と似たパターンになることも知られています．

　マラセチアが産生するリパーゼが皮脂中のトリグリセリドを加水分解すると，グリセ

Ⓐ 湿疹皮膚炎群

リンと遊離脂肪酸（パルミチン酸やオレイン酸等）が産生され，これら遊離脂肪酸が皮膚に刺激を与えると考えられています．成人脂漏性皮膚炎患者の皮膚にはオレイン酸が過剰に蓄積されており，オレイン酸により皮膚角化細胞の炎症性サイトカインが産生誘導されることが知られています．また，マラセチアは皮膚角化細胞と樹状細胞の Toll 様受容体2（TLR2）に認識され炎症性サイトカインにより皮膚の炎症を進展させることや，アリル炭化水素受容体（AhR）を介して炎症を惹起するといったことも考察されています．

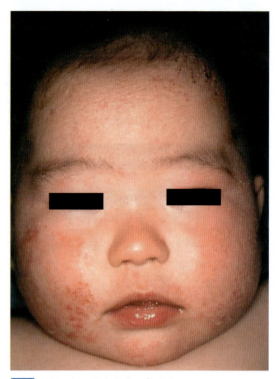

図1　乳児脂漏性皮膚炎の臨床像
顔面全体，特に頬部に黄色い痂皮を伴う紅斑を認めます．
（横関博雄：乳児脂漏性湿疹の治療とケアは？ 小児の皮膚トラブル FAQ, 2008: 68-69）

どのように診断をつけるか？　そのポイントは？

　脂漏性皮膚炎の診断は臨床所見により行われます．診断のポイントとしては，①脂漏部・間擦部（おもに頭皮，顔，腋窩）にある（図2），②瘙痒はない（目立たない），③黄色い鱗屑を伴ったものが多い，④生後6か月までの発症があげられます．

　特に重要なポイントは，アトピー性皮膚炎との鑑別です．アトピー性皮膚炎とは異なり，さほどかゆみを伴わないことが特徴です．しかしながら，一部の乳児は脂漏性皮膚炎とアトピー性皮膚炎がオーバーラップする場合があり，注意深い観察が必要です．乳児期のアトピー性皮膚炎との鑑別については，第2章「A-4 乳児湿疹」を参照してください．

　他の鑑別疾患として，乾癬やランゲルハンス細胞組織球症（Langerhans cell histiocytosis: LCH）があります．乾癬は脂漏性皮膚炎と比較して境界明瞭であり，多くは肘頭，膝蓋に，乾癬に典型的な局面がみられます．LCH は瘙痒や痂皮に加えてび

らんを形成し，肝脾腫，紫斑，リンパ節腫大，貧血，血小板減少などを併発します．詳しくは，第3章「P ランゲルハンス細胞組織球症（LCH）」を参照してください．

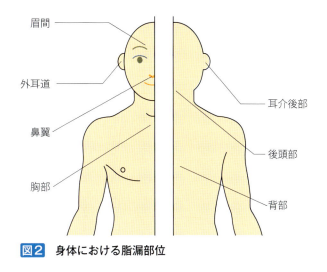

図2　身体における脂漏部位

プライマリケア治療は？　注意すべき点は？

　治療の第一はスキンケア指導です．スキンケア指導に関しては，新生児期では顔面や頭部を適切に洗えていないことも多いので，よく泡立てた石鹸で十分に洗浄するように説明します（スキンケアについては，第1章「B こどものスキンケア」の各項目を参照）．頭部に厚く付着する鱗屑や痂皮に対しては，オリーブ油を塗布したのちにスキンケアを行うのも有用です．

　海外の成書には「角質溶解剤やケトコナゾールを配合したシャンプーが有効」との記載もみられますが，いずれもわが国で乳児に使用することは一般的ではありません．なお，成人の脂漏性皮膚炎に対しては，医薬部外品であるミコナゾール硫酸塩配合剤の使用を勧められる場合があり，乳児においても有用かもしれません．また，ケトコナゾールクリームが有効であったという報告もみられます．

　適切なスキンケアによっても改善せず，次第にかゆみを伴った皮膚炎が四肢関節屈側部などに及べば，アトピー性皮膚炎と診断し，状況に応じたステロイド外用薬により治療を行います．

　ギリシャからの調査では，脂漏性皮膚炎の乳児の34.4％がアトピー性皮膚炎を発症し，一般集団の有病率（10.7％）よりも有意に高く，脂漏性皮膚炎自体がアトピー性皮膚炎のリスクだとする報告も存在します．

A 湿疹皮膚炎群

専門医紹介のタイミングは？　保護者への説明は？

　治療抵抗性の場合，頻度は稀ですが，LCHや乾癬との鑑別も必要となる場合があります．適切な指導を行いつつ注意深く臨床経過を観察し，判断に迷う場合は皮膚科専門医へ紹介してください．

　保護者に対しては，乳児脂漏性皮膚炎は一過性に経過することが多く，スキンケアのみで自然軽快する場合が多いことを説明します．

皮膚科医からひとこと

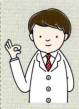

　私が研修医の頃は乳痂の付着した乳児脂漏性皮膚炎をよくみましたが（当時は頭皮を石鹸で洗浄することがあまり推奨されていなかったのでしょうか？），石鹸で洗浄するというスキンケア指導の普及により重症の乳児脂漏性皮膚炎はほとんどみなくなりました．ここでもスキンケアの重要性を再認識しています．ただ，皮脂腺のライフサイクルをみると，生後半年ほどで脂漏は減少し，思春期ににきびができるようになるまで，こどもは乾燥肌（ドライスキン）に傾くことにも留意すべきです．成人ではマラセチアの関与が実証され，ケトコナゾール外用やケトコナゾール配合シャンプーによって一定の効果が得られています．頭皮ではステロイド外用の副作用はさほど出ませんが，顔面脂漏部位ではステロイド外用連用の弊害をしばしば経験しますので，このケトコナゾール外用薬との交互使用あるいは週末だけ使用するという手法がとられています．

　お母さんたちは「こどもを完璧にきれいにしておきたい」という願望が強いのですが，私は「こどもの肌は湿疹ができるものです」といって，あまり神経質にならないように指導しています．私のこども3人にもアトピー性皮膚炎があり，かなりひどかったのですが，普段はワセリンか親水軟膏だけを塗布し，両親が来る前だけステロイドを塗ってきれいにしておきました．それで，あるとき私の実母が家内に「ちゃんとした皮膚科へ行きなさい」と指導したそうです（笑）．そんなこどもたちも今は全員30代になりましたが，皮膚症状はほとんどありません．

(Y.M)

（福家辰樹）

A 湿疹皮膚炎群

6 おむつ皮膚炎（おむつかぶれ）

ESSENTIAL POINTS

- おむつ部位に紅斑丘疹びらんを生じる．
- 湿度100％の環境下で，尿便による刺激に清拭時の機械的刺激が加わることで生じる．
- 近年の紙おむつの改良により，素材が原因の刺激性接触皮膚炎は激減した．
- 保護者，介護者による過度な清拭をやめさせることが重要である．
- 皮膚カンジダ症の合併，手足口病などとの鑑別が問題となる．

どんな病気か？　日常診療で遭遇する頻度は？

　乳児におむつをすると，その陰部や臀部は湿度100％の蒸し風呂のような環境下に置かれます．そこに尿便のアンモニアなどの物質の刺激が加わると，容易な刺激により皮膚の剥離を生じます．「容易な刺激」とは清拭時の摩擦です．主として陰部や肛門周囲に紅斑丘疹びらんが顕著となります（図1）．

　近年の紙おむつの改良により，「蒸れ」そのものを原因とする病変形成は激減しました．多くは「清拭部位に一致した」紅斑丘疹です．

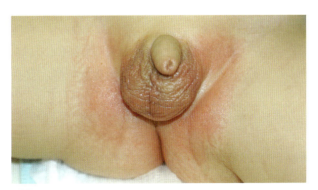

図1　おむつ皮膚炎の臨床像

A 湿疹皮膚炎群

どのように診断をつけるか？ そのポイントは？

　日常診療では，皮膚カンジダ症と手足口病を鑑別したうえでの除外診断となります．カンジダ・アルビカンス（以下，カンジダ菌）は消化管の常在菌ですので，病原性というよりは，「たまたまそこで増殖してしまった」と考えるべきでしょう．カンジダ菌に感染すると丘疹が目立つ臨床像となり，その部位から採取した鱗屑を直接鏡見するとカンジダ菌の仮性菌糸が確認できます．多くはおむつ皮膚炎と皮膚カンジダ症の合併です（図2a）．皮膚カンジダ症のみ治療してもおむつ皮膚炎は残りますので，「おむつ皮膚炎か皮膚カンジダ症か」という二者択一の捉え方をしないことが大切です．また，手足口病では高率に臀部の丘疹小水疱を伴います（図2b）．

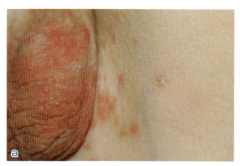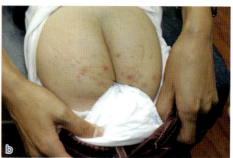

図2 おむつ皮膚炎の鑑別診断
a：皮膚カンジダ症の合併，b：手足口病．

プライマリケア治療は？ 注意すべき点は？

　清拭時は力を入れず，局所を愛護的に拭き取るように指導しましょう．1週間ほどで劇的に改善します．びらんが顕著で疼痛がある場合は亜鉛華軟膏を厚めに塗布します．亜鉛華軟膏には車におけるワックスと同様に撥水性の効果があり，尿便をはじきます．

　炎症が強いからといって，むやみにステロイド外用薬を使用してはなりません．カンジダ菌増殖の温床となります．皮膚カンジダ症の合併がある場合は抗真菌薬の外用となります．ところが，よかれと思って使用したこの薬剤，実は刺激のためにかえって増悪を引き起こすことがあります．その場合は一時的にステロイドの外用となるケースもあります．

　下痢による場合はその治療を優先させないとなかなか治りません．

専門医紹介のタイミングは？　保護者への説明は？

　下痢を繰り返すなどの理由でびらんが激しく二次的な細菌感染を伴う重症型や，皮膚カンジダ症の合併があるもののなかなか改善しない場合は皮膚科専門医に紹介してください．

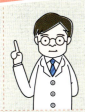

小児科医からひとこと

　紙おむつ自体による接触性皮膚炎として起きることもあり，臀部や外陰部だけでなく，紙おむつのギャザーの当たる部位にも紅斑が生じたりします．紙おむつ自体が原因の場合は別の製品に代えると治まることがあります．市販のおしり拭きの中には防腐剤や香料が入っているものがあります．含まれている防腐剤や香料が刺激となって皮膚炎を悪化させていることもありますので，どのようなおしり拭きを使っているか確認することも大切です．

(Y.O)

（中村健一）

B 蕁麻疹・痒疹・紅斑・紫斑

1 蕁麻疹

ESSENTIAL POINTS

- 数分〜数十分で現れ，数時間以内に消える皮膚の赤み（紅斑）と膨疹（膨らみ）を繰り返す疾患である．多くはかゆみを伴う．
- 特定の出来事や場所と関連して皮疹が現れる場合は刺激誘発性の蕁麻疹を想定し，誘因，原因を明らかにする．
- 明らかな誘因なく皮疹を誘発するもの（特発性の蕁麻疹）では，徹底した原因探しよりも抗ヒスタミン薬を基本とした薬物治療の継続が必要である．
- 血管性浮腫では皮膚，粘膜が膨れ上がるような浮腫を生じ，その多くは2，3日持続して消失するが，境界明瞭な表在性の蕁麻疹を伴わない場合は遺伝性血管性浮腫（HAE）との鑑別を要する．
- 皮膚以外の臓器症状や発熱，CRP上昇といった所見がある場合は，アナフィラキシーおよび何らかの基礎疾患の関与を想定して精査する．

どんな病気か？　日常診療で遭遇する頻度は？

　蕁麻疹は，紅斑を伴う一過性，限局性の浮腫が病的に出没する疾患です（図1）．日常診療で遭遇する機会は多く，皮膚科医療機関では，アトピー性皮膚炎を含む湿疹，足白癬に次いで多くみられます．蕁麻疹の皮疹は数分から数十分かけて現れ，多くは数時間以内に消失することが特徴です．なお，時に個々の皮疹が24時間を超えて持続することがありますが，そのような場合は注意深く他の疾患を鑑別します．また，時に皮膚，粘膜の深部に浮腫を生じるものがあり，しばしば2，3日浮腫が持続します．これらは「血管性浮腫」と呼ばれ（図2），通常の表在性の蕁麻疹に合併して現れる場合と血管性浮腫のみが現れる場合があります．蕁麻疹の皮疹の形と大きさは様々ですが，基本的に表皮の変化はなく，短時間の経過で痕跡を残さずに消失することで他疾患と鑑別されます．何らかの理由で皮膚マスト細胞が急激に脱顆粒することで症状が現れ，症例により特定の食物や薬品，運動，物理的刺激などが誘因となります（刺激誘発型の蕁麻疹）．しかし，多くは明らかな原因なく皮疹の消退を繰り返し，特発性の蕁麻疹と分類されます．時に

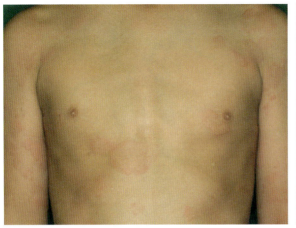

図1 慢性蕁麻疹の臨床像
毎日のように自発的に出現し，多くの場合，大きさと形は多様です．

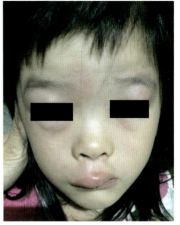

図2 血管性浮腫の臨床像
眼瞼，口唇に好発します．個々の皮疹は2，3日持続することが多く，表在性の蕁麻疹を合併する場合としない場合があります．

遺伝的な背景の上に現れる例があり，小児ではそれらの病型の鑑別も大切です．

　蕁麻疹の膨疹の形は多様で，診察時に皮疹がみられないことはむしろ診断の根拠となりますが，蕁麻疹の病型によっては皮疹に特徴があります．最も頻度の高い特発性の蕁麻疹では，いわゆる「蚊に刺されたような」皮膚の膨らみ（膨疹）とその周辺の紅斑となることのほか，大型で地図状，小型で円形に近い膨疹や，膨疹が目立たずに境界明瞭な紅斑が主体となることもあります．

どのように診断をつけるか？　そのポイントは？

　蕁麻疹の診断はおもに臨床的に行います．個々の皮疹の経過に着目すれば，蕁麻疹か否かの判定は容易です．しかし，蕁麻疹の診療，治療内容には蕁麻疹の病型による違いがあり，正しい病型診断が必要です．蕁麻疹は大きくは自発的に膨疹の出没を繰り返す特発性の蕁麻疹，特定の刺激ないし負荷により皮疹を誘発できる刺激誘発型の蕁麻疹に分けられますが，日本皮膚科学会のガイドライン[1]では，これらの2群に加えて血管性浮腫を主たる症状とするものを血管性浮腫，また，蕁麻疹とは区別される蕁麻疹様の疾患，および膨疹を症候の1つとして伴う症候群を蕁麻疹関連疾患として分類しています（表1）．

　刺激誘発型の蕁麻疹では，食物や薬品などの摂取，接触により症状が誘発される蕁麻疹，特定の物理的刺激により誘発される物理性蕁麻疹，発汗刺激により生じるコリン性蕁麻疹があり，誘因物質の種類と誘発の条件によりさらに細かく分類されます．このグ

表1 蕁麻疹の主たる病型

I **特発性の蕁麻疹** spontaneous urticaria
  1 急性蕁麻疹 acute spontaneous urticaria （発症後6週間以内）
  2 慢性蕁麻疹 chronic spontaneous urticaria（発症後6週間以上）
II **刺激誘発型の蕁麻疹（特定刺激ないし負荷により皮疹を誘発することができる蕁麻疹）** inducible urticarial*
  1 アレルギー性の蕁麻疹 allergic urticaria
  2 食物依存性運動誘発アナフィラキシー FDEIA
  3 非アレルギー性の蕁麻疹 non-allergic urticaria
  4 アスピリン蕁麻疹（不耐症による蕁麻疹）aspirin-induced urticaria（urticaria due to intolerance）
  5 物理性蕁麻疹 physical urticaria（機械性蕁麻疹 mechanical urticaria, 寒冷蕁麻疹 cold urticaria, 日光蕁麻疹 solar urticaria, 温熱蕁麻疹 heat urticaria, 遅延性圧蕁麻疹 delayed pressure urticaria, 水蕁麻疹 aquagenic urticaria）
  6 コリン性蕁麻疹 cholinergic urticaria
  7 接触蕁麻疹 contact urticaria
III **血管性浮腫** angioedema
  1 特発性の血管性浮腫 idiopathic angioedema
  2 刺激誘発型の血管性浮腫 inducible angioedema（振動血管性浮腫 vibratory angioedema を含む）
  3 ブラジキニン起因性の血管性浮腫 bradykinin mediated angioedema
  4 遺伝性血管性浮腫 hereditary angioedema（HAE）
IV **蕁麻疹関連疾患** urticaria associated diseases
  1 蕁麻疹様血管炎 urticarial vasculitis
  2 色素性蕁麻疹 urticaria pigmentosa
  3 Schnitzler 症候群およびクリオピリン関連周期熱症候群

*：国際ガイドラインでは，6週間以上続く蕁麻疹は刺激誘発型の蕁麻疹を含めて chronic urticaria に分類される．
（秀 道広，他：日皮会誌 2018; **128**: 2503-2624）

ループの蕁麻疹は，まず病歴からどの病型に該当するかを絞り込み，必要に応じて血液検査，または誘発負荷試験を行います．I型アレルギーの関与が疑われる場合はプリックテスト，血清特異的 IgE の検出などを行い，抗原特異的過敏性を検索するとともに責任抗原の同定が大切です．ただし，このような血液検査が役立つのはアレルギー性の蕁麻疹，食物依存性運動誘発アナフィラキシー（food-dependent exercise-induced anaphylaxis: FDEIA），一部のコリン性蕁麻疹と接触皮膚炎に限られます．コリン性蕁麻疹は，発汗刺激に伴い出現することのほか，個々の皮疹が粟粒大から小豆大の点状ないし小さな円形という特徴があります（図3）．

血管性浮腫の場合，多くは特発性ですが，時にコリン性蕁麻疹が血管性浮腫を生じる

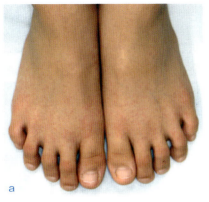
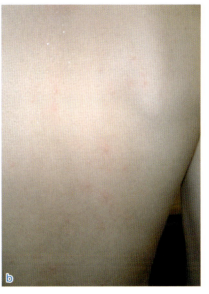

図3 コリン性蕁麻疹の臨床像
発汗刺激に伴って出現し，個々の皮疹は粟粒大～小豆大の円形で，その多くは周囲に紅斑を伴います．個々の皮疹の持続時間は数十分程度のことが多いです．

ことがあり，また稀ではありますが，遺伝性血管性浮腫（hereditary angioedema: HAE）のことがあります．そのため，血管性浮腫では食物，薬品との関係に加えて，運動，入浴などの発汗刺激との関係，および家族歴を聴取することが大切です．特定の刺激との関係なく血管性浮腫が出没する場合は，家族歴がなくても血清 C4 濃度および C1 インヒビター（C-INH）活性を測定し，HAE を鑑別することが必要です．血管性浮腫のエピソードがあり，かつ C4 および C1-INH の両方が低値の場合は，家族歴の有無にかかわらず HAE の I 型または II 型と考えられます．

一方，特発性の蕁麻疹にルーチンに行うべき検査はありません．ただし，発熱，倦怠感など皮膚以外の臓器ないし全身症状が観察される場合には，それらの所見に基づいて適宜必要な検査を行うことは大切です．

蕁麻疹関連疾患にあげられた３つの疾患のうち，小児に蕁麻疹様血管炎が生じることはないか，あったとしてもきわめて稀です．一方，色素性蕁麻疹の多くは生後数か月頃に褐色の色素斑ないし局面が多発または時に単発します．皮疹部を擦過すると膨疹を形成することが特徴で，重症例では水疱，びらんを形成します．クリオピリン関連周期熱症候群（cryopyrin-associated periodic syndrome: CAPS）は，症状の程度によりさらに３つの病名がつきますが，いずれもかゆみを伴わない特発性の蕁麻疹に似た皮疹とともに発熱，関節痛などの全身症状を伴い，抗ヒスタミン薬をはじめとする通常の蕁麻疹に対する治療薬は効果がありません．この場合はクリオピリンの遺伝子配列の精査が必要で，遺伝子のモザイク異常の例もあるため専門機関での精査が望まれます．

B 蕁麻疹・痒疹・紅斑・紫斑

●食物アレルギー，アトピー性皮膚炎との関係は？

　食物アレルギーは蕁麻疹の原因の1つとなります．また，蕁麻疹以外にも鼻汁，流涙，咳，嘔吐，息苦しさなどのアナフィラキシー症状を伴う場合は積極的に何らかのI型アレルギーを疑います．ただし，食物が原因となる蕁麻疹では，原因食物の摂取ないし接触と蕁麻疹の現れ方の関係は明確で，原因食物を食べる，あるいは触れることがなければ蕁麻疹は現れません．

　また，蕁麻疹は，膨疹が出現しても跡形なく消退することが特徴ですが，乳幼児ではアトピー性皮膚炎に蕁麻疹を合併することがあり，蕁麻疹とアトピー性皮膚炎が区別しにくいことがあります（図4）．蕁麻疹とアトピー性皮膚炎では治療内容が異なるため，両者の鑑別および合併の診断は大切です．

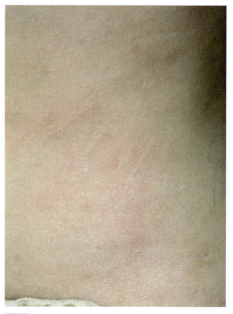

図4　アトピー性皮膚炎に合併した機械性蕁麻疹
擦過部位に一致して紅斑と膨疹が出現します．個々の皮疹は数十分以内に消退します．

プライマリケア治療は？　注意すべき点は？

　蕁麻疹の治療の基本は，原因・悪化因子の除去・回避と，抗ヒスタミン薬を中心とした薬物治療です．しかし，蕁麻疹の病態における原因・悪化因子の関与の程度は病型によって異なり，特に特発性の蕁麻疹で原因といえる異常が同定されることは例外的です．これらの蕁麻疹では，継続的な薬物治療が症状の緩和，除去とともに治癒に向けた道筋と考えられ，HAEやCAPSでは，原因遺伝子が同定されてもその是正が治療の対象ではありません．そのため，蕁麻疹の診療ではまず正しい病型診断を行い，蕁麻疹以外の症状の有無を注意深く診察して背景となっている疾患ないし異常を除外し，個々の症例に応じた対症的な治療を継続することが大切です．

●薬の使い方は？

　抗ヒスタミン薬を含め，薬物治療は継続的に行うか，症状が現れたときのみの対症的治療かを決めることが大切です．症状が毎日ないしほぼ毎日症状が現れる特発性の蕁麻疹および刺激誘発型の蕁麻疹では薬物治療を続けます．アレルギー性の蕁麻疹，FDEIA

など，週に一度も症状が起こらないものの場合は頓用とし，必要に応じて抗ヒスタミン薬にステロイドおよびアドレナリン自己注射薬（エピペン®）携行を併用します．毎日症状が現れる蕁麻疹の場合は，図5に示す，特発性の蕁麻疹に対する薬物治療手順を適用します．ただし，刺激誘発型の蕁麻疹に対するステロイドの有用性に関するエビデンスは乏しく，また，副作用の視点からも小児の特発性の蕁麻疹に長期におよびステロイドを投与すべきではありません．抗ヒスタミン薬については，非鎮静性の第二世代の薬剤が推奨され，最近発売されたもの以外は小児への適用が拡大されています（表2）．

表2 蕁麻疹治療における第一選択薬（非鎮静性第二世代の抗ヒスタミン薬）

- 高フェキソフェナジン塩酸塩*,**
- ロラタジン*,**
- エピナスチン塩酸塩*,**
- エバスチン*
- セチリジン塩酸塩*,**
- オロパタジン塩酸塩*,**
- ベポタスチンベシル酸塩*,**
- レボセチリジン塩酸塩*,**
- ビラスチン
- デスロラタジン
- ルパタジン など

* ：小児適用可
** ：DS/Syrup/OD錠あり

（秀 道広，他：日皮会誌 2018；**128**：2503-2624 より改変）

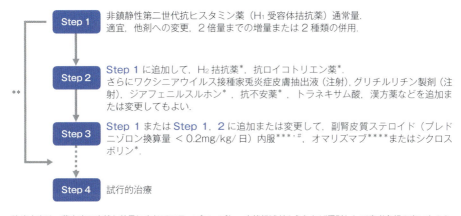

図5 特発性の蕁麻疹に対する薬物治療手順
（秀 道広，他：日皮会誌 2018；**128**：2503-2624）

B 蕁麻疹・痒疹・紅斑・紫斑

専門医紹介のタイミングは？　保護者への説明は？

　症状の激しいアレルギー性蕁麻疹，薬剤性蕁麻疹などでは必要に応じて二次救急医療機関と連携し，アナフィラキシーショックへの対応を行う必要があります．また，抗ヒスタミン薬を増量しても症状をコントロールすることのできない蕁麻疹では，蕁麻疹の重症度と治療薬のリスクを評価できることを前提として，図5のStep 2の治療を行います．しかし，その場合も2週間以上改善の傾向がみられなければ専門医へ紹介することが望まれます．

　発症後6週間以上経過した蕁麻疹では，その後数か月～年余にわたり症状が続くことも多く，本人およびその家族の不安は大きくなります．しかし，皮膚以外に症状がなく，かつ特定の生活上の行為や場所と無関係に症状を繰り返す場合で，生活，学業などに支障をきたさない程度であれば，一般的にStep 2までの治療を続けることでやがて治癒に至ります．ただし，その期間は症例によって大きな開きがあり，現在の医学は蕁麻疹の病態と予後の全容を未だ解明できていません．そのため，いたずらに個々の症例における原因を追及するより，その時点における最善の対策を提案，実行することが大切です．

小児科医からひとこと

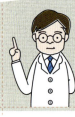

食物アレルギーでは，誤食時に誘発される蕁麻疹や皮膚瘙痒感に対しては，最高血中濃度到達時間（Tmax）が短い抗ヒスタミン薬が推奨されます．また，アナフィラキシーに伴う意識障害との区別が困難にならないよう非鎮静性の薬剤が望まれます．一方，症状誘発の予防目的には，朝，内服しても給食や部活動中にも効果が持続するような血中濃度半減期（$T_{1/2}$）が長い薬剤が有用です．非鎮静性の新規抗ヒスタミン薬は，小児の適応年齢が薬剤により異なるので注意が必要です．　　　　　　　（Y.O）

文　献

1) 秀　道広, 森桶　聡, 福永　淳, 他：蕁麻疹診療ガイドライン2018. 日皮会誌 2018; **128**: 2503-2624.

（秀　道広）

B 蕁麻疹・痒疹・紅斑・紫斑

2 食物依存性運動誘発アナフィラキシー (FDEIA)

ESSENTIAL POINTS

- 即時型アレルギーの特殊型に分類され，重症度が高い傾向にある．
- 小学生高学年から中学生頃より患者数が増加し，小児の発症頻度は小学生で約2万人に1人，中学生で約6,000人に1人，高校生で約1万2,000人に1人とされる．
- 原因食物は小麦が約60％，甲殻類が約30％を占め，誘発因子は運動のほかに身体的ストレス，精神的ストレス，アルコール摂取などが指摘されている．
- 蕁麻疹や紅斑などの皮膚症状が誘発されやすく，ほかに呼吸器症状，消化器症状，ショック症状などをきたす可能性がある．
- 治療薬がないため，症状が誘発されないよう生活指導を行うことが重要となる．

どんな病気か？ 日常診療で遭遇する頻度は？

　食物依存性運動誘発アナフィラキシー (food-dependent exercise-induced anaphylaxis: FDEIA) は，即時型アレルギー（原因食物に曝露されてから2時間以内に何らかの症状が誘発される）の特殊型に分類されます．FDEIAが特殊とされる理由は，原因食物を食べただけでは症状が誘発されず，食べてからおよそ2時間以内に運動をしたときに誘発される点です．小学生高学年から中学生頃より患者数が増加し，成人にもみられます．発症頻度は，小学生で約2万人に1人，中学生で約6,000人に1人，高校生で約1万2,000人に1人とされます．

　原因食物は，小麦が約60％，甲殻類が約30％を占めます．これら食物の頻度が多い理由はまだわかっていません．残りの10％には様々な食物が含まれており，最近は果物による報告が増えています．成人で発症する小麦が原因の食物依存性運動誘発アナフィラキシーを特に「小麦依存性運動誘発アナフィラキシー (wheat-dependent exercise-induced anaphylaxis: WDEIA)」と呼ぶことがあります．

　誘発因子の運動の種類や強度は一定でなく，患者毎に傾向が異なります．軽作業で誘発されることもあれば，かなり激しい運動でも誘発されないこともあります．そのほか，

薬剤 [非ステロイド性抗炎症薬（NSAIDs）], 身体的ストレス（疲労, 寝不足, 入浴等）または精神的ストレスやアルコール摂取などが指摘されています.

発症時間は「食べてからおよそ2時間以内」とされていますが, なかには4時間ほど経過してから誘発される例もあります. 病名に「アナフィラキシー」という言葉が含まれているように, 一般的な即時型アレルギーよりも重症度が高い傾向にあります. 臓器別では, 皮膚症状（蕁麻疹, 紅斑等）が誘発されやすく, ほかに呼吸器症状, 消化器症状, ショック症状など様々な症状をきたす可能性があります. このことは一般的な即時型アレルギーと同じです.

どのように診断をつけるか？ そのポイントは？

まずは問診が非常に重要です. 乳幼児と違い, 好発年齢である学童や成人は食事として一度に様々な食材を食べるため, 症状を繰り返さないと原因食物を絞り込むことができません. 小麦と甲殻類は原因となることが多いので, これらを摂取していた場合は原因食物の有力な候補となります. ただし, 先入観に捉われず, 症状誘発前に摂取した食材をすべてリストアップして絞り込むことが大切です.

次に, 原因食物の候補にあがった食物に対して, 特異的IgE検査を施行します. しかし血清特異的IgE検査の感度は低く, 皮膚プリックテストのほうが感度が高いとされます. 原因候補の食物がプリック液として市販されていない場合はprick-to-prickテストを実施します. ただし, いずれの検査も診断を確定するものではなく, 原因を絞り込むものであり, 最終的には食物経口負荷試験＋運動を実施することになります.

食物経口負荷試験＋運動では, 一般的に, 原因食物を十分量食べてから30分から1時間経過後に運動を行い, 症状の誘発の有無をみます. 負荷する食物は, 日常摂取量以上を一度に食べます. 負荷する運動の種類や強度は必ずしも標準化されておらず, 施設毎に異なります. 運動負荷の目安は, 日本小児アレルギー学会『食物アレルギー診療ガイドライン2016』では, トレッドミルを使用したBruce法に準じ, 心拍数180回/分を目標に15分間負荷するとされています. 食物経口負荷試験＋運動で症状が誘発されなかった場合, 誘発因子のNSAIDs [特にアセチルサリチル酸（アスピリン®）] を併用することもあります. ただし, 症状が強烈に出る可能性があるので, NSAIDsを併用する際には細心の注意を払う必要があります. 一般的に食物アレルギー反応は再現性が高い（原因食物は閾値量以上を食べればまず症状が誘発される）とされていますが, FDEIAでは再現性が高くないことが特徴です. そのため, 確定診断のために食物経口負荷試験＋運動を施行し, たとえ陰性であっても, 食物負荷に用いた食材が原因食物でないことが確定したとはいえません.

鑑別として, 蕁麻疹が症状の中心であれば, 非特異的な理由による単純性の蕁麻疹で

ある可能性，呼吸器症状が中心であれば，運動により誘発された気管支喘息発作の可能性をまず考えます．また単に即時型アレルギー反応が，運動で誘発されている可能性もあります．FDEIA の診断のつもりで負荷試験に臨んでも，時に十分量の負荷食物を食べただけで運動前に症状が誘発されることもあります．

プライマリケア治療は？　注意すべき点は？

　治療薬がないため，症状が誘発されないように生活指導を行うことが重要になります．ただし，一般的な即時型アレルギーとは異なり，食べたら 2 時間は運動しない，運動するなら食べないというルールを守らせれば，日常的な除去は必要ありません．

　また前述したように，FDEIA は症状の再現性が乏しいため，食物経口負荷試験＋運動で症状が誘発されなくとも，原因として否定できたことにはなりません．そのため，誘発症状によっては，アドレナリン自己注射薬を処方し，注意深く日常生活を送らせるといった配慮も必要です．

　病型として確立してから日が浅いため，自然歴はよくわかっていません．加水分解小麦（グルパール 19S）を含有する石鹸（旧「茶のしずく」）で発症した WDEIA の場合は，症状が誘発されなくなることもあると報告されています．

皮膚科医からひとこと

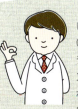

FDEIA は島根大学皮膚科グループの精力的な研究によって病態が解明された皮膚アレルギー疾患です．食物摂取と運動負荷という 2 つの因子が重なったときに発症するという着想を臨床経験から得たこと，小麦の場合，ω-5 グリアジンおよび高分子量グルテニンが主要抗原であることを明らかにした努力には敬服いたします．ω-5 グリアジンを用いた CAP-FEIA 法は成人の小麦が原因となる FDEIA（WDEIA）の血清診断にきわめて有用で，保険適用になっています．ただし，旧「茶のしずく」石鹸による FDEIA 患者では，その多くが陰性となるようです．また，アスピリンなどの NSAIDs の併用により症状が増強されることが知られていますが，腸管・粘膜バリアからの抗原の吸収が促進されるからでしょうか？　いずれにしても，問診と臨床症状をつぶさに先入観に捉われずに観察することで新しい病態がみえてくるという教訓に富む貴重な new clinical entity です．　　　　　　（Y.M）

（今井孝成）

B 蕁麻疹・痒疹・紅斑・紫斑

3 小児ストロフルス

ESSENTIAL POINTS

- 小児の顔面・四肢など露出部に発症する.
- 皮疹の性状は，膨疹，紅色丘疹，漿液性丘疹，搔破によるびらんなど多彩である.
- 誘因は虫刺されによる反応と考えられている.
- 治療は，ステロイドの外用，抗アレルギー薬の内服など対症療法である.

どんな病気か？　日常診療で遭遇する頻度は？

　「ストロフルス」はかつてよく耳にした病名ですが，最近はあまり使われていないようです．その代わりに用いられているのが「痒疹（prurigo）」でしょう．国際疾病分類 ICD-10 の検索画面で「ストロフルス」と打ち込むと「急性痒疹（コード L282）」と表示されます．成人では「急性痒疹」や「蕁麻疹様苔癬（lichen urticatus）」に相当しますが，小児ではもっぱら「ストロフルス（strophulus infantum）」といわれます．欧米では "papular urticaria" が使われているようです.

　ストロフルスは乳幼児から 3〜4 歳に多くみられ，5 歳過ぎではほとんどみません．この好発年齢ゆえに "infantum" と称されます．夏に好発し，秋や冬にかけてはほとんどみられなくなります．これも特徴的な点です．

　皮膚症状は，比較的急に，米粒大から小豆大ほどの膨疹，浮腫性紅斑が出現し，それらは時間とともに紅色丘疹に変化します．まず膨疹ができて，数時間で丘疹が生じ，その中心に漿液性丘疹が合併し，時に小水疱が混在し，散在ないし播種状に出現します（図 1）．これが "papular urticarial" とか "lichen urticatus" などともいわれてきた所以です．このような皮疹は強いかゆみを訴え，搔破して，びらんを形成することもあります．しかし発熱などの全身症状は全くありません．好発部位は四肢や顔面などの露出部が中心で，体幹にも出ますが，被髪頭部や口腔，眼，陰部などの粘膜には出現しません．

3 | 小児ストロフルス

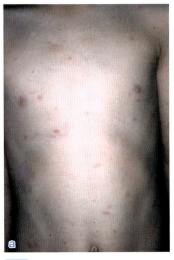
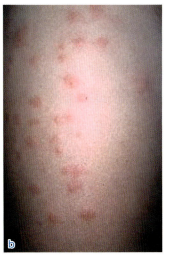

図1 ストロフルスの臨床像
a：体幹の皮疹，b：拡大所見．四肢，体幹の丘疹がみられます．発赤・腫脹が顕著で，強い瘙痒を訴えました．一部に漿液性丘疹が混在しています．

どのように診断をつけるか？ そのポイントは？

　臨床検査では全く問題ない例がほとんどですが，時にアトピー性皮膚炎と，それに起因する IgE 上昇をみます．

　原因として，食物アレルギー，夏季に多く発症することから気温・湿度などの環境要因，ウイルス・細菌などの感染症などがいわれますが，詳細は不明な場合が多いようです．最も有力なのは「虫刺され説」です．虫刺されによる一種の過敏反応，それに伴う搔破による刺激と考えられています．しかし，RAST（radioallergosorbent test）をはじめとした種々の方法で虫体抗原や虫唾液抗原などに対する反応を調べても結果は一定せず，関連性は確定していません．

　問診がとれる年齢の患者本人や，家人・保護者などに虫刺されの有無や状況を聴取しても，ほとんどの場合，明確な回答は得られませんが，本症の好発時期が，虫が繁殖し，かつ活動が活発な季節であることは確実です．

●鑑　別

　小児ストロフルスと鑑別を要する疾患として，いくつかの小児の皮膚疾患があがります．むしろストロフルスは多数の鑑別疾患を除外した残りの除外診断ともいえるかもしれません．ごく一般的な鑑別すべき疾患をいくつか示します．

B 蕁麻疹・痒疹・紅斑・紫斑

虫刺され（虫刺症）

蚊などの虫刺されは，乳幼児では膨疹，発赤腫脹など反応が顕著ですが，加齢とともに遅延型の反応に変わっていきます．ノミについては，拾ってきた猫などのネコノミに刺される場合があります．かゆみの強い赤い丘疹に，丸い水疱が混在しています．特にノミの飛距離内の下腿に多く散在します．ブユ（ブヨ）は草むらなどで刺されると，時間の経過に伴って赤く腫れ，強いかゆみが生じます．初期の炎症が治ってもかゆみのある結節が残ってしまうことがあります．

蕁麻疹

小児は先行する感冒など感染症に付随してしばしば蕁麻疹が出ます．かゆい膨疹が急に現れ，全身に出現します．かゆみのために不機嫌になったり，時に発熱，呼吸困難，腹痛，下痢・嘔吐などの全身症状を伴うこともあります．感染症が軽快してしばらくすると蕁麻疹は消退しますが，瘙痒があるので抗アレルギー薬を内服させたほうがよいでしょう．

結節性痒疹

アトピー性皮膚炎などに合併し，搔破によって結節を形成することが少なくありません．また，ストロフルス自体の瘙痒が強く，搔破しているうちに結節を形成してしまうことがあります．

疥癬

成人のみならず，小児も疥癬に感染することがあります．近年では，高齢者介護施設のデイケアやショートステイに行った家族から感染したり，さらに保育所の集団感染にまで発展してしまった例が報告されています．乳幼児例では体幹の丘疹，手掌・足蹠の丘疹・小水疱が特徴的です．男児では成人例のように陰部にも丘疹が出現します．

手足口病

手掌・足蹠のみならず，四肢・体幹にも丘疹・小水疱が散在ないし播種状に出現します．口腔内にもびらんやアフタがみられれば，いわゆる典型的な手足口病ですが，本症は特に夏季に多く，時にストロフルスとまぎらわしい例もあります．患児の周囲に手足口病例がないかなどもヒントになります．

ジアノッティ・クロスティ症候群

B型肝炎ウイルスによる場合を「ジアノッティ病」ということがありますが，B型肝炎ウイルスも含めエプスタイン・バーウイルス（EBウイルス），サイトメガロウイルス（CMV）など種々のウイルス感染によって生じる病態がジアノッティ・クロスティ症候群です．同症候群では，四肢末梢，顔面に丘疹，時に小水疱が散在します．発熱，倦怠などの全身症状を伴うこともあります．診断は，咽頭拭い液，血液などからポリメラーゼ連鎖反応（PCR）法によるウイルスの証明，ペア血清抗体価の上昇の証明などによります．

水痘（水ぼうそう）

2014年から水痘ワクチンが定期接種になり，小児の水痘患者は激減しました．しかし，なかには一次性ワクチン不全（primary vaccine failure: PVF）[*1]で感染する例もありますが，虫刺されと鑑別困難なごく軽症例があります．水疱内容，咽頭拭い液などからPCR法によるウイルスの証明，血清抗体価IgMの測定などで罹患を証明します．

[*1]：ワクチンを接種したにもかかわらず抗体を獲得できなかった状態です．

プライマリケア治療は？　注意すべき点は？

治療は対症療法です．すなわち，それほど掻きむしっていなければミディアムクラス程度のステロイド外用薬の単純塗布ですが，掻破しすぎてびらんになっている場合や痒疹結節を形成しているような場合はストロングないしベリーストロングクラス程度のステロイド外用薬を塗布させたり，亜鉛華軟膏を重層貼付させます．患児が，かゆみが強くて不機嫌になったり，不眠になったりするような状況では抗アレルギー薬の内服をさせます．掻破によって伝染性膿痂疹（とびひ）の合併などがなければ数日で軽快します．結節性痒疹にまでなっている場合はすぐには治りきらず，難治です．

予防として，虫に刺されないように衣類・環境に注意するよう指導することが必要です．

近年，このような発症例が少なくなったことは，殺虫剤の普及で昆虫類が激減したことと関係があるのかもしれません．なお，虫刺され予防にはディート（DEET）やイカリジンを主成分とした昆虫忌避剤があります．ディートは効能効果の範囲が広く強力ながら，小児にはイカリジンンのほうが，毒性が低く勧められます．

専門医紹介のタイミングは？　保護者への説明は？

小児ストロフルスは鑑別すべき疾患が多数あります．発熱や全身倦怠を伴えば，ストロフルスより別の疾患を疑いますので，皮膚科専門医に紹介してください．

保護者に対しては，「この皮膚の症状は，おそらく虫刺されなどがきっかけになって生じるといわれる小児ストロフルスでしょう．めずらしい皮膚病ではありませんが，いくつかの鑑別すべき疾患がありますので，皮膚科で診てもらっておきましょう」と説明します．

（日野治子）

B 蕁麻疹・痒疹・紅斑・紫斑

4 多形滲出性紅斑（EEM）

ESSENTIAL POINTS

- 滲出性紅斑は炎症により生じた皮膚の限局性浮腫性発赤腫脹である．
- EEM は概ね EEM major と EEM minor に分けられる．
- EEM major は薬剤，感染などによる重症の EEM で，時にスティーブンス・ジョンソン症候群（SJS），さらには中毒性表皮壊死症（TEN）に移行する．
- 小児の EEM はマイコプラズマ肺炎の原因菌であるマイコプラズマ・ニューモニエ（Mp）に起因する例が多い．
- EEM minor は感染症，特にヘルペスウイルスが原因の例が多い．
- 小児の EEM では，ウイルス性感染症，細菌感染症のほかに川崎病も疑う必要がある．

どんな病気か？　日常診療で遭遇する頻度は？

多形滲出性紅斑（erythema exsudativum multiforme: EEM）は丘疹や紅斑など種々の皮疹が混在するため，"EEMultiforme" と称されます．「滲出性紅斑（erythema exsudativum）」は，何らかの炎症が起きたときに，皮膚に発赤腫脹が生じた結果として出現する限局性浮腫性紅斑ですが，最近は浮腫性紅斑が広範囲に多発していると「多形紅斑（erythema multiforme: EM）」と呼ぶことが多いようです．

EEM は概ね EEM major と EEM minor の 2 型に分けられます．EEM major は薬剤に起因することが多く，全身に症状が生じ，重症化する傾向にあります．EEM minor はその他の原因，すなわち感染症や原因不明の場合が多く，比較的限局して皮疹が生じます．

EEM の皮膚症状は，まず丘疹から始まり，浮腫性紅斑が徐々に遠心性に拡大し，環状になる紅斑です．周囲はやや浮腫性に隆起して中央はやや陥凹し，標的状（target lesion）の円形の局面を示しますが，時に水疱を形成します（図1）．皮疹の分布は，比較的限局した範囲の顔面，肘頭・膝蓋，手掌足蹠にほぼ対照的に出現します．EEM

4 | 多形滲出性紅斑（EEM）

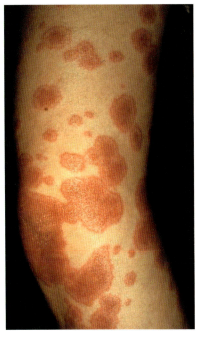

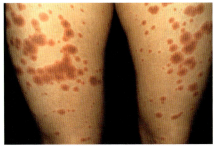

図1 非ステロイド性抗炎症薬（NSAIDs）による多形滲出性紅斑（EEM）型薬疹

四肢・体幹の滲出傾向の強い紅斑です．周囲は浮腫性に隆起し，中央は暗赤色でやや陥凹し，いわゆる target lesion（標的状病変）を呈しています．

major は滲出傾向の強い皮膚病変が広範囲に出現するのみならず，口腔・眼・陰部などの粘膜疹，さらには肝臓・腎臓などにも病変が及ぶ重症です．より重症の場合はスティーブンス・ジョンソン症候群（Stevens-Johnson syndrome: SJS）とみなされます．また，さらに重症の場合は中毒性表皮壊死症（toxic epidermal necrolysis: TEN）に移行する例もあります．ただし，日本皮膚科学会『重症多形滲出性紅斑・スティーヴンス・ジョンソン症候群・中毒性表皮壊死症診療ガイドライン』の SJS の診断からは EEM major とは異なる疾患とされています．鑑別点は皮膚粘膜病変の範囲・重症度，発熱の有無，治療への反応，組織病理所見などですが，重症の場合は同一スペクトラム上の病態とみなせざるをえないでしょう（表1）[1]．

好発年齢は，小児から高齢者までどの年代にもみられますが，感染症に起因する場合は比較的若年層，薬剤性では成人例が多く報告されています．感染症に対して処

表1 スティーブンス・ジョンソン症候群（SJS）の診断基準（抜粋）

主要所見（必須）
1　皮膚粘膜移行部（眼，口唇，外陰部など）の広範囲で重篤な粘膜病変を生じる．
2　皮膚の汎発性紅斑，表皮の壊死性障害に基づくびらん・水疱，軽快後には痂疲・膜様落屑がみられる．体表面積の 10% 未満である．
3　発熱がある．
4　病理組織所見で表皮の壊死性変化がある．
5　EEM major，SSSS を除外できる．

（塩原哲夫，他：日皮会誌 2016; **126**: 1637-1685）

B 蕁麻疹・痒疹・紅斑・紫斑

方された薬剤を使用中に発症し，感染症によるものか薬剤によるものかがまぎらわしい例も少なくありません．

　小児のEEMの原因が感染症の場合，溶血性連鎖球菌のような細菌，エプスタイン・バーウイルス（EBウイルス），サイトメガロウイルス（CMV），手足口病などの原因になるコクサッキーウイルス，アデノウイルス，ヘルペスウイルス，マイコプラズマなどが原因になります．特にマイコプラズマ・ニューモニエ（Mp）が多いのですが，Mpの感染症では25～33%に皮疹が生じ，非特異的紅斑，蕁麻疹，多形紅斑，SJS，結節性紅斑，アナフィラクトイド紫斑など多彩です[2, 3]．マイコプラズマによるEEMはSJSの状態までになる例が多く，小児のSJS例の30%ともいわれています[4]．しかも粘膜症状が顕著で，特に眼粘膜病変が重篤になる例が多く報告されています（図2）．

　成人例ではヘルペス関連多形紅斑（herpes-associated erythema multiforme: HAEM）が知られています（図3）．ヘルペス関連の小児例は非常に少ないものの経験することがあります（図4）．MpによるEEMに比べ，皮疹は限局性で，症状も軽症が多く，EEM minorといわれる所以です．

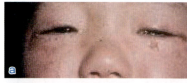
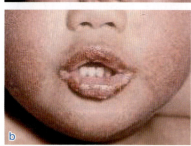
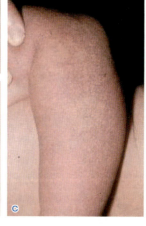

図2 マイコプラズマによるスティーブンス・ジョンソン症候群（SJS）

眼粘膜（a），口唇・口腔粘膜（b）のびらんです．四肢・体幹（c）には滲出傾向の強い環状紅斑が融合して局面を形成しています．

どのように診断をつけるか？　そのポイントは？

　診断は，薬剤性か感染に起因するものかを推測するために，問診で既往歴，数週間前まで遡った最近の感染症歴，さらに薬剤歴を聞き出します．また，周囲に同様の症状を呈する患者がいないかも聞く必要があります．経過中に内服した薬剤のパッチテストや薬剤誘発性リンパ球刺激試験（drug-induced lymphocyte stimulation test: DLST）も行う場合がありますが，まぎらわしいことに，MpによるSJSではDLSTの陽性率

4 | 多形滲出性紅斑（EEM）

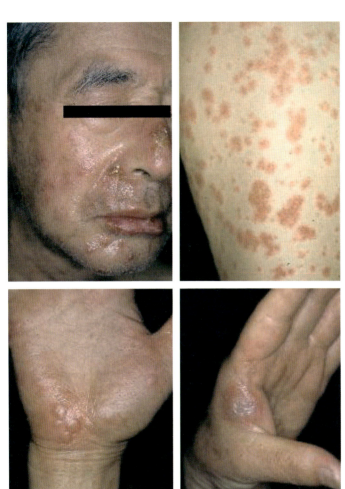

図3 口唇ヘルペスから
カポジ水痘様発疹症へ増
悪した症例

四肢・体幹にEEMが出現し
ています．手掌の皮疹の
target lesion（標的状病変）
の中央は滲出傾向が強く，水
疱を形成しています．この水
疱中のウイルス性巨細胞は陰
性でした．

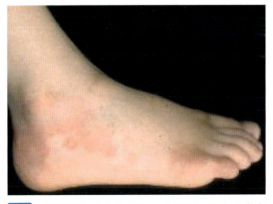

図4 単純ヘルペスウイルス（HSV）による歯肉
口内炎の例にみられた足の多形滲出性紅斑（EEM）
6歳男児．

が高いとされています．

　ウイルス感染が疑われる場合は，やみくもに調べても無駄ですが，流行のサーベイランス，臨床症状，経過などから検討をつけて検査をせざるをえません．小児の場合，特に小学生以上の学童ではMpの頻度が高いため，胸部X線，胸部CTなどの画像所見をみることは必要です．Mp感染の検査による診断では，寒冷凝集法のほか，病原体を直接見出すポリメラーゼ連鎖反応（PCR）法，血清診断では受身凝集（PA）法，ELISA法による抗体価の上昇，血清IgM抗体の証明などが行われます．他の病原体でも同様に血清抗体価を測定します．急性期と回復期のペアで抗体価を測定し，有意な上昇をみれば診断がつきます．

　皮膚の病理組織学的所見は診断の一助となります．丘疹・紅斑部では表皮の変化はほとんどなく，真皮上層の血管周囲の細胞浸潤が主所見です．標的状紅斑部では，表皮細胞の壊死が顕著で，真皮上層に炎症性細胞が浸潤しています．免疫組織染色ではCD8細胞の浸潤が証明され，EEMの発症機序は抗原に対して免疫複合体の形成，さらに血管病変などが生じ，III型アレルギーによると推測されています．

　鑑別診断としては，EEM類似の皮疹を生じる疾患はたくさんありますが，小児では前述のように多種のウイルス性感染症，細菌感染症のほかに川崎病も疑う必要があります．抗菌薬が無効な長期間続く高熱，頸部など多部位のリンパ節腫脹，口唇の発赤・いちご舌，BCG針痕部の発赤腫脹のほか，多くの患児に皮疹が出現します．非特異的皮疹といわれる丘疹，紅斑，小水疱・小膿疱に加え，EEMの皮疹も混じることがあります．全身状態などを総合的に診断します．また，時には蕁麻疹の膨疹が滲出傾向が強くてEEM様の皮疹になることがあります．通常の蕁麻疹の膨疹は数時間で消失しますが，数日経っても消退しないほど炎症が強いことがあります．そのような場合はEEMか蕁麻疹かの診断に苦慮します．蕁麻疹では皮疹のどこかにいわゆる浮腫性膨疹が混在しているはずですので，それをみつけて鑑別します．

プライマリケア治療は？　注意すべき点は？

　治療は感染原因が明確な場合はその治療をします．Mpによる感染症に対してはマクロライド系抗菌薬，特に14員環または15員環が有効であることは知られています．Mpは細胞壁がなく，β-ラクタム系抗菌薬のような細胞壁合成阻害薬は無効です．単純ヘルペスには抗ウイルス薬の投与，他のウイルス性感染症では対症療法が主体となります．薬剤性では，原因と推測される薬剤を中止します．軽症では抗アレルギー薬の投与とステロイドの外用ですが，重症ではステロイドの全身投与が必要です．

4 | 多形滲出性紅斑（EEM）

専門医紹介のタイミングは？　保護者への説明は？

　EEMによる皮疹の出始めは蕁麻疹や虫刺されなどと間違いやすいですが，急激に増悪する場合があります．疑わしければできるだけ早期に皮膚科専門医へ紹介するべきです．その際は，初診医が診た症状，わかるかぎりの現病歴，使用薬剤などの情報も一緒に伝えてください．時間とともに変化する皮疹の性状も診断の一助となります．

　保護者に対しては，「多形滲出性紅斑のほとんどは軽症ですみますが，稀に非常に重症になる場合があります．専門の皮膚科に診てもらいましょう．状況によっては，生検といって皮膚を少し切って組織をみる検査が必要になるかもしれません」と説明します．

小児科医からひとこと

　感染と薬剤の組み合わせにより発症する可能性もあるため，過去の薬剤使用歴やリンパ球刺激試験，パッチテストで原因薬物を同定することは困難な場合が多いです．高熱や皮疹の拡大・疼痛，水疱形成，粘膜症状などが認められたらSJSへの移行に注意する必要があります．SJSになるとドライアイや閉塞性細気管支炎などの重度の後遺症が残る可能性があります．

(Y.O)

文献

1) 塩原哲夫, 狩野葉子, 水川良子, 他：日本皮膚科学会ガイドライン重症多形滲出性紅斑・スティーブンス・ジョンソン症候群・中毒性表皮壊死症診療ガイドライン．日皮会誌 2016; **126**: 1637-1685
2) 相原道子, 相原雄幸, 池澤善郎：小児のStevens-Johnson症候群—成人例との比較検討．日皮会誌 2005; **115**: 135-143.
3) Schalock PC, Dinulos JG: Mycoplasma pneumoniae-induced cutaneous disease. *Int J Dermatol* 2009; **48**: 673-680.
4) 日野治子：滲出性紅斑 マイコプラズマ．皮膚病診療 2004; **26**（増）: 33.

（日野治子）

B 蕁麻疹・痒疹・紅斑・紫斑

5 IgA血管炎（ヘノッホ・シェーンライン紫斑病）

ESSENTIAL POINTS

- 血管炎のなかで小児に多くみられる．
- 関節痛，腹痛ののちに紫斑が出現した時点で診断されることが多い．
- 紫斑病腎炎では，腎機能障害，腎不全に進行する例が含まれるため注意が必要である．

どんな病気か？　日常診療で遭遇する頻度は？

　2012年に発表されたChapel Hill分類で「ヘノッホ・シェーンライン紫斑病」から「IgA血管炎」に呼称が変更されました．今後はわが国でも主として「IgA血管炎」という名称が用いられます．血管壁にIgA1を主体とする免疫複合体の沈着する小型血管炎で，毛細血管，細静脈，細動脈が障害される疾患です．

　主症状として関節症状，消化器症状，皮膚症状の症状が知られますが，同時に出現するわけではなく，7～10日間程度で出そろいます．経過中に約30～60％の割合で糸球体腎炎を発症します．

　発症頻度は海外の報告で小児10万人当たり約20人です．約半数で発症前に上気道感染がみられます．

どのように診断をつけるか？　そのポイントは？

　1990年の米国リウマチ学会の分類基準では，触知できる紫斑，初発時年齢が20歳以下，腸管アンギーナ，血管壁への顆粒球浸潤の4つのうち2つ以上を認めるものとされます．また，2008年の欧州リウマチ学会／欧州小児リウマチ学会の分類基準では，触知できる紫斑に加えて，腹痛，IgA優位の沈着，関節炎／関節痛，腎障害の4つのうち少なくとも1つを満たしたものとされます．

　血液検査では，血小板数，血液凝固第XIII因子，プロトロンビン時間（PT），活性化部分トロンボプラスチン時間（APTT）の項目を調べます．IgA血管炎は非血小板性減

少性紫斑病であるため，血小板数は正常です．また，血液凝固第XIII因子が低下することが知られています．

皮膚所見は，下腿から足背にかけて好発する1〜3mm大の軽度の浸潤を触れる紫斑です（図1）．皮膚の病理組織学的所見として，白血球破砕性血管炎（leukocytoclastic vasculitis）が認められます．皮膚生検は，真

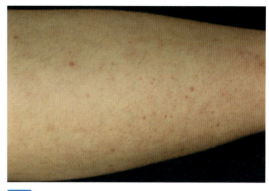

図1　IgA血管炎（ヘノッホ・シェーンライン紫斑病）の臨床像

皮乳頭層の血管壁へのIgAの沈着を確認するために新鮮な皮疹に対して行います．そのため，受診日にすぐに皮膚生検を実施できる外来体制を整えておくことが必要です．

● 腎合併症

血尿，蛋白尿が継続し，特に低蛋白血症，低アルブミン血症を示す場合は腎生検を考慮します．蛍光抗体法でメサンギウム領域へのIgAとC3の沈着，電顕所見で高電子密度物質の沈着を認めます．小児期発症の紫斑病性腎炎の評価には，メサンギウム増殖の存在と半月体形成の占める割合から作成されたISKDC（International Study of Kidney Disease in Children）による組織分類が使用されます．

● 鑑　別

特発性血小板減少性紫斑病では血小板関連IgG（PA-IgG），クリオグロブリン血症ではクリオグロブリン，顕微鏡的多発血管炎では抗好中球細胞質ミエロペルオキシダーゼ抗体（MPO-ANCA）を検査します．

プライマリケア治療は？　注意すべき点は？

対症療法が基本です．急性期の安静，止血薬，血管強化薬，抗線溶薬，時にdiamino-diphenyl sulfateの薬剤が使用されます．腹痛には短期間の副腎皮質ステロイドが有効です．ただし，ステロイドにより腎炎発症を予防できるわけではありません．

紫斑出現後1週から3か月までに腎炎が発症することがあります．定期で尿検査，血圧測定を実施します．尿定性，尿沈渣に加えて，尿蛋白/クレアチニン比を計算します．尿沈渣で赤血球円柱，白血球円柱を認める場合，尿蛋白/クレアチニン比が0.15を超える場合は精密検査が必要と考えます．血液検査におけるクレアチニン値は，小児

では年齢毎に基準値が異なっており，成人とは異なる推算糸球体濾過量（eGFR）の計算式があります．

専門医紹介のタイミングは？　保護者への説明は？

　皮膚症状のみの場合は皮膚科，腹部症状が強い場合は小児科を初診で受診します．他の疾患との鑑別のために，医師から皮膚生検を勧められることがあります．専門医への紹介は，急性期の症状が強く入院安静が必要な時期と，血尿・蛋白尿が持続し腎生検による腎炎の評価が必要な時期です．ネフローゼ症候群を示す場合は腎生検を実施します．紫斑病腎炎の治療として副腎皮質ステロイド，免疫抑制剤が使用されます．

　腹痛に伴う血便が出現した場合は，一時的に経口摂取をやめて，輸液を目的とした入院とすることがあります．関節痛，腹痛は比較的短期で消退するため，抗炎症薬，副腎皮質ステロイドなどの対症療法が行われます．薬剤による高血圧，頭痛にも注意が必要です．紫斑がいったん消失したのちに，再び紫斑が出現することは稀です．IgA血管炎は急性疾患ですが，紫斑病腎炎を合併した場合は小児科で継続した内服加療が必要になります．IgA腎症と同様の治療が実施される場合があります．ステロイドの使用期間中は身長の抑制，痤瘡（にきび），満月様顔貌，高血圧，易感染性，肥満，月経不順，皮膚線条，ステロイド性骨粗鬆症に対しての対応が必要になります．また，治療に関連して，生ワクチン接種ができない時期もあります．皮膚に対しては皮膚科，全身の管理は小児科で通院中管理を受けます．

皮膚科医からひとこと

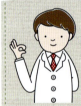

　私も含め，新しいChapel Hill分類では「ヘノッホ・シェーンライン紫斑病」という病名が消えてしまったことに違和感をもつ皮膚科医が多くいます．IgAの沈着が必ずしもみられない場合もあり，また蛍光抗体直接法（direct immunofluorescence: DIF）による免疫病理検査を施行しないと成人では確定診断がつけられない印象です．もっとも，小児の血管炎ではIgA血管炎が90％以上を占め，他の小型血管炎の可能性がほとんどないので，DIFは必須ではないようです．成人IgA血管炎は小児IgA血管炎と比較して腎機能障害をきたしやすく，しかも重症化する傾向があるので，成人でDIFが必須なのは理にかなっているのかもしれません．成人では紫斑の重症度と腎機能障害や消化管症状が必ずしも相関しない印象をもちますが，小児ではどうなのでしょうか？　　　　　　　　　　　　　　　　（Y.M）

（五十嵐　徹，高山良子）

B 蕁麻疹・痒疹・紅斑・紫斑

6 川崎病

ESSENTIAL POINTS

- 4歳以下の乳幼児に好発する発疹を伴う急性熱性疾患である．
- 体幹の不定形発疹，手足の硬性浮腫，BCG接種部位の発赤・痂皮が特徴である．
- 速やかに診断し適切な治療を行わないと，冠動脈病変が後遺症となる．

どんな病気か？　日常診療で遭遇する頻度は？

　川崎病は1967年に川崎富作博士が発見した疾患で，乳幼児に好発する発疹を伴う急性熱性疾患です．流行がみられるなどの疫学的見地から，感染症を契機に発症すると考えられていますが，原因は未だ不明です．2年毎に全国調査が実施されて全患者数を調査しています．過去に3回の流行がありましたが，その後は地域的な流行がみられるのみで全国的な流行はありません．患者数は年々増加し，2013年以降は年間15,000人を超えています．最新の2016年の報告では，罹患率は0～4歳人口10万人対309.0（男343.2，女273.2）で，0～4歳の乳幼児1,000人当たり3人が川崎病を発症しています．64％が3歳未満ですが，10歳以上の年長児もおり，診断の遅れによって重症化することがあると報告されています（図1）．

　川崎病の主要症状として，発熱と皮疹が最も高頻度にみられます．皮疹は96％の症例にみられ，主として体幹から四肢に広がります（図2a）．典型的な皮疹は多形紅斑（平坦ないしはやや隆起した赤い皮疹が斑状に広がる）がみられます．丘疹（ポツポツと盛り上がった皮疹）がみられる場合もありますが，水疱（中心に水がある湿疹）や痂皮（かさぶた）がみられないのが特徴です．かゆみはなく，色素沈着（治るときに黒くなること）もありません．皮疹の大きさは様々なので，不定形発疹といわれています．

　手足の皮膚の変化も特徴的です．熱のある急性期に硬性浮腫，熱が下がって炎症が治まってくる回復期には膜様落屑がみられます．手足の硬性浮腫とは，手と足先が赤くなり，硬く腫れてグローブみたいになることです（図2b）．川崎富作先生の原著では「テカテカパンパン」と表現されています．手のひら（手掌）と足の裏（足底）だけが赤く

Ⓑ 蕁麻疹・痒疹・紅斑・紫斑

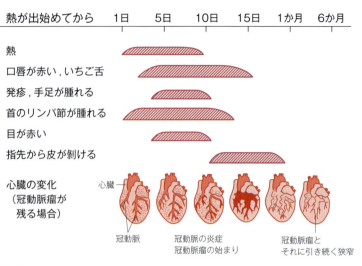

図1 川崎病の臨床経過

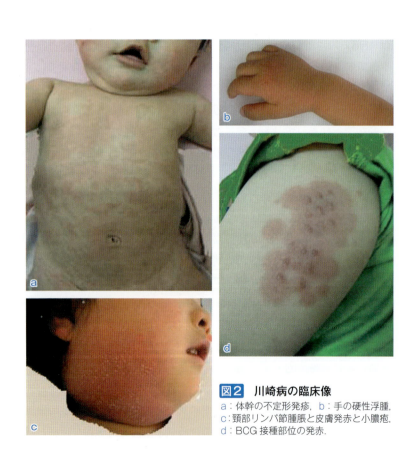

図2 川崎病の臨床像
a：体幹の不定形発疹，b：手の硬性浮腫，
c：頸部リンパ節腫脹と皮膚発赤と小膿疱，
d：BCG接種部位の発赤．

なる場合もあります．回復期にみられる膜様落屑とは手掌と足底の薄皮が剝けることで，手と足の指の爪と指尖部の境界から三日月様に剝けます．1本の指だけ剝ける患者もいれば，指先から手掌や足底全体が剝ける患者もいます．頸部リンパ節が大きく腫れる患者では，腫れたリンパ節の表面の皮膚に炎症が強く波及して，発赤や小囊胞がみられることがあります（図2c）．

上腕のBCG接種部位の変化は川崎病に特徴的で診断に有用です．BCG接種の跡が赤く腫れてかさぶたができます（図2d）．2つの針の跡がつながって全体に発赤がみられ，時にかさぶたができます．川崎病の主要症状がそろう前にBCG接種部位の変化がみられることがしばしばあります．その場合は川崎病を強く疑って検査し，経過観察をする必要があります．ただし，この変化はBCG接種後1年以内（特に6か月以内）でみられるため，BCG接種後の乳幼児では診断に有用ですが，接種前の乳児や年長児では診断の参考になりません．また爪に横溝（Beau's lines）がみられる場合もあります．川崎病を疑った場合は全身の皮膚をくまなく診察することが重要です．

どのように診断をつけるか？　そのポイントは？

原因が不明であるために，症状や検査所見を参考にした「川崎病診断の手引き」（表1）によって診断されます．主要症状は6つあります．①5日以上の高熱，②体に発疹がみられること，③眼球結膜の充血（白目が赤くなる），④いちご舌（舌が赤くブツブツする）と口唇発赤と乾燥（唇が赤くなり，ガサガサとなり，時に出血あり），⑤熱のある急性期に手と足の硬性浮腫（手足が赤く腫れること），治ってくる回復期にみられる膜様落屑，⑥首のリンパ節腫脹です．この6つの主要症状のうち5つ以上を満たして，他の疾患が否定されれば川崎病と診断します．川崎病主要症状6項目中5項目を満たした定型例は77.8%，4項目を満たし冠動脈病変がみられた非定型例は1.6%，条件を満たしていないが他の疾患が否定され不全型と診断された例は20.6%で，2歳未満の若年齢および年長児で多いと報告されています．

急性期の症状は，通常，発熱が先に出現して，他の症状が徐々に出現していきます．

プライマリケア治療は？　注意すべき点は？

川崎病と診断されたら，入院して速やかに「川崎病急性期治療のガイドライン」に従って治療します．熱が出てから1週間以内に治療を開始する必要があります．治療の基本は，早期に炎症を沈静化し，合併症である冠動脈病変（心臓を栄養する血管の拡張や瘤ができること）を防ぐことです．アスピリンの内服と，大量ガンマグロブリン療法（点滴静注）を行います．冠動脈病変の合併リスクが高いと予測される重症例では早期から

B 蕁麻疹・痒疹・紅斑・紫斑

表1 川崎病（MCLS，小児急性熱性皮膚粘膜リンパ節症候群）診断の手引き

本症は，主として4歳以下の乳幼児に好発する原因不明の疾患で，その症候は以下の主要症状と参考条項とに分けられる．

A 主要症状
1. 5日以上続く発熱（ただし，治療により5日未満で解熱した場合も含む）
2. 両側眼球結膜の充血
3. 口唇，口腔所見：口唇の紅潮，いちご舌，口腔咽頭粘膜のびまん性発赤
4. 不定形発疹
5. 四肢末端の変化：
   （急性期）手足の硬性浮腫，掌蹠ないしは指趾先端の紅斑
   （回復期）指先からの膜様落屑
6. 急性期における非化膿性頸部リンパ節腫脹

6つの主要症状のうち5つ以上の症状を伴うものを本症とする．ただし，上記6主要症状のうち，4つの症状しか認められなくても，経過中に断層心エコー法もしくは，心血管造影法で，冠動脈瘤（いわゆる拡大を含む）が確認され，他の疾患が除外されれば本症とする．

B 参考条項
以下の症候および所見は，本症の臨床上，留意すべきものである．
1. 心血管：聴診所見（心雑音，奔馬調律，微弱心音），心電図の変化（PR・QTの延長，異常Q波，低電位差，ST-Tの変化，不整脈），胸部X線所見（心陰影拡大），断層心エコー図所見（心膜液貯留，冠動脈瘤），狭心症状，末梢動脈瘤（腋窩など）
2. 消化器：下痢，嘔吐，腹痛，胆囊腫大，麻痺性イレウス，軽度の黄疸，血清トランスアミナーゼ値上昇
3. 血液：核左方移動を伴う白血球増多，血小板増多，赤沈値の促進，CRP陽性，低アルブミン血症，$α_2$グロブリンの増加，軽度の貧血
4. 尿：蛋白尿，沈査の白血球増多
5. 皮膚：BCG接種部位の発赤・痂皮形成，小膿疱，爪の横溝
6. 呼吸器：咳嗽，鼻汁，肺野の異常陰影
7. 関節：疼痛，腫脹
8. 神経：髄液の単核球増多，けいれん，意識障害，顔面神経麻痺，四肢麻痺

備考
1. 主要症状Aの5は，回復期所見が重要視される．
2. 急性期における非化膿性頸部リンパ節腫脹は他の主要症状に比べて発現頻度が低い（約65％）．
3. 本症の性比は，1.3～1.5：1で男児に多く，年齢分布は4歳以下が80～85％を占め，致命率は0.1％前後である．
4. 再発例は2～3％に，同胞例は1～2％にみられる．
5. 主要症状を満たさなくても，他の疾患が否定され，本症が疑われる容疑例が約10％存在する．この中には冠動脈瘤（いわゆる拡大を含む）が確認される例がある．

（厚生労働省川崎病研究班：日児誌 2002; **106**: 836-837）

ステロイドを併用することもあります．多くの症例は1回のガンマグロブリン療法で症状が改善しますが，約15%の症例では症状が改善しない，または再燃する例（グロブリン不応例）が存在します．その場合にはステロイド大量療法，血漿交換，抗腫瘍壊死因子α（TNF-α）抗体（インフリキシマブ）点滴静注などの治療を行います．未治療では約25%の症例で冠動脈病変が合併しますが，診断と治療の進歩により，最新の全国調査のデータでは急性期の冠動脈病変の合併頻度は約8.5%，発症1か月の時点での冠動脈瘤後遺症は2.6%と報告されています．

皮膚科医からひとこと

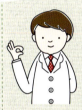

川崎病は年々増加しているようですが，皮膚科医が遭遇する機会は減った気がします．私が研修医の頃（つまり私のこどもが乳幼児だった頃）は，同僚のお子さんが罹患したり，同期が川崎病の発症病理を研究テーマにしたりして，何となく「同時代の病気」という感じがしていましたが，川崎病は発疹を愁訴に皮膚科を受診するというよりも，発熱や流行があるため小児科を受診することが多いからなのかもしれません．

私にとって忘れられないのは，「上腕のBCG接種部位の変化」から何度か川崎病を診断できた成功体験です．不定型な発疹が多く，なかなか皮膚症状のみから川崎病と診断できないことが多いなかで，「上腕のBCG接種部位の変化」は私たち皮膚科医にとって川崎病を想起させる重要なサインにみえます．接種前の乳児やBCG接種をしない外国人ではみられませんが，発熱と発疹を伴う乳幼児ではBCG接種部位を診るのが習慣になっているのは，そのときの原体験が今も脳裏に焼きついているからだと思います． (Y.M)

文 献

1) 厚生労働省川崎病研究班：川崎病（MCLS，小児急性熱性皮膚粘膜リンパ節症候群）診断の手引き．改訂5版．日児誌 2002; **106**: 836-837.
2) 松原知代：川崎病．イラストを見せながら説明する子どもの病気とその診かた．南山堂, 2015: 331~336.

（松原知代）

B 蕁麻疹・痒疹・紅斑・紫斑

7 特発性血小板減少性紫斑病（ITP）

> **ESSENTIAL POINTS**
> - おもに感染やワクチン接種を契機として発症する血小板減少症である．
> - 血小板減少の程度によって治療介入が異なる．
> - 性状，部位，併発症状により他の重大疾患を鑑別する．

どんな病気か？　日常診療で遭遇する頻度は？

　「特発性血小板減少性紫斑病（idiopathic thrombocytopenic purpura: ITP）」は，おもに感染やワクチン接種を契機として発症する血小板減少症の総称です．小児では年間1,200～1,800人が発症するとされ，臨床経過によって，急性型，慢性型，再帰型，周期型に分類されています（表1）．最近は「免疫性血小板減少症（immune thrombocytopenia）」という呼び名も提唱され，様々な病態が考えられています．多くの症例では感染などを契機に自分の血小板の抗原に反応する抗体が産生される，もしくはウイルス抗原抗体複合体が血小板に付着してしまう，などの自己免疫疾患のような異常免疫応答が生じ，血小板が脾臓で消費されて血小板減少をきたすと考えられています．その結果として，様々な出血症状，皮膚所見，粘膜出血を呈します．

　血小板数と出血傾向は必ずしも相関しませんが，一般的に，軽度の血小板減少では紫斑（点状または溢血斑），次に粘膜出血（鼻出血，歯肉出血，月経過多，血尿）が観察されます．著明な血小板減少では消化管出血や頭蓋内出血等の重症出血も0.5％程度で報告されるなど，稀ではありますが，命を脅かす危険性もあります．目安として，軽い

表1　特発性血小板減少性紫斑病（ITP）の分類

病型	特徴	頻度
急性型	発症後6か月以内に治癒する．最も多くを占める．	80～90%
慢性型	発症後6か月以上遷延する．	10～20%
再帰型	治癒から6か月以上を経て再発を繰り返す．	2～3%
周期型	一定の周期で血小板数の増減を繰り返す．	―

打撲などの外傷によって紫斑ができるのは血小板8万/μL以下，自然に出血してくるのは血小板5万/μL以下，スポーツ全般を制限したほうがよいのは血小板2万/μL以下とされます．

どのように診断をつけるか？　そのポイントは？

　一般的に，紫斑は真皮または皮下組織の出血で生じ，出血の大きさや場所によって，①真皮内の点状出血（直径1〜3mm程度），②皮下の大きめの出血である溢血斑（直径1〜2cm程度），③さらに大きい出血である広汎性皮下出血の3つに分けられます．出血からの時間経過によって，色調が鮮紅色，暗赤色，紫褐色，黄色と変化していき，圧迫によって退色しないことで紅斑と区別されます．

　15歳以上のITP患者は年齢とともに増加し，女性優位であることが知られています．一方，小児のITP患者は4歳以下の男児に多くみられ，およそ8割が就学前に発症するとされています．そのため，臨床では，このくらいの年齢の患児がしばしば遭遇する打撲などの他の出血斑との鑑別が必要になります．あまり色の濃くない溢血斑が四肢に限局して1〜数個みられ，他の部位には何も異常が認められず，単なる打撲と考えられる場合は出血性疾患を問題にする必要はありません．

　また，ITP診断に際しての骨髄検査は典型的な経過をたどる例では必要ないと考えられています．

●性状による鑑別

　点状出血斑は主として血小板の減少，血小板機能の低下に加えて，血管壁の異常などでみられ，打撲や凝固異常症のみではあまり生じません．一方，溢血斑は血小板数の減少，血小板機能の低下，血管壁の異常，打撲や凝固異常のいずれにもみられます．

●出血部位による鑑別

　表在性出血は血小板減少症，血小板機能の低下，あるいは血管壁の異常を示唆し，深部出血，特に筋肉内出血と関節内出血は凝固異常症に好発します．一方で血友病A，血友病Bのような凝固異常症の場合も初発時症状は紫斑，皮下血腫，鼻出血，口腔内出血などの表在性出血が多いとされています．

●病歴，理学的所見による鑑別

　診断としては，点状出血などの皮下出血をみた場合，まずは先行感染の有無，予防接種歴の聴取が大切です．次に，末梢血の血小板数を測定します．血小板減少がなく，関節腫脹や腹部の圧痛がある場合はアレルギー性紫斑病が鑑別にあがります．血小板減少

B 蕁麻疹・痒疹・紅斑・紫斑

がある場合は，身体所見として，貧血，肝脾腫や全身のリンパ節の腫大があるときには白血病や悪性腫瘍の除外，重症感染徴候があるときには重症感染症や播種性血管内凝固症候群（disseminated intravascular coagulation：DIC）に伴う血小板減少を鑑別することが重要となります．

プライマリケア治療は？　注意すべき点は？

　診断，治療については『小児特発性血小板減少性紫斑病：診断・治療・管理ガイドライン』（2004年）に詳しいです．出血症状が軽度で血小板数2万/μL以上の場合は無治療での観察が可能です．一般的に，小児ITP患者の重症出血の頻度は低く，診断後1年以内に患者の約8割が軽快し，臨床的予後は良好です．慢性型移行の危険因子は，初発時年齢10歳以上，血小板数2万/μL以下ならびに先行感染やワクチン接種の欠如などとされます．

　血小板減少が2万/μL以下，もしくは広範な紫斑，あるいは明らかな粘膜出血を認める場合は治療が必要です．治療の第一選択はガンマグロブリン大量静注療法（1～2g/kg）もしくはステロイド経口投与（2mg/kg）となるので小児血液専門医への紹介が必要です．また，血小板3万/μL以上の場合でも，広範な紫斑や明らかな粘膜出血を認める際には血小板減少以外の出血素因も関与していることが考えられるので専門医療機関での精査が必要です．

皮膚科医からひとこと

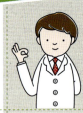

　皮膚科医はこどもの紫斑を診るとすぐにIgA血管炎（以前のアレルギー性紫斑病）を想起してしまいます．血小板減少がなく，関節の腫脹や腹部の圧痛がある場合に考えるべきですが，発疹から鑑別するとすれば，血管炎の細胞浸潤がある分だけやや盛り上がった「触知可能な紫斑（palpable purpura）」であることでしょうか？　成人ではクリオグロブリン血症や色素性紫斑病が意外に多いです．このあたりは拙著『宮地教授直伝発疹のみかた』（メディカルレビュー社，2013）をご覧ください．　　　（Y.M）

（加藤　格）

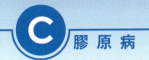

1 エリテマトーデス（LE）

ESSENTIAL POINTS

- 小児期のエリテマトーデス（LE）は，全身性エリテマトーデス（SLE）の病型が多い．
- 小児 SLE では初発症状として半数以上の症例で蝶形紅斑を認める．
- 小児 SLE は疾患活動性が高く，合併症の検索と初期治療が重要である．

どんな病気か？　日常診療で遭遇する頻度は？

「エリテマトーデス［紅斑性狼瘡（lupus erythematosus: LE)］」は，顔面に狼の噛み跡（lupus）のような侵食性・破壊性紅斑（erythema）を呈する疾患を指す言葉として用いられています．LE には，多彩な免疫異常による全身症状を呈する全身性エリテマトーデス（systemic LE: SLE），症状が皮膚のみに限局し全身症状を欠く皮膚限局性エリテマトーデス（cutaneous-limited LE: CLE），軽度の全身症状を認めるが SLE 分類基準を満たさない症例があります．小児では SLE の病型が多く認められます．

SLE は自己免疫疾患の 1 つです．①自己反応性 B 細胞による自己抗体の産生と自己反応性 T 細胞への抗原提示，②自己抗体と抗原により形成された免疫複合体の組織への沈着と補体の活性化，③自己反応性 T 細胞の組織浸潤と産生されるサイトカインによる自己反応性 B 細胞の活性化などの機序により全身の臓器障害が起こります．発熱，皮膚・粘膜症状，腎炎，神経・精神症状，血球減少に伴う症状，関節炎などを経過中に認めます．詳しい病因は未だに不明で，遺伝的素因と環境要因が関与しているといわれています．わが国での小児 SLE の有病率は 4.70 人／小児人口 10 万人（平成 12 年厚労科研報告書）と推定されています．

どのように診断をつけるか？　そのポイントは？

LE は疾患特異的な皮疹で診断し，SLE 分類基準に沿った全身症状の評価により病型を決定します．LE の特異的皮疹は皮疹の経過から急性型，亜急性型，慢性型に分類さ

C 膠原病

れます．急性型皮疹を呈する例が多い小児期発症 LE は，そのほとんどが SLE 分類基準を満たします．急性型皮疹の代表例は蝶形紅斑（頬部紅斑）（図1）で，紅色丘疹や小紅斑が出現し，複数が融合して局面を形成する浮腫性または滲出性の紅斑です．鼻根部をまたぎ左右対称性に広がり，鼻唇溝を避ける傾向にあります．急性型皮疹はSLEの疾患活動性と最も相関する皮疹といわれ，数日から数週間の単位で経過し，多くは色素沈着や瘢痕を残さずに治癒します．全国調査や専門施設調査のデータから，小児SLEの初発時症状としては，半数以上の症例で蝶形紅斑を認める一方，光線過敏症や円板状エリテマトーデス（discoid LE: DLE）型皮疹は 10％ 前後，レイノー現象は 5％ 前後でした．

レイノー現象は基礎疾患として膠原病が疑われる代表的な症状で，LE の非特異的症状です．寒冷刺激や精神的緊張などにより指趾の血管に可逆性の攣縮が突如として誘発され，四肢末端に色調変化を伴った虚血性変化が起こります．色調は蒼白（血流途絶での虚血）→紫（還元型 Hb の蓄積によるチアノーゼ）→赤（血流回復による紅潮）の3相性の変化が連続的に起こるのが典型例で，蒼白部の境界は明瞭で，色調変化と持続時間を明確に確認できます．基礎疾患を伴わない一次性と基礎疾患のある二次性に分けられますが，二次性には膠原病以外にも多くの原疾患が存在します．膠原病のなかでは全身性強皮症で最も高頻度で認められますが，皮膚筋炎（dermatomyositis: DM）や混合性結合組織病でもみられます．

不明熱，皮膚症状，血球減少や免疫異常などの検査所見から小児 SLE が疑われた場合には，日本小児リウマチ学会が作成した『小児全身性エリテマトーデス（SLE）診療の手引き 2018 年版』が診断に有用です．

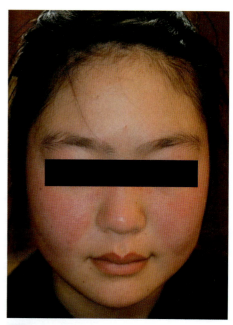

図1 小児の全身性エリテマトーデス（SLE）の臨床像
15歳女性．蝶形紅斑（頬部紅斑）．
（画像は，千葉大学大学院皮膚科学 山崎由里子先生，松江弘之先生の御厚意による）

プライマリケア治療は？　注意すべき点は？

　ヒドロキシクロロキンは，世界的にはSLE，CLE，関節リウマチに適応を有し，複数のガイドラインで推奨されています．わが国では2015年7月にLEの治療薬として承認されています．小児では6歳以上に適応があり，『小児全身性エリテマトーデス（SLE）診療の手引き2018年版』では寛解導入療法時に早期からの併用が明記されています．注意すべき重篤な副作用としては網膜障害があり，使用開始前に眼科検査が必要で，関連各学会から適正使用の手引きやガイドラインが作成されています．

専門医紹介のタイミングは？　保護者への説明は？

　小児SLEは成人に比べて疾患活動性が高く，腎障害の合併が多いと報告されています．初診時に43%，経過中には62%に腎炎を認め，初発時の尿検査で異常を認めない場合にも腎生検によりループス腎炎の所見を認める症例（silent lupus nephritis）があります．小児SLEの3割で何らかの後遺症や臓器障害を残しており，診断確定後は早期から適切な寛解導入療法を行う必要があります．したがって，小児SLEを疑った場合には，速やかに専門医療機関との連携をとり，治療開始を遅らせないことが重要です．適切な治療によって，就職や結婚なども可能となりうることも家族にとっては重要な情報です．

皮膚科医からひとこと

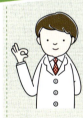

　本文でも強調されている通り，蝶形紅斑の診断は，もちろん例外もありますが，①丘疹が集簇して局面を形成すること，②鼻根部にまたがること，③鼻唇溝を越えないという3点を満たしているかどうかが重要です．伝染性紅斑（りんご病），接触皮膚炎，薬疹，丹毒，アトピー性皮膚炎などではこの3つをすべて満足することはまずありませんので，重要な鑑別点となります．そのほか，春になっても治らない凍瘡（しもやけ），海水浴やスキーのあとに増悪する光線過敏症なども思春期以降ではLEを想起させます．小児科の先生方は新生児エリテマトーデスにも遭遇されるのではないかと思います．（Y.M）

（秋葉　靖，冨板美奈子）

C 膠原病

2 皮膚筋炎（DM）

> **ESSENTIAL POINTS**
> - ヘリオトロープ疹，ゴットロン丘疹・徴候をはじめとする多彩な皮膚症状を呈する．
> - 若年発症例と成人発症例では，自己抗体の頻度や症状に違いがある．
> - 若年発症例は治癒しやすいが，後遺症を残す症例もあるので病初期に十分な治療を行う．

どんな病気か？　日常診療で遭遇する頻度は？

　皮膚筋炎（dermatomyositis: DM）は筋炎と特徴的な皮膚症状を呈する膠原病です．その発症年齢は5〜10歳と40〜50代の二峰性のピークを示します．若年性皮膚筋炎（juvenile DM: JDM）は成人発症のDMより頻度が低く，人口10万人当たり1.7人程度であり，男女比は約3：7で女児に多くみられます．

　病態は未だ明らかではありませんが，遺伝的素因に加えて環境要因（ウィルス感染，紫外線等）が関与して発症すると考えられています．

どのように診断をつけるか？　そのポイントは？

　筋症状として，四肢の近位を主体とした左右対称性の筋力低下，筋痛，把握痛がみられます．しかし，JDMでは気づかれにくいことも多く，つまずきやすくなった，今までできていた運動ができなくなったなどの症状に注意します．重症例では，咽頭・喉頭筋群の筋力低下により嚥下障害，呼吸不全をきたすことがあります．

　また，DMに特異的な皮膚症状として，眼瞼の紅斑（ヘリオトロープ疹），指関節背面に集簇する丘疹（ゴットロン丘疹），指関節や大関節の背面に生じる角化を伴う紅斑（ゴットロン徴候）があります（図1，図2）．そのほかにも，メカニックハンド，逆ゴットロン徴候，顔面や耳介の紅斑，爪囲紅斑，爪郭部の毛細血管異常（爪上皮の出血点），むち打ち様紅斑，多型皮膚萎縮，石灰沈着，皮膚潰瘍，レイノー現象などがみられるこ

2 | 皮膚筋炎（DM）

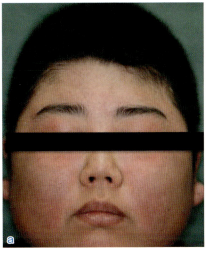
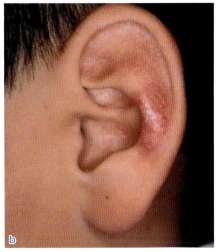

図1 皮膚筋炎（DM）の臨床像①
a：ヘリオトロープ疹と頬などの顔面の紅斑，b：耳介の紅斑．

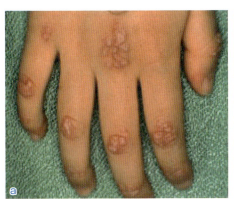
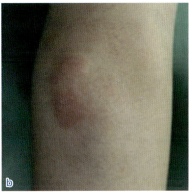
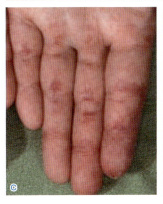
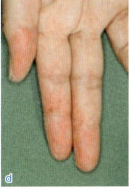

図2 皮膚筋炎（DM）の臨床像②
a：ゴットロン丘疹，b：ゴットロン徴候，c：逆ゴットロン徴候，d：メカニックハンド．

C 膠原病

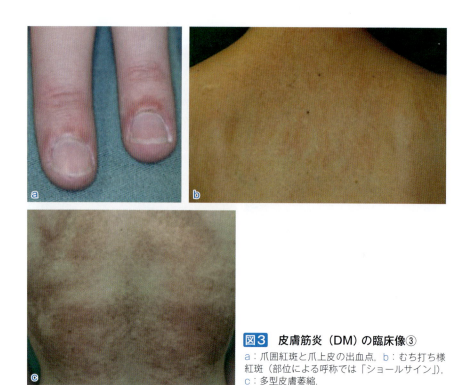

図3 皮膚筋炎（DM）の臨床像③
a：爪囲紅斑と爪上皮の出血点，b：むち打ち様紅斑（部位による呼称では「ショールサイン」），c：多型皮膚萎縮．

とがあります（図1～図3）．また，四肢・体幹の紅斑は，生じる部位によって「Vサイン」（前胸部），「ショールサイン」（項～上背部），「ホルスターサイン」（大腿外側）などとも呼ばれます．

　筋炎関連の自己抗体として，抗Jo-1抗体，抗ARS抗体，抗TIF-1γ抗体，抗MDA5抗体，抗Mi-2抗体の測定が保険収載されています．抗Jo-1抗体に代表される抗ARS抗体はJDMでは5％以下と稀であり，そのためにJDMでは間質性肺疾患の頻度が低くなります．抗TIF-1γ抗体陽性例は20～35％と高率で，高齢者では高率に悪性腫瘍を合併しますが，JDMでは合併しません．抗MDA5抗体は日本人JDMの30％前後に認められ，急速進行性間質性肺炎を高率に生じます．間質性肺疾患や悪性腫瘍を伴わない抗Mi-2抗体陽性例はJDMでは10％以下です．保険収載されていませんが，抗NXP-2抗体はJDMで15～25％と比較的高率にみられます．抗NXP-2抗体陽性例では筋症状が強く，皮下や筋肉に石灰沈着をきたすことが少なくありません．

プライマリケア治療は？　注意すべき点は？

　JDMは最終的に治療を中止できる症例が多いです．しかし，治療の遅れや不十分な

治療は筋障害や石灰化などの後遺症を残します．そのため，病初期にステロイドや免疫抑制剤などで十分な治療を行う必要があります．

また，抗MDA5抗体陽性例では筋症状がないか，あっても軽度のことが多いですが，急速進行性間質性肺炎が死因になりうるので，皮膚症状からの早期診断が重要です．

専門医紹介のタイミングは？　保護者への説明は？

皮膚症状，筋症状，間質性肺炎などからDMが疑われた場合は，速やかに専門医に紹介してください．

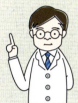

> 小児科医からひとこと
>
> 間質性肺炎の合併が生命予後に最も影響するため，JDMと診断した場合は全例で肺高分解能CT，血清シアル化糖鎖抗原KL-6（KL-6）・肺サーファクタント蛋白D（SP-D）検査を実施し，間質性肺炎の早期発見に努める必要があります．疾患活動性がある間は光線過敏があり，紫外線曝露が筋炎関連自己抗体の産生に関わるとの報告がありますので，サンスクリーン剤（日焼け止め）使用による紫外線対策が必要です．　　　（Y.O）

（長谷川　稔）

C 膠原病

3 若年性特発性関節炎（JIA）

ESSENTIAL POINTS

- 全身型は，2週間以上持続する発熱があり，発疹，全身のリンパ節腫脹，肝脾腫，漿膜炎のうち1つ以上の症状を伴う慢性関節炎である．
- リウマトイド疹は，直径1〜2cm程度までのかゆみを伴わない不定形の平坦な皮疹で，発熱とともに潮紅し，その色調から「サーモンピンク疹」とも呼ばれ，解熱すると退色する．
- マクロファージ活性化症候群（MAS）への移行が疑われる場合や，ステロイドの減量が困難または関節炎症状が持続する場合は小児リウマチ専門医へ相談する．

どんな病気か？　日常診療で遭遇する頻度は？

「若年性特発性関節炎（juvenile idiopathic arthritis: JIA）」は，16歳未満に発症し，少なくとも6週間以上持続する原因不明の慢性関節炎の総称です．全身型，少関節型，リウマトイド因子陽性多関節型，リウマトイド因子陰性多関節型，乾癬性関節炎，腱付

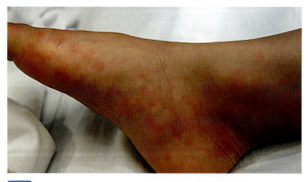

図1 若年性特発性関節炎（JIA）の臨床像
リウマトイド疹．直径1〜2cm程度までのかゆみを伴わない不定形の平坦な皮疹であり，疾患活動性の高いときに認められます．発熱とともに潮紅し，その色調から「サーモンピンク疹」とも呼ばれます．

着部炎関連関節炎，分類不能型の 7 つの病型に分類されます．ここでは，皮膚症状を伴う全身型 JIA について述べます．

　全身型 JIA は，2 週間以上持続する発熱（うち 3 日以上は弛張熱[*1]）があり，発疹，全身のリンパ節腫脹，肝脾腫，漿膜炎（心膜炎や胸膜炎）のうち 1 つ以上の症状を伴う慢性関節炎です．関節炎は手，膝，足関節などの大関節のほか，指や頸椎などの小関節にも認められます．初期には関節炎を呈さないことも多く（約 30％），早期診断が困難な場合も少なくありません．

　全身型 JIA で認められる皮疹は「リウマトイド疹」と呼ばれ，図 1 のように直径 1 ～ 2cm 程度までのかゆみを伴わない不定形の平坦な皮疹で，全身型 JIA の 90％ に認められます．発熱とともに潮紅し，解熱すると退色します．その色調から「サーモンピンク疹」とも呼ばれます．皮疹周囲の健常な皮膚を擦過すると類似の紅斑が出現するケブネル徴候も認められます．皮疹は疾患活動性の高い時期にのみ認められ，寛解した安定期には消退します．

[*1]：代表的な熱型の 1 つです．最高体温は 39℃以上になり，1 日に 1℃以上の変動がありますが，37℃以下にはなりません．腎盂腎炎，敗血症，種々の感染症，膠原病などでみられます．

どのように診断をつけるか？　そのポイントは？

　全身型 JIA に特異的な検査所見はありません．好中球優位の白血球増多，高度の炎症所見［C 反応性蛋白（CRP）高値や赤沈亢進］は初期から認められ，経過とともに小球性低色素性貧血や血小板増多がみられるようになります．関節炎症状が強い場合はマトリックスメタロプロテアーゼ-3（MMP-3）の増加を認めます．リウマトイド因子や抗核抗体などの自己抗体は陰性です．血清フェリチン値の増加は半数以上に認められ，異常高値を示す場合は二次性の血球貪食症候群であるマクロファージ活性化症候群（macrophage activation syndrome: MAS）への移行が疑われます．MAS を発症すると熱型が弛張熱から稽留熱[*2]と変化し，肝脾腫が増大します．白血球や血小板の減少，肝酵素の上昇，フィブリノーゲンの低下，凝固異常を認めます．病期が進行すると出血症状や呼吸障害もみられるようになります．MAS の診断基準を表 1 に示します．

表 1　マクロファージ活性化症候群（MAS）の診断基準

s-JIA と診断されている症例または疑われる発熱を呈する症例において，下記の基準を満たす場合に MAS と診断する．
1　血清フェリチン値上昇　　　　＞ 684ng/mL
2　上記 1 に加えて，下記の検査項目のうち少なくとも 2 つ以上を満たすもの．
・血小板減少　　　　　　≦ 181×10^9/L
・AST 上昇　　　　　　　＞ 48IU/L
・TG 上昇　　　　　　　　＞ 156mg/dL
・低フィブリノーゲン血症　≦ 360mg/dL

C 膠原病

　鑑別すべき疾患として，敗血症等の細菌感染症や川崎病をはじめとする血管炎症候群，家族性地中海熱や腫瘍壊死因子（TNF）受容体関連周期性発熱症候群等の自己炎症性疾患などがあげられます．初診時に MAS を合併していることも多く，そのような場合にはエプスタイン・バーウイルス（EB ウイルス）による血球貪食症候群や白血病や悪性リンパ腫などの悪性疾患との鑑別が重要になります．

*2：代表的な熱型の1つです．最高体温は39℃以上になり，1日に1℃以内の変動があり，高熱が持続します．急性肺炎，腸チフスの極期，髄膜炎などでみられます．

プライマリケア治療は？　注意すべき点は？

　ステロイドによる抗炎症治療が基本となります．メチルプレドニゾロン（mPLS）パルス療法（30mg/kg/回×3日間点滴静注を1コースとして2〜3コース）で寛解導入し，パルス間および終了後の後療法として，プレドニゾロン（PSL）0.7〜1mg/kg/日（最大投与量30〜40mg/日）が用いられます．臨床症状が消失し，CRP 値などの炎症マーカーも陰性化したら PSL の減量を開始し，2週間毎に 10％ ずつ減量して維持量（0.2mg/kg/日）とし，数か月症状および検査値が安定していれば漸減中止を検討します．

専門医紹介のタイミングは？　保護者への説明は？

　ステロイドの減量が困難であったり，関節炎症状が持続したりする場合は生物学的製剤の導入を検討する必要があります．小児リウマチ専門医へ相談してください．
　また，MAS は治療介入が遅れると生命の危機をもたらすため，移行が疑われた場合は速やかに小児リウマチ専門医に相談し，治療を開始することが重要です．

（清水正樹）

D 物理化学的皮膚障害

1 熱傷（やけど）

> **ESSENTIAL POINTS**
> - 熱による組織の損傷で，小児が受傷する外傷のなかでも頻度が高い．
> - 深達度によって，Ⅰ度，浅達性Ⅱ度（SDB），深達性Ⅱ度（DDB），Ⅲ度に分類され，熱傷面積と深達度から重症度を判定し，治療を開始する．
> - 小児では，熱傷面積の計算方法や初期輸液の仕方などに成人と違いがある．
> - 広範囲の熱傷は，全身性の炎症反応や感染により，局所の損傷のみならず，時に命の危険に晒されることがあるため，専門施設での治療が必要である．

どんな病気か？ 日常診療で遭遇する頻度は？

　熱傷は高温の気体，液体，固体に接触したことで生じる熱による皮膚組織の損傷で，小児が受傷する外傷のなかでも頻度が高いものです．熱傷創の局所治療は深達度によって異なります．後述する深達度の分類において，Ⅰ度熱傷は特別な治療を要しません．浅達性Ⅱ度熱傷は洗浄・軟膏療法によって治癒が得られ，深達性Ⅱ度やⅢ度熱傷では植皮術を必要とすることが多いです．小児の熱傷では，熱傷面積の計算方法や初期輸液の仕方などに成人と違いがあります．

どのように診断をつけるか？ そのポイントは？

　重症度の判定にはいくつかの指標がありますが，熱傷面積，熱傷の深達度，気道熱傷などの合併損傷の有無，年齢，基礎疾患の有無から決定されます．熱傷面積（% total body surface area: %TBSA），熱傷指数（burn index: BI），予後熱傷指数（prognostic burn index: PBI），Artzの基準などの指標が用いられます（表1，表2）．

●熱傷面積

　熱傷を受けた範囲の広さは体表面積に対する割合（%）で表されます．成人の場合は「9の法則」という計算方法が有名ですが，小児では成人に比べて頭部の割合が大きく

D 物理化学的皮膚障害

下肢の割合が小さいため「5の法則」が用いられます（図1）．さらに詳細に面積を計算するには「ランド・ブラウダーの図表（Lund & Browder chart）」を用います（図2）．

●深達度（表3，図3）

I度熱傷

海水浴などのおける日焼けに代表的されます．表皮のみの熱傷であり，症状は皮膚の発赤だけなので治療を必要としません．

II度熱傷

真皮に至る熱傷です．深さにより，さらに2つに分類されます．浅達性II度熱傷（superficial dermal burn: SDB）は真皮の浅層までの熱傷です．SDBでは，底の真皮が赤～ピンク色の水疱を形成します（図4）．強い痛みがあります．通常1～2週間で上皮化して治癒し，一般に肥厚性瘢痕を残しません．深達性II度熱傷（deep dermal

表1　熱傷指数（BI）と予後熱傷指数（PBI）

熱傷指数（BI）	II度熱傷面積（%）× 1/2 + III度熱傷面積（%） BI 10～15以上であれば重症とする．
予後熱傷指数（PBI）	BI＋年齢 120～　　：致死的熱傷で救命は稀 100～120：救命率20%程度 80～100：救命率50%程度 ～80：重篤な合併症や基礎疾患がなければ救命可能

表2　Artzの基準

1	重症熱傷 総合病院，専門施設での入院加療を必要とするもの	1) II度熱傷で30%以上のもの 2) III度熱傷で10%以上のもの 3) 顔面，手，足の熱傷 4) 気道の熱傷が疑われるもの 5) 軟部組織の損傷や骨折を伴うもの
2	中等度熱傷 一般病院での入院加療を必要とするもの	1) II度熱傷で15～30%のもの 2) III度熱傷で10%以下のもの
3	軽度熱傷 外来通院で治療できるもの	1) II度熱傷で15%以下のもの 2) III度熱傷で2%以下のもの

表3　深さ（熱傷深達度）の分類

深さの分類		外観	症状	障害組織	治癒期間
I度		発赤	痛み	表皮のみ	数日 治療を要さない
II度	浅達性（SDB）	水疱（ピンク色）	強い痛み	真皮浅層	2週間以内 瘢痕は目立たない
	深達性（DDB）	水疱（白色）	知覚鈍麻	真皮深層	3，4週間 肥厚性瘢痕
III度		白色，褐色，レザー様，黒色変化	知覚消失	皮膚全層	植皮を要する

1 | 熱傷（やけど）

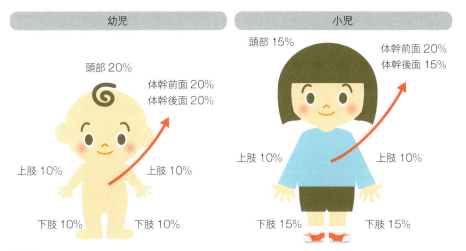

図1 熱傷面積の計算①－5の法則
幼児では，頭部20%，上肢それぞれ10%，体幹前面20%，体幹後面20%，下肢それぞれ10%で計算します。
小児では，頭部15%，上肢それぞれ10%，体幹前面20%，体幹後面15%，下肢それぞれ15%で計算します。

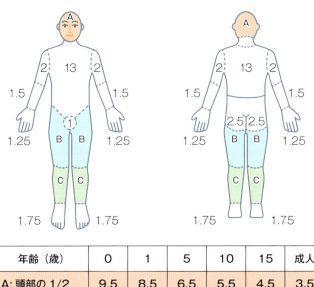

年齢（歳）	0	1	5	10	15	成人
A: 頭部の1/2	9.5	8.5	6.5	5.5	4.5	3.5
B: 大腿部の1/2	2.5	3.25	4	4.25	4.5	4.75
C: 下腿部の1/2	2.5	2.5	2.75	3	3.25	3.5

図2 熱傷面積の計算②－ランド・ブラウダーの図表

169

D 物理化学的皮膚障害

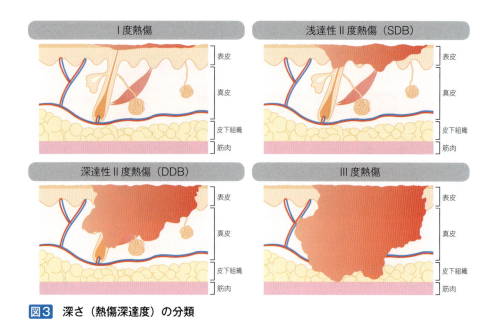

図3 深さ（熱傷深達度）の分類

burn: DDB）は真皮の深層まで達する熱傷です．SDBと同じく水疱を形成しますが，水疱底の真皮が白色で貧血状を呈しています（図4）．知覚鈍麻によりSDBよりも痛みは鈍くなります．上皮化して治癒するまでおよそ3～4週間かかります．多くは肥厚性瘢痕を残します．

III度熱傷

皮膚全層の熱傷で，白色レザー様，または褐色レザー様となったり皮膚が完全に炭化したりしたものです．III度熱傷では知覚が消失するため無痛です．ただし，辺縁にはII度熱傷の部分がありますので痛みます．皮膚が全層で損傷されているために上皮化しません．面積が小さなものは辺縁皮膚の収縮や辺縁からの上皮化により治癒します．手掌以上の面積では植皮手術が必要となります．

受傷機転から深達度を予測する

しかしながら，受傷直後ではここで述べたような熱傷創の外観から深達度を判定することはとても困難です．したがって実際には，受傷機転から深達度をある程度予測します．熱湯によるものはSDBのことが多く，火炎や高温固体によるものはDDBやIII度のことが多いでしょう．乳幼児では回避行動が遅れるため，熱湯でもDDBやIII度に至る場合もあるので注意が必要です．

1 | 熱傷（やけど）

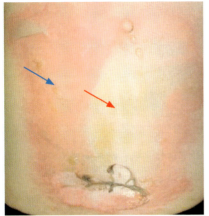

受傷当日

SDB（青色の矢印）と DDB（赤色の矢印）が混在してみられます．

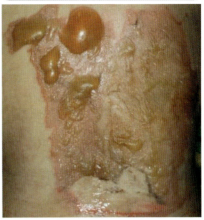

受傷後2日

水疱が形成されました．

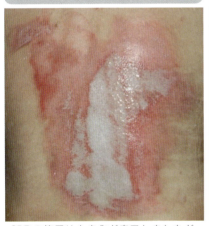

受傷後2週間

SDB の範囲は上皮化が完了しましたが，DDB の範囲は上皮化していません．

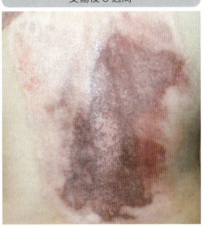

受傷後5週間

DDB の範囲も上皮化が完了しました．

図4　II度熱傷の臨床経過

プライマリケア治療は？　注意すべき点は？

●輸　液

　成人で15%TBSA以上，小児で10%TBSA以上の熱傷では初期輸液の実施が推奨されており，さらに輸液は受傷後2時間以内に開始すべきとされています．

　初期輸液には乳酸リンゲル液などの等張液を使用しますが，乳児（1歳未満）では低血糖に留意して輸液による糖質の補給を考慮します．

D 物理化学的皮膚障害

　輸液の量は，成人では受傷後 24 時間に 4mL/kg/%TBSA を目安として，最初の 8 時間にその半量を次の 16 時間で残りの半量を投与します［パークランドの公式（Parkland formula），バクスターの公式（Baxter formula）］．小児では成人と比較してこの計算量よりも多くの輸液を要します．輸液量は尿量維持を指標に調節し，小児の場合は 1.0mL/kg/ 時以上の尿量を目安として輸液速度を増減します．

●局所の処置

浅達性Ⅱ度熱傷（SDB）

　患部を湿潤環境で保護し，上皮化を促進させて自然治癒を待ちます．原則として水疱は破らないようにしますが，感染が疑われる場合は水疱蓋を除去します．水疱蓋を除去した場合はワセリン基剤の軟膏あるいは創傷被覆材（ドレッシング材）（ハイドロコロイド，アルギン酸等）による治療を行います．創傷被覆材は現在多くの種類がありますが，Ⅱ度熱傷に使用する場合はおもに創面からの滲出液の量に応じた吸収性のものを選びます．定期的に観察し，密閉による感染に注意して交換を行います．

深達性Ⅱ度熱傷（DDB）

　治療の基本は SDB と同じですが，より感染の危険が大きくなるため，表層の黄色い壊死組織が消失するまで創傷被覆材の使用は避けたほうがよいです．感染がある場合はスルファジアジン銀クリーム（ゲーベン®クリーム）や白糖ポピドンヨード軟膏（ユーパスタ®）を用います．感染がなければワセリン基剤の軟膏療法や，最近は塩基性線維芽細胞成長因子（bFGF）製剤（フィブラスト®スプレー）が使われています．熱傷面積が広範囲にわたる場合は植皮手術を考慮します．

Ⅲ度熱傷

　感染予防のためにデブリードマン[*1]を行います．小範囲の場合は壊死組織除去の目的でブロメライン軟膏を使用します．感染予防の目的にはスルファジアジン銀クリーム（ゲーベン®クリーム）を使用します．壊死あるいは感染した組織が消失するまで創傷被覆材の使用は避けるべきです．壊死や感染の消失後は小範囲であればⅡ度熱傷に準じた保存的治療により周囲からの治癒を待ちます．広範囲の場合は植皮術が必要です．また，四肢の全周性のⅢ度熱傷に対しては，遠位の循環障害を防ぐために減張切開が必要です．

*1：壊死組織を除去して熱傷創を清浄化することにより，他の組織への影響を防ぐ外科的処置のことです．

熱傷後瘢痕拘縮

　熱傷後に生じる「ひきつれ」や「つっぱり」のことを「熱傷後瘢痕拘縮」といいます．関節の近くに生じると運動障害の原因となるため，関節近くの熱傷では熱傷後瘢痕拘縮の予防に配慮した治療が必要です．関節屈曲側あるいは全周性の熱傷に対しては，関節を伸展位固定して治療を行います．関節伸展側の熱傷に対しては，ある程度関節を動かしながら治療を続けます．最近は電気炊飯器やポットの水蒸気の噴出口に触れてしまう

幼児の手の熱傷が増えています．そのような熱傷では，できるかぎり瘢痕拘縮の予防に努めた治療を行い，場合によっては二次的に拘縮を解除するような形成外科手術を行うこともあります．

●特殊な熱傷

化学熱傷（損傷）

酸，アルカリ，重金属などの化学物質に接触することで生じます．初期治療は水道水による徹底的な洗浄がきわめて重要です．流水で希釈しながら十分に時間をかけて化学物質を洗い流します．化学損傷は初期には軽度にみえたとしても，意外に深達性のことが多いです．

電撃傷

感電，落雷，電気スパーク，アーク放電などの電気的障害による損傷です．電流そのものによる障害，電流が直接生体内を通過することでジュール熱を発して生じる損傷（狭義の電撃傷）と，アーク放電や電気スパークによる損傷があります．電気の流入部と流出部に強い損傷が生じます．重度の電撃傷では心停止をきたすことがあります．電流の通過により広範囲に筋肉の壊死があると，急性腎不全を生じることがあります．

局所の治療については見た目よりも深いことが多いので，通常は壊死範囲が確定してから植皮や皮弁術を行います．

広範囲の熱傷

全身性の炎症反応や感染により，局所の損傷のみならず，時に命の危険に晒されます．特殊な輸液療法をはじめ，呼吸・循環・栄養・感染の管理を行うため，専門施設での治療が必要です．創傷の治療は自身の皮膚を移植する植皮術が中心となりますが，自身の皮膚が不足する場合は，救命のため，スキンバンクからの屍体皮膚移植や自身の表皮細胞を細胞培養して増殖させた培養表皮（ジェイス®）の使用を積極的に考えます．

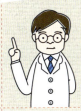

小児科医からひとこと

こどもの不慮の事故による熱傷は逃避反応のために部位により重症度が不均一になったり，境界が不明瞭になったりします．また，好奇心から触ろうとして受傷することが多いため，手掌を含めた上半身に多くみられる傾向があります．一方，虐待による熱傷は逃避行動がとれないために熱傷面が均一で，境界が明瞭であるという特徴があります．不自然な熱傷から虐待を疑うことも重要です．　　　　　　　　　　　　　　（Y.O）

参考文献

1) 日本熱傷学会：熱傷診療ガイドライン 改訂第2版, 2015.

（吉川勝宇）

D 物理化学的皮膚障害

2 凍瘡（しもやけ）

> **ESSENTIAL POINTS**
> - 寒冷刺激により生じる皮膚の炎症である．
> - 手足，顔面，耳介などにかゆみや痛みを伴う紅斑を生じる．
> - 体や手足の保温に努め，ビタミンEの内服や外用を行う．
> - 炎症が強い場合はステロイドの外用，重症例ではベラプロストの内服を考慮する．
> - 凍瘡状エリテマトーデスとの鑑別に注意が必要である．

どんな病気か？　日常診療で遭遇する頻度は？

　凍瘡は，寒冷刺激に対する末梢循環機能異常として局所に生じる炎症性の皮膚疾患であり，一般には「しもやけ」として知られています．小児や女性に多い傾向があります．晩秋から早春にかけて，平均気温が4～5℃前後で日較差が10℃前後の場合に生じやすいとされています．寒冷刺激後の加温の過程で，動脈は拡張しても静脈はまだ収縮していることがあり，うっ血を繰り返しながら器質的な変化に及ぶと考えられています．
　家族に同症がみられることが多く，発症には遺伝的素因の関与が大きいと考えられます．そのほか，低栄養，全身性エリテマトーデス（systemic lupus erythematosus：SLE）やシェーグレン症候群などの基礎疾患による微小循環障害，血液悪性腫瘍，内分泌機能異常，生活習慣などが関与することがあります．

どのように診断をつけるか？　そのポイントは？

　寒冷に曝露されて体温が低下しやすい手足などの四肢末端に多く，そのほか，鼻などの顔面，耳介等に浮腫性または滲出性の紅斑を生じます（図1）．かゆみや痛みを伴う症例が多く，かゆみは温めると増強します．触ると冷たく，同部を冷やすと痛みが顕著になります．重症の場合は水疱，びらん，潰瘍を形成します．病理組織学的には，真皮上層の浮腫と毛細血管拡張，中層以下の血管の内皮細胞の膨化，時に閉塞が認められま

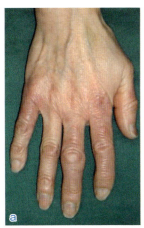
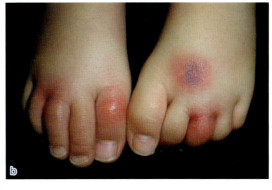

図1 凍瘡の臨床像
a：右手の手指背の紫紅色斑．b：両足の足趾背の腫脹と紫紅色斑．

す．血管周囲では単核細胞（ほとんどはTリンパ球で少数の組織球が混じる）の浸潤がみられます．病変が表皮に及ぶと壊死性の角化細胞や海綿状態を認めます．

　凍瘡の鑑別として，凍瘡状エリテマトーデス，多形滲出性紅斑（erythema exsudativum multiforme: EEM)，クリオグロブリン血症，びまん浸潤型の皮膚サルコイドーシス（lupus pernio），虫刺症，打撲などがあげられます．そのうち最も注意すべき凍瘡状エリテマトーデスは，四肢末端，顔面，耳といった凍瘡を生じやすい部位にみられる紫紅色調の紅斑，局面です．寒冷刺激で誘発され，初期には浮腫性ないし滲出傾向が強く，通常の凍瘡に似ています．しかし，経過とともに中心部が萎縮し，角化性鱗屑を付着するようになります（図2）．そして，時にびらんや潰瘍を形成し，瘢痕や色素沈着をきたします．病理組織学的には円板状エリテマトーデス（discoid lupus erythematosus: DLE）に類似した所見がみられ，蛍光抗体直接法では，基底層にIgG，IgM，C3などの沈着が半数以上の症例に認められます．凍瘡状エリテマトーデスは寒冷刺激で誘発されるDLEとみなされており，他の部位にDLEを合併することも少なくありません．寒い時期以外にも持続する皮膚病変，抗核抗体陽性，および米国リウマチ学会のSLE分類基準において他に1項目が陽性であることが，通常の凍瘡との鑑別に役立つとする報告があります．また，凍瘡状エリテマトーデスを呈する症例の約15〜20%はその後にSLEを発症するという報告もみられます．また，きわめて稀ですが，幼少児期に手足や顔面の凍瘡様皮疹で発症する自己炎症性疾患である中條・西村症候群やエカルディ・グティエール症候群も鑑別疾患として念頭に置いておく必要があります．

プライマリケア治療は？　注意すべき点は？

　予防が何よりも大切です．エアコンや衣類・防寒具を調節し，皮膚温度較差を小さく

D 物理化学的皮膚障害

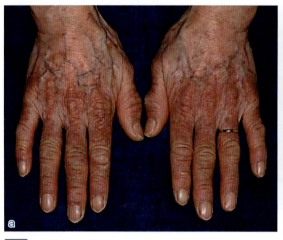
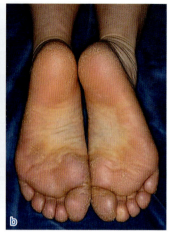

図2 凍瘡状エリテマトーデスの臨床像
SLE患者にみられた角化や鱗屑を伴う手指（a）や足底（b）の紫紅色斑.

します．手を濡れたままにしておくと，気化熱によって温度が下がり，凍瘡になりやすくなります．また，靴などの圧迫による循環障害にも注意が必要です．

治療としては，ビタミンEの内服や外用，ヘパリン類似物質含有軟膏の外用を行います．炎症やかゆみの強い症例ではステロイドの外用が必要となります．また，難治例，重症例に対しては，保険適用外ですが，ベラプロストなどの内服を考慮します．

小児科医からひとこと

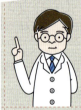

冬季以外でも凍瘡が生じやすい，春を過ぎてもなかなか改善しない，びらん・潰瘍化し重症化しやすい，瘢痕が多発するなど，通常の凍傷とは違う印象がある場合には，SLEやシェーグレン症候群などの膠原病の検索が必要です．また，寒冷曝露を契機に発熱を繰り返す場合には，自己炎症性疾患を疑う必要があります．　　　　　（Y.O）

（長谷川　稔）

D 物理化学的皮膚障害

3 サンバーン（日焼け）

> **ESSENTIAL POINTS**
> - 過度の日光曝露後に生じる皮膚の急性炎症で，いわゆる「日焼け」である．
> - 小児期の頻回のサンバーンは，患児の将来の光老化の進行を加速し，皮膚がんのリスクを高める．
> - サンバーンの起こりやすさはスキンタイプによる個人差がある．
> - サンスクリーン剤（日焼け止め）の適切な使用，もしくは過度の日光曝露を控えればサンバーンは防げる．

どんな病気か？　日常診療で遭遇する頻度は？

　サンバーン（日光皮膚炎）は海水浴，バーベキュー，スキー，登山など過度の日光［主として中波長紫外線（UVB）］曝露による皮膚の急性炎症で，いわゆる「日焼け」です．
　UVBの曝露量（強さ×時間）がある一定の閾値［最小紅斑量（minimal erythema dose: MED）］に達すると，ヒスタミン，プロスタグランジン（PGD$_2$, PGE$_2$, PGF$_2$ 等），インターロイキン（IL-1, IL-6, IL-10 等），腫瘍壊死因子 α（TNF-α），一酸化窒素（NO），活性酸素など様々な因子が作用し，表皮を中心に炎症反応が起こります．1 MED 以上のUVB（あるいはきわめて大量の長波長紫外線 UVA2）を曝露して数時間後に，曝露部位に灼熱感を伴う淡い紅斑が生じ，この紅斑反応や疼痛は徐々に増強して 24 時間後にピークを迎えます．その後は消退傾向を示しますが，皮膚には落屑が生じて乾燥し，やがてかゆみを伴うようになります．反応が強ければ大小の水疱が混在してみられます．皮膚反応の程度にはスキンタイプによる個人差があり，皮膚メラニン（色素）量が少ない人ほど高リスク（Ⅰ型＞Ⅱ型＞Ⅲ型）です．
　サンバーンは，太陽の日差しが強くなり，薄着で屋外活動が活発になる 5 月初旬から夏の終わりにかけて，日常診療でよく遭遇する病態です．

○ 物理化学的皮膚障害

どのように診断をつけるか？　そのポイントは？

　炎天下でのアウトドア活動などのあとに顔面，腕，首，背中といった露光部に一致した灼熱感を伴う紅斑（時に大小の水疱も混在）を認めます．冬場でも晴天下でのスキーや登山のあとに顔面に生じます．

　問診と視診のみで診断は容易です．一方，直接紫外線を浴びていない非露光部（臀部などの被覆部）や適切にサンスクリーン剤（日焼け止め）を塗布していた部位に皮膚症状はみられません．

プライマリケア治療は？　注意すべき点は？

　日焼けで生じた紅斑，水疱部位をすぐに冷却します．クリニックではすぐにステロイド外用薬（ストロングないしミディアムクラス）による治療を開始します．水疱が混在する場合は細菌感染のリスクがあるため，熱傷に準じた対応を行います．紅斑が広い範囲に及ぶ場合は脱水にも注意します．

専門医紹介のタイミングは？　保護者への説明は？

　紅斑が広い範囲に及ぶ場合，水疱，びらん形成がある場合，あるいは高熱，意識レベルの低下といった全身症状がみられる場合はすぐに皮膚科医専門医が常勤する病院を紹介します．また，日光曝露後の紅斑反応が24時間以上強く続く場合，短時間の日光曝露にもかかわらず異常に強いサンバーンを呈する場合は色素性乾皮症（xeroderma pigmentosum: XP），ポルフィリン症といった重篤な遺伝性光線過敏症の可能性を考慮し，専門施設での精査を勧めます．

　保護者には，サンスクリーン剤の適切な使用（第1章「B-4 紫外線対策①—サンスクリーン剤の正しい塗り方」参照），もしくは過度の日光曝露を控えればサンバーンは防げることを説明します．その際，サンスクリーン剤の使用方法についても指導します．また，保護者や教師などに，小児期の頻回のサンバーンは患児の将来の光老化を加速し，皮膚がんのリスクを高めることを認識してもらうことも重要です．

小児科医からひとこと

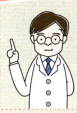

日光曝露が基礎疾患の増悪因子や誘発因子となっている場合もあります．小児期の膠原病では全身性エリテマトーデス（systemic lupus erythematosus: SLE）や皮膚筋炎（dermatomyositis: DM）の頻度が高く，エプスタイン・バーウイルス（EBウイルス）感染による種痘様水疱疹が鑑別にあげられます．冬季のサンバーンでは皮膚症状以外にも雪眼が問題になります．紫外線によって角膜，結膜の上皮細胞が傷害を受け，曝露後数時間後に眼の発赤や痛みを訴えます． (Y.O)

（森脇真一）

D 物理化学的皮膚障害

4 虐　　待

> **ESSENTIAL POINTS**
> - 虐待による皮膚損傷が確認された場合は，全身の系統的診察が必要である．
> - カルテは診療録・備忘録としてだけではなく，法的証拠となることを意識して記載する．
> - 虐待の可能性がある皮膚損傷をみたら抱え込まず，中核病院や児童相談所，市区町村に積極的に相談する．

どんな病気か？　日常診療で遭遇する頻度は？

　こども虐待による皮膚障害とは，養育者の意図（「これはしつけだ！」，「こどものために…」等）に関わらず，養育者の作為もしくは不作為により，皮膚に正常ならざる状態が生じた状態全般を指します．虐待の頻度は実際にはきわめて高く，小児人口の2％程度に存在し，発達障害などの問題が潜在している場合には約10％に認められるとされます．

　虐待は家庭機能不全に基づく愛着形成不全と慢性反復性トラウマを中核とする複雑な病態であり，虐待臨床は決して単なる「傷アザ」探しではありません．しかし，すべての身体的虐待症例のうち概ね50～60％は皮膚損傷を伴っているとされており，皮膚損傷は虐待の発見の端緒としてとても重要です．たとえば，熱傷事例の6～20％には虐待／ネグレクトが潜在するとされています．難治性のアトピー性皮膚炎などの原因に，ステロイド恐怖（steroid phobia）を背景とした医療ネグレクトがあることも日常臨床ではよく経験されます．

どのように診断をつけるか？　そのポイントは？

　虐待を疑った際，目立った損傷所見のみおざなりな記録を行うだけでは甚だ不十分です．カルテは法的な公文書でもあり，その後の行政処分・司法プロセスに耐えうるものでなくてはなりません．

虐待の場合，偶発損傷とは対照的に数も多発し，損傷の位置・分布が異なる傾向にあります．さらに bite mark（咬み痕）や grip mark（握り痕）や finger nail mark（指爪痕）などは正確に記録がなされれば，加害を行ってしまった人物の絞り込みにつながります．軽微な損傷にも大きな意味があり，見逃しを防ぐため，適切な光源下でくまなく視診する必要があります．特に毛髪部位や耳介後面や口唇小帯の損傷などは容易に見逃してしまいます．そのため，頭のてっぺんからつま先まで（from head to toe），全身をスキャンするように丁寧に診察することが求められます．特にパターン損傷［成傷器のパターンがトレースされた損傷（図1）］は，健常のこどもに認められる比率は2％未満であり，とりわけ手の痕と推認されるようなパターン損傷は健常のこどもではほとんど認められません．

　一方で，皮膚損傷がないことが虐待を否定することにもなりません．たとえば，虐待による頭部外傷事例の21％，腹部損傷事例の88％，大腿骨骨折事例の91％には，損傷部位近傍に皮膚損傷は確認されません．CHILD ABUSE［Care delay（受診の遅れ），Histry（現病歴の矛盾），Injury of past（既往の損傷），Lack of Nursing（適切な養育／ケアの欠如），Development（発達段階と損傷との矛盾），Attitude（養育者や子どもの態度），Behavior（こどもの行動特性），Unexplainable（けがの説明がない），Sibling（きょうだいが加害したと訴える），Environment（環境上のリスクの存在）］は虐待を疑う端緒になりますが，虐待診断に統一した明確な基準はなく，だからこそ多領域の専門家がチームで話し合ったのちに総合的に判断する必要があります．伝染性膿痂疹（とびひ）や血小板減少性紫斑病，アレルギー性紫斑病などはしばしば虐待と混同されやすいですが，虐待の懸念がある場合は入院のうえ慎重に鑑別を進めることで明確化するはずです．

プライマリケア治療は？　注意すべき点は？

　虐待の疑いがある場合は，その事例に適切な支援が加わるように，必ず何らかのアクションを行ってください．反復性の虐待が疑われるこどもに何らの介入もしなかった場合，50％は重症化，10％は死亡するとされています．特に乳児の顔面に多発挫傷を認めた事例は要注意です．筆者が直接鑑定などで関わった事例だけでも10例以上はこのような事例が対応を先送りされ，のちに死亡しています．プライマリケアの現場は，こどもの安全が脅かされている可能性をスクリーニングする場であり，その場で根掘り葉掘り聞き取りを行ったり，「虐待」という言葉をその場で親に突きつけたりする必要はありません．まずは安全の担保が最優先であり，それができれば，以降の対応は十分に時間をかけて行うことができるようになります．

D 物理化学的皮膚障害

1 手による挫傷：最も身近な「道具」で，頻度が高い

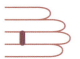

平手打ち痕：少しぼやけた，指の大きさの直線状の2〜3本の縞状痕．指輪痕を認めることもある．

つねり痕：三日月状の一対の挫傷．

絞頸：頸部の挫傷と，上眼瞼や顔面の点状出血．時に眼球結膜充血も伴う．

耳介内出血：肩・頭蓋等に守られるため，偶発外傷であることは稀．

指尖痕・手拳痕・握り痕：等間隔の卵型挫傷．指爪により時に皮膚の裂傷が併存する．時に重篤な顔面びまん性挫傷，眼窩貫通外傷を伴う．

2 道具による挫傷：身近な生活用具が用いられることが多い

ベルトや革紐：平行面がある．体の輪郭に沿い曲線を形成．

棒切れや杖：はっきりとした部位をまたいで存在する，ぼやけた直線上の痕．

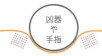
辺縁に二重線形成（「二重条痕」という）

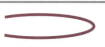
ループコード痕：細い直線上の，片側が開いた楕円状の痕．多発傾向あり．

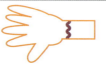
緊縛痕：紐・帯による四肢やペニス周囲の円周性の帯状痕．ペニスは毛髪のことも．

猿ぐつわ痕：口角部位の擦過傷．

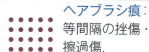
ヘアブラシ痕：等間隔の挫傷・擦過傷．

3 虐待による熱傷：

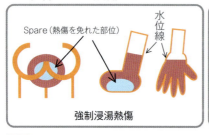
Spare（熱傷を免れた部位）
水位線
強制浸湯熱傷

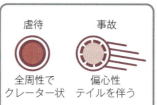
虐待：全周性でクレーター状
事故：偏心性テイルを伴う
タバコ熱傷

熱したフォーク
ヘアアイロン
物の形がトレース
固体接触熱傷

図1 成傷器のパターンがトレースされた損傷

専門医紹介のタイミングは？　保護者への説明は？

　医学的に入院の適応がある場合はもちろんのこと，こどもが自宅に帰った際に安全であるという確証がもてない場合や，親御さんが医療者に拒否的で「つながりにくい」と感じるようであれば，チーム対応のできる，虐待対応に慣れた病院に紹介するほうが，結局親子のためになると思います．普段からそのような際に対応してくれる病院を把握しておく必要があります．親御さんは，自身の行為が虐待にあたると認知できていない場合も多く，まずは医学的に経過観察や検査の必要性がある旨を強調し，説明するとよいでしょう．

　もちろん，入院し，こどもの安全が担保されたのちには，しっかりと同じことが起きないように，親御さんと十分な時間を使ってコミュニケーションをとっていく必要があります．医療者の行う虐待対応は犯罪者の告発ではなく，育児困難が進行してしまった養育者に対しての支援であるという視点を常に忘れてはなりません．

（溝口史剛）

D 物理化学的皮膚障害

5 行動嗜癖・癖による皮膚症状

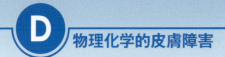

> **ESSENTIAL POINTS**
> - 幼児期の指しゃぶり，爪噛み，抜毛症は神経性習癖として捉え，特別な介入をせずに自然軽快することが多い．
> - 学童期以降の抜毛症，リストカットは背景に心身医学的問題や神経発達症，精神疾患の存在も考慮する必要があり，積極的な介入が必要となる．

どんな病気か？　日常診療で遭遇する頻度は？

●指しゃぶり，爪噛み

　指しゃぶりは自分で母乳やミルクを飲み栄養を得て生存するために必要な「吸啜反射」と呼ばれる原始反射の1つです．その行動は胎内でも観察され，通常は生後3か月頃から目立つようになり，徐々に消退していきます．幼児期以降も就寝前やリラックスした時間帯に残存してみられることがありますが，多くは5歳までにみられなくなります．

　爪噛みは指しゃぶりより遅れて5～10歳前後に好発します．不安場面や緊張場面でみられやすく，自虐性や攻撃性の表出と解釈されています．

●抜毛症（図1），皮膚むしり症（図2）

　抜毛症（trichotillomania または hair-pulling disorder）は米国精神医学会が作成した DSM-5（精神疾患の診断統計マニュアル 改訂第5版）では「強迫性障害／強迫症および関連障害／関連症群」に含まれます．典型的には「頭皮，眉，眼瞼の毛を抜きたい」という抑えられない衝動にかられ，抜毛すると安心します．一方で「抜毛部位を隠さなくてはいけない」という不安感や抜毛行為をしてしまった罪悪感を伴います．通常，抜毛行為は1人でいるとき，退屈なとき，またはストレス下にあるときに行われます．

　皮膚むしり症（excoriation または skin-picking disorder）は，抜毛症と同じく，DSM-5 では「強迫性障害／強迫症および関連障害／関連症群」に含まれます．皮膚むしり行為をやめようとしてもやめられず，皮膚の損傷が繰り返され，その結果，本人に多大な苦痛が生じます．

5 | 行動嗜癖・癖による皮膚症状

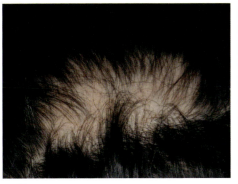

図1　抜毛症の臨床像
9歳男児．頭頂部の脱毛を主訴に受診．ダーモスコピー所見で折れ毛や切れ毛が目立つことから抜毛症と診断されました．発達評価や背景要因を探ると，背景に注意欠如・多動症（attention-deficit hyperactivity disorder: ADHD）が存在し，学校や家庭環境でのストレスが誘因となっていました．

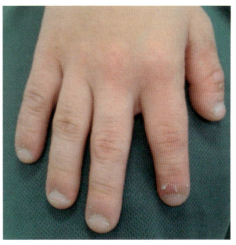

図2　皮膚むしり症の臨床像
23歳男性．ダウン症候群に伴い，こだわりや癇癪が強く，不適切な環境下での爪噛みや皮膚むしりが目立ちました．また，これらは退屈で持ちぶさたなときにもみられます．爪は伸びず，皮膚むしり部位の皮膚は赤くなっています．

● リストカットなどの自傷行為

　リストカットなど，こどもの自傷行為は少なくありません．わが国の調査でも中高校生の約1割に自傷行為の経験があるとされています．しかし，周囲がそれに気づくのはごく一部です．その背景には，怒りや不安といった気持ちを，親や先生など周囲に打ち明けられずにいることが多く，また，自傷行為を繰り返すことによって本人の罪悪感が増強し，さらに脳内の内因性オピオイドが増加することで自制が難しくなっていると考えられます．

どのように診断をつけるか？　そのポイントは？

　指しゃぶり，爪噛みは病気ではありません．いずれも小児から成人までみられる癖です．なかには，習慣的に指しゃぶりや爪噛みを行うことによって，胼胝などの皮膚障害や爪の変形を生じることがあるので注意が必要です．

　抜毛症，皮膚むしり症の診断はともにDSM-5の診断基準（表1，表2）から行われます．いずれもAからEの5項目を上から順にチェックすることで診断できます．抜毛症では，脱毛に関する詳細な問診や脱毛部位の皮膚所見から，休止期脱毛症，頭部浅在性白癬，円形脱毛症（alopecia areata: AA）などとの鑑別が可能です（表3）．

D 物理化学的皮膚障害

表1 抜毛症の診断基準（DSM-5）
A 繰り返し体毛を抜き，その結果体毛を喪失する
B 体毛を抜くことを減らす，またはやめようと繰り返し試みる
C 体毛を抜くことで，臨床的に意味のある苦痛，または社会的，職業的，または他の重要な領域における機能の障害を引き起こしている
D 体毛を抜くこと，または脱毛は，他の医学的疾患（例：皮膚科学的状態）に起因するものではない
E 体毛を抜くことは，他の精神疾患の症状（例：醜形恐怖症における本人に認識された外見上の欠陥や傷を改善する試み）によってうまく説明されない

表2 皮膚むしり症の診断基準（DSM-5）
A 皮膚の損傷を引き起こす繰り返される皮膚を搔く，剝がす，むしり取る行為
B 皮膚を搔く，剝がす，むしり取る行為を減らしたりやめようと繰り返し試みるがうまくいかない
C 皮膚を搔く，剝がす，むしり取るによって，臨床的に意味のある苦痛，または，社会的，学業的，職業的，または他の重要な領域における機能の障害を引き起こしている
D 皮膚を搔く，剝がす，むしり取る行為は，物質関連障害または身体疾患によるものではない
E 皮膚を搔く，剝がす，むしり取る行為は，他の精神疾患の症状ではうまく説明できない

表3 脱毛をきたす疾患の鑑別点

	抜毛症	休止期脱毛症	頭部浅在性白癬	円形脱毛症
脱毛部位のかゆみ	なし	なし	あり	大抵なし
脱毛部位が変わる	時にあり	なし	なし	時にあり
まとまって抜け落ちる	なし	あり	なし	大抵なし
不安症や強迫症の併存	あり	なし	なし	なし
瘢痕	なし	なし	大抵なし	なし
感嘆符毛	なし	なし	なし	あり
種々の長さや短い毛髪などが不規則に混在	あり	なし	なし	なし
落屑，膿疱，禿そう	なし	なし	あり	なし
毛髪牽引試験	陰性	陽性	陰性	大抵陰性
爪甲陥凹，溝	なし	なし	なし	あり

（Lio PA: *Arch Dis Child Educ Pract Ed* 2007; **92**: 193-198）

プライマリケア治療は？ 注意すべき点は？

●指しゃぶり，爪嚙み

　指しゃぶりへの対応は，無理にやめさせる必要はなく，成長とともに自然に解消するのを待ちます．スキンシップを図ったり，タオルやぬいぐるみなどの代替物を与えると解消しやすいことがあります．遊びや仲間へのかかわりへ関心を向けるなど，発達促進的なかかわりも有効とされます．学童期以降も続く場合は歯列，咬合，発音や嚥下に影響を与える可能性があり，また，背景に心身医学的問題や神経発達症の存在も考慮する必要があり，積極的な介入が必要となります．

爪噛みに対しては，注目や叱責は行わずに，絵を描く，運動する，おしゃべりするなど健康的な発散へとつなげます．

● **抜毛症，皮膚むしり症**

抜毛症患者は，抜毛をやめようとしてもやめられず，心理社会的な苦痛を伴っていることが少なくありません．そのため，周囲の理解と対応が非常に重要です．環境調整やかかわり方の工夫のみで改善されない場合は，背景に自閉スペクトラム症（autism spectrum disorder: ASD）などの神経発達症や精神疾患が併存しているケースもあり，心理社会的背景や発達特性の評価が重要です．

皮膚むしり症での対応は，抜毛症と同じく，本人に合う環境調整や周囲のかかわり方の工夫が重要となります．改善されない場合は，神経発達症や精神疾患の併存も考慮して専門医への紹介を考慮します．

● **リストカットなどの自傷行為**

周囲へのアピール行動と決めつけたり，頭ごなしにその行為を禁止するような対応は不適切であり，医療者も自傷創をみて驚いたり，悲しんだりせずに，できるだけ冷静に創傷の対応にあたることが肝要です．そのうえで，本人の気持ちに寄り添い，内面に抱えた思いを紐解きながら，保健行政機関と連携をとりつつ，児童精神科医にコンサルトを求めます．

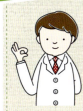

皮膚科医からひとこと

抜毛症や皮膚むしり症は，皮膚に表現されますが，「強迫性障害／強迫症および関連障害／関連症群」に含まれるので，「皮膚疾患の範疇ではない」というのが皮膚科医の認識です．ですから，日常診療でしばしば遭遇する円形脱毛症との臨床的な鑑別が重要になります．皮膚科医は「ツルツルの完全脱毛かどうか」という点を最も重視します．抜毛症では病巣内に切れた毛や新生毛がありザラザラとした触感ですが，円形脱毛症では感嘆符毛はありますが境界鮮明な完全脱毛斑であることが特徴です．抜毛症は毛を抜くわけですから，手が届く範囲で，かつ利き手側優位にみられる傾向もあります．本人は抜毛を否定するので，いかにして児童精神科医を受診させるかが悩みのタネです． (Y.M)

（川谷正男）

E 角化症（さめ肌）

1 魚鱗癬

ESSENTIAL POINTS

- 遺伝子変異を基礎として，表皮や角層を正常に構成・代謝することができず，バリア機能が破綻し，乾燥し角化と落屑をきたす疾患である．
- 「魚のうろこ」を思わせる皮膚所見によりこの名称となった．
- 出生直後から幼児期にかけて発症し，遺伝形式，臨床像，病理組織学的および生化学的な表皮細胞の動態により多くの病型に分類される．
- 最も頻度が高い軽症型である尋常性魚鱗癬は，フィラグリン遺伝子の変異によりバリア機能や保湿機能が低下し，アトピー性皮膚炎の発症の背景となる．

どんな病気か？　日常診療で遭遇する頻度は？

　魚鱗癬は遺伝子変異を基礎として，ヒトの体の最外側をなす角質や脂質成分を正常に構成・代謝することができず，皮膚の水分保持機能やバリア機能が破綻し，皮膚の潤いを欠如し，粗造・乾燥化し角質増生から落屑をきたす疾患です．遺伝形式と臨床所見から，尋常性魚鱗癬（図1），X連鎖性劣性魚鱗癬（図2），稀な葉状魚鱗癬，道化師様魚鱗癬，ケラチン症性魚鱗癬や多様な魚鱗癬様症候群が存在します．さらに悪性腫瘍や内臓疾患に併発することのある後天性魚鱗癬など，重篤度や予後，治療法は病型によって大きく異なります．軽症型の尋常性魚鱗癬とX連鎖性劣性魚鱗癬はわが国でもよくみられます．重症例の先天性魚鱗癬は稀ですが，出生時より皮膚症状が激しく，時に致死的であり，皮膚科専門医のいる医療施設への紹介が必要です．

●フィラグリン発現の低下と，尋常性魚鱗癬とアトピー性皮膚炎

　最も頻度が高い軽症型である尋常性魚鱗癬は，四肢伸側，特に下腿の前面や背部の皮膚の乾燥と鱗屑が特徴です．フィラグリン遺伝子の変異により，十分なフィラグリン蛋白量を維持できずにバリア機能や保湿機能の低下をきたし，皮膚は乾燥します．フィラグリン蛋白の減少はアトピー性疾患の基礎ともなるため，尋常性魚鱗癬患者の多くにアトピー性皮膚炎の合併が認められます．尋常性魚鱗癬の所見はアトピー性皮膚炎の好発

1 | 魚鱗癬

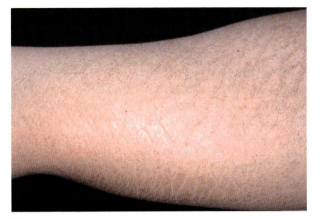

図1 尋常性魚鱗癬の臨床像
下腿.

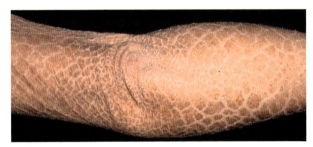

図2 X連鎖劣性魚鱗癬の臨床像
上肢.

部位である四肢屈側や腋窩，頸部などにはあまりみられませんが，顔面は乾燥します．寒冷な地域の冬季に悪化し，夏期には軽快します．深い掌紋が特徴です．軽症例は，通常の乾燥皮膚（ドライスキン）として見過ごされていることが少なくありません．生後6か月以降に発症し10歳過ぎまで進行しますが，20〜30歳を過ぎた頃には軽快します．アトピー性皮膚炎の症状が激しい患者では，魚鱗癬の存在が見過ごされていることがあります．近年，原因遺伝子であるフィラグリン遺伝子が同定されて以来，ごく軽症の者は全人口の数パーセント程度存在することがわかっています．

　X連鎖劣性魚鱗癬は，女子の保因者を通して男子に遺伝し，2,000〜9,500人の男児に1人の割合で発症します．X染色体のステロイドサルファターゼ遺伝子の欠損や変異により，角層内にステロイドサルフェートが蓄積し角層の剥離が遅延することが原因です．出生直後より表皮の剥離や落屑が目立ち，症状は尋常性魚鱗癬よりも強くなります．四肢屈側を含めた体全体が乾燥しますが，顔面や手掌や足底に所見はあまりみられません．毛孔性角化やアトピー様の症状はありません．しばしばX染色体上の他の

E 角化症（さめ肌）

遺伝子の欠損も伴うため，精神発達障害や性腺発育不全あるいは精巣腫瘍を合併することがあります．

どのように診断をつけるか？　そのポイントは？

　一般検査で魚鱗癬を診断することはできません．血中ステロイドサルファターゼの測定も，一般検査としては施行できません．病理組織学的検査では，尋常性魚鱗癬は錯角化を伴わない角層の肥厚と，顆粒層の消失が特徴です．伴性魚鱗癬では，顆粒層は残存し軽度肥厚し，厚い角層が固着しています．染色体 FISH（fluorescence in situ hybridization）法により，比較的大きな領域の欠損は検出できますが，塩基変異による症例では検出できません．

　高齢者にみられる後天性魚鱗癬は，潜在的なフィラグリン遺伝子の軽度変異や多型を背景として，リンパ腫，肺がんなどの悪性腫瘍や内臓疾患に伴って，尋常性魚鱗癬に類似する所見を呈します．

プライマリケア治療は？　注意すべき点は？

　原因が遺伝子異常であるため，現在のところ根治させる方法はありません．しかし，外用療法やスキンケアにより満足のいく結果が得られることも少なくありません．軽症の魚鱗癬では，全身の乾燥や粗造化を防ぐために保湿効果のある外用薬を，入浴後や起床後に規則的に外用します．冬季の乾燥に注意し，患者に合った保湿剤を選び，使用を習慣づけるように指導します．最近では，医薬部外品でも魚鱗癬や乾燥肌に適した保湿剤が数多く市販されており，価格と相談のうえで，それらを使用することも悪くはありません．

　アトピー性皮膚炎を合併すると Th2 サイトカイン刺激によりフィラグリン遺伝子の発現が抑制され，バリア機能異常の悪循環へと陥ります．そのため，かゆみや発赤の強い部位にはステロイド外用薬を積極的に使用します．

●処方例

　下記 1 ～ 3 の外用薬から，患者の好みや肌に合ったものを適宜選んで用います．かゆみや発赤の強い部位や角化症状の強い場合は下記 4 の処方を行います．

1　ヒルドイド®ソフト・ローションなどヘパリン類似保湿剤を塗布する
2　ケラチナミン軟膏・ウレパール®ローションなど尿素系保湿剤を塗布する
3　プロペト・2 ～ 5％サリチル酸ワセリン，ザーネ®軟膏など古典的外用薬を塗布する

4　かゆみや発赤の強い部位にはキンダーベート®軟膏やボアラ®軟膏などミディアムクラス以下のステロイド外用薬を，角化症状の強い場合はオキサロール®軟膏・ボンアルファ®軟膏（活性型ビタミンD_3製剤）を重層・密封塗布する

専門医紹介のタイミングは？　保護者への説明は？

　より重症な魚鱗癬や魚鱗癬症候群では，ビタミンA酸の誘導体であるエトレチナート（チガソン®）の内服や，熱傷に準じた創傷処置，全身管理が必要です．新生児重症例は，治療経験のある基盤病院へ速やかに紹介する必要があります．

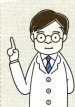

小児科医からひとこと

　尋常性魚鱗癬はアトピー性皮膚炎や毛孔性苔癬を合併しやすく，逆にアトピー性皮膚炎患者で掌蹠の皮膚紋理の増強があると尋常性魚鱗癬が疑われます．軽症の尋常性魚鱗癬は湿度が高い地域や季節では症状が顕在化せずに見逃されている例も多いと考えられます．遺伝子の完全欠損によって発症することの多いX連鎖性劣性魚鱗癬では，隣接する遺伝子も同時に欠失して隣接遺伝子症候群として精神運動発達遅滞，下垂体性器発育不全，無臭症を伴うことがあります．　　　　　　　　　　　　　　　　　（Y.O）

（高橋健造）

E 角化症（さめ肌）

2 毛孔性苔癬

> ESSENTIAL POINTS
> - 「毛孔性角化症」とも呼ばれ，毛嚢上皮の角化異常に近い皮膚の体質と考えられる．
> - 思春期頃に発症し，多くは30代までに消退する．
> - 思春期以降に上腕伸側や大腿に毛嚢一致性のザラザラとした小丘疹が多発する．
> - 角質融解性の外用剤やケミカルピーリングの使用などで治療する．

どんな病気か？ 日常診療で遭遇する頻度は？

思春期以降の若い男女の上腕伸側や大腿にみられる粟粒大の毛嚢一致性の丘疹が多発した状態をいい，ザラザラとした感触から「さめ肌」と呼ばれることもあります（図1）．小児または思春期以降に上腕の伸側，肩，臀部，大腿前外側などに左右対称性に，毛孔一致性の粟粒大の角化性丘疹が散在します．丘疹は正常皮膚色から淡い紅色の小丘疹で，毛嚢より突き出た円錐状の硬い角質です．孤立性で癒合することはありません．毛包は若干開大し，紅斑や色素沈着を伴いますが，自覚症状はほとんどなく，時に軽度の瘙痒を訴えます．冬季に悪化し，夏季に

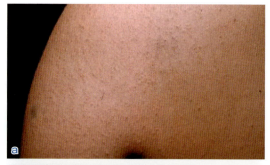

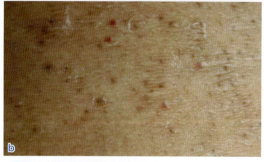

図1 毛孔性角化症の臨床像
a：上腕．孤立した毛嚢一致性の角化性丘疹の散在を認めます．
b：大腿の拡大図．毛孔性の角化がみられます．

軽快することが多いです．

　一般に，肥満者に多くみられる傾向があります．多くは思春期を過ぎた30代以降に自然軽快しますが，時に中年期以降まで軽快しないこともあります．家族内発症がみられ，遺伝傾向のある毛囊上皮の角化異常に近い皮膚の体質と考えられます．しばしば母娘間での家庭内発症がみられますが，男性は皮膚科を受診せず治療対象となりづらいため，女性患者が目立ちます．日本人健常者の約半数に多少の毛孔性角化症の所見があります．

　悪性黒色腫の治療薬であるBRAF阻害薬により毛孔性苔癬が誘発される場合があることから，毛包上皮におけるRasシグナルの活性化が基礎にあると考えられています．

　肥満者やアトピー性皮膚炎や尋常性魚鱗癬を合併している男女に発生しやすいとされます．また，顔面の頬や耳前部に紅斑や色素沈着が著明な毛包性角栓を呈する顔面毛包性紅斑黒皮症（北村）を併発する患者も多く，これは毛細血管の拡張を伴い紅斑が強いが，顔面に発症した毛孔性苔癬の一型と考えられることもあります．しかし，毛孔性苔癬の頻度には男女差がないとされていますが，顔面毛包性紅斑黒皮症は若い男性に多く，これも青年期を過ぎると自然軽快します．

どのように診断をつけるか？　そのポイントは？

　毛孔性角化症に特異的な検査所見はありません．診断は特徴的な皮膚所見により明らかです．ただし，治療開始前に皮膚所見や発生年齢の類似するマラセチア毛包炎を検鏡などで鑑別しておく必要があります．毛孔性苔癬では膿疱は生じません．

プライマリケア治療は？　注意すべき点は？

　毛孔性苔癬は肌質の違いともいえ，健康上の問題はなく，また積極的な治療を行う必要もありません．しかし，最も外見が気になる思春期に露出部位に出現するため，整容面でのストレスにより患者のQOLを低下させることがあります．そのような場合，角質溶解作用のある外用薬である10〜20％尿素軟膏（ウレパール®，パスタロン®，ケラチナミン）や5〜20％のサリチル酸ワセリン，ビタミンA軟膏（ザーネ®）などを1日2〜3回単純塗布します．季節や年齢により好まれる外用薬が変化しますので，患者に合ったものを選んで使用してもらいます．活性型ビタミンD_3製剤も有効ですが，保険適用外です．

●処方例

　下記1〜3の外用薬から，患者の好みや肌に合ったものを適宜選んで用います．か

E 角化症（さめ肌）

　ゆみを伴う場合は下記 4 のステロイド外用薬の重層塗布が有効です．これらで不十分な場合は下記 5 の処方を行いますが，これらの活性型ビタミン D_3 製剤には毛孔性苔癬に対する保険適用はありません．

1. ウレパール®軟膏やケラチナミン軟膏，パスタロン®クリームを 1 日 1 ～ 2 回単純塗布する
2. 5 ～ 20% のサリチル酸ワセリン軟膏を入浴後に単純塗布する
3. ザーネ®軟膏を 1 日 2 ～ 3 回単純塗布する
4. アルメタ®軟膏やボアラ®軟膏 1 日 1 回かゆい部分に塗布
5. オキサロール®軟膏やボンアルファ®ハイ軟膏を 1 日 1 ～ 2 回単純塗布する

●ケミカルピーリング

　多くの患者では上述の外用療法で十分な満足を得られます．しかし，それで不十分な場合は，保険適用外ではありますが，毛包の角層から表皮浅層を標的としたマイルドなピーリングを施行します．毛孔性苔癬は乾燥皮膚（ドライスキン）を伴うことが多く，ピーリング後には保湿剤の使用とサンスクリーン剤（日焼け止め）による遮光を行う必要があります．

専門医紹介のタイミングは？　保護者への説明は？

　思春期という最も多感な時期に発症しますが，通常は 30 代には自然退消することを説明します．本症は遺伝的素因を基礎とした肌質であり，必ずしも治療を必要とする病気ではありません．これらの点を理解してもらい，積極的な治療を希望するかどうかを決めてもらいます．

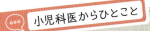

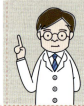

　本症は学童期にもかなりの頻度で認められますが，皮疹を理由に受診する機会は少ないと思われます．アトピー性皮膚炎の乾燥肌に合併する場合に，角質を除去する治療を行うとアトピー性皮膚炎が悪化するリスクがあります． 　　　　　　　　　（Y.O）

（高橋健造）

F 色素異常

1 白斑・脱色素性母斑・まだら症

ESSENTIAL POINTS

- 脱色素斑の鑑別は，完全脱色素斑か不完全脱色素斑かを見きわめることから始まる．
- 小児では，先天性脱色素斑か後天性脱色素斑かも重要な鑑別点となる．
- 小児では，後天性の完全脱色素斑の代表例は尋常性白斑である．
- 先天性の不完全脱色素斑の代表例は脱色素性母斑，完全脱色素斑の代表例はまだら症である．
- 小児に脱色素斑を診たときは神経皮膚症候群が背景にないか注意する．

どんな病気か？　日常診療で遭遇する頻度は？

　日本皮膚科学会『尋常性白斑診療ガイドライン』（以下，ガイドライン）によると，尋常性白斑は脱色素斑を呈するすべての疾患の約60％を占める最も頻度の高い色素異常症であり，人種差はあるものの全人口の約0.5～1％が罹患しているとされています．日本皮膚科学会の疫学調査によると，皮膚科を受診した新規患者のおよそ1.68％が尋常性白斑であり，疾患別頻度でみて18番目の位置を占めていました．これらのデータから，脱色素斑を主訴に医療機関を受診する患者は決して稀ではなく，患者の約40％は尋常性白斑以外の疾患ということがわかります．特に小児においては先天性疾患を念頭に置き，慎重に鑑別診断を進める必要があります．

どのように診断をつけるか？　そのポイントは？

　メラノサイト（色素細胞）は全身に均一に分布しています．脱色素斑はメラノサイトの異常により生じますが，原因はメラノサイトの遊走異常・メラノサイトのメラニン（色素）合成異常・後天性の自己免疫性のメラノサイトの破壊など多様です．これらのすべてが，肉眼的には脱色素斑として臨床症状として現れてきます．つまり，一口に「脱色

F 色素異常

素斑」と言っても，その原因は多岐にわたります．
　それでは，鑑別診断はどのように進めるべきでしょうか？　小児でも成人の場合と同様に，完全脱色素斑か不完全脱色素斑かを見きわめることが第一歩となります．

●完全脱色素斑

　脱色素斑内に全くメラニン色素を認めない状態です．
　後天性の完全脱色素斑として頻度が高いのは尋常性白斑です．尋常性白斑には全身型と分節型があり，これらは分けて考える必要があります．全身型はメラノサイトに対する自己免疫性疾患と考えられており，全身に左右対称性に生じます（図1a）．これに対して，分節型は神経分節［デルマトーム（dermatome）］に沿って体の片側に生じます．分節型の特徴として，20歳までに突如として発症し，顔面の三叉神経領域に好発するため，麻痺や疼痛など患者のQOLに与える影響は大きくなります（図1b）．

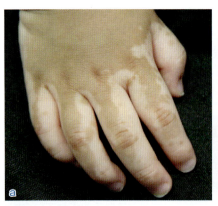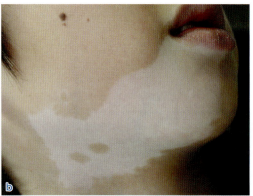

図1　尋常性白斑の臨床像
a：全身型．b：分節型では，体の片側に神経分節に沿った脱色素斑を認めます．

　先天性の完全脱色素斑として頻度が高いのはまだら症（piebaldism）です．*c-KIT*遺伝子の異常によりメラノサイトの遊走障害をきたして発症します．約9割の患者で前頭部中央に三角形または菱形の白毛および白斑（white forelock）を認めることで有名です（図2a）．これは，神経堤からメラノサイトが遊走してくるものの，腹側中央部にたどり着かないために白斑になると考えられています．体幹部でも中央に白斑を生じますが，下肢では左右対称性に白斑を生じます（図2b）．また，白斑内に島状の正常色素斑を認めることが特徴です．

●不完全脱色素斑

　代表例として，小児では先天性脱色素性母斑が重要です（図3）．脱色素斑の周囲は

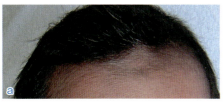
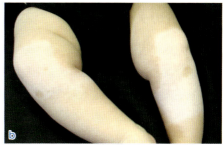

図2 まだら症の臨床像
a：前頭部．white forelock を認めます．
b：下肢．左右対称性の白斑を認めます．

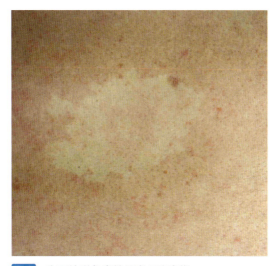

図3 先天性脱色素性母斑の臨床像
脱色素斑の周囲に特徴的なギザギザな辺縁を認めます．

特徴的なギザギザな辺縁を形成し，リアス式海岸に例えられることもあります．先天性ではありますが，不完全脱色素斑であるため，2，3歳頃になって初めて気づかれることもあります．

プライマリケア治療は？　注意すべきことは？

　尋常性白斑の治療はステロイドの外用です．有効性は確立しており，ガイドラインでも推奨されています．ただし，長期ステロイド外用による皮膚萎縮などの副作用に注意する必要があります．治療開始2か月後までに効果がみられない場合は他の治療法を考慮します．

色素異常

専門医紹介のタイミングは？　保護者への説明は？

　尋常性白斑が広範囲の場合はステロイド外用療法のみでは改善しないことが多く，紫外線療法（ナローバンドUVB照射療法等）の適応となります．その場合は紫外線照射装置を利用できる医療機関を紹介します．また，完全脱色素斑か不完全脱色素斑かの判断に迷う場合や，神経皮膚症候群を疑った場合は皮膚科専門医にコンサルトしましょう．

> **小児科医からひとこと**
>
>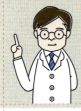
> 幼児期に径5mm以上の楕円形の葉状母斑が3個以上あれば結節性硬化症（tuberous sclerosis complex: TSC）が疑われ，早期診断の手がかりになります．先天性の脱色素疾患は遺伝性がほとんどで，グリセリ症候群（Griscelli syndrome）やチェディアック・東症候群（Chédiak-Higashi syndrome）などを鑑別する必要があります．　　　（Y.O）

（谷岡未樹）

G 真皮疾患

1 皮膚萎縮線条（皮膚線条）

> **ESSENTIAL POINTS**
>
> - 皮膚線条は思春期の大腿，臀部などに好発し，いわゆる妊娠線と同様の機序で生じる．
> - 時にホルモン異常症などが背景にある．
> - 通常，特別な治療を必要としない．
> - 加齢とともに目立たなくなるが，どうしても治療を希望する場合はレーザー治療の有効性が報告されている．

どんな病気か？　日常診療で遭遇する頻度は？

　皮膚線条は，皮膚の伸展が持続的に起こることで真皮の障害が生じ，皮膚割線を示すランガー割線（Langer's line）に一致して生じる線条の瘢痕です．

　皮膚線条が生じる原因は，多くの研究から，持続的な力がかかることによる真皮膠原線維のフレーム構造の破壊とされていますが，明確なことはあまりわかっていません．ただ，思春期に多いこと，急速に成長する特定の部位に多いことははっきりしています．

　発症当初の皮膚は紅色調を呈しますが，その後は常色ないし灰白色調を呈するようになります．臨床的には，思春期の大腿，臀部，乳房の急速な発達に伴うことが多く，いわゆる妊娠に伴う妊娠線も含まれます．妊娠に伴う場合の多くは腹部と乳房に生じます．ウエイトリフティングをしている若い男性の肩に生じることもあり，これは筋肉の急速な増加に伴っています．クッシング症候群の症状ともなっており，内服など全身ステロイド療法を行っている場合にも生じることがあります．

どのように診断をつけるか？　そのポイントは？

　皮膚線条はきわめて一般的で，思春期や妊娠期の体形の変化に伴って特定部位に生じるという特徴から，大多数の女性に起こる可能性があります．初期の皮膚線条はやや隆起していますが，時に平坦化して滑らかな表層を呈します．一般に幅1〜10mm，長

G 真皮疾患

さ数センチメートルの不規則な線条が並行して複数走ります．最初は淡紅色から赤色調を呈しますが（赤色皮膚線条）（図1），数年内にやや平坦化して目立たなくなり灰白色を呈し（白色皮膚線条）（図2），やがて表面に細かいシワを有する萎縮性の線条となります．線条の長軸は皮膚の伸展方向に対して垂直に走ることが多いです．

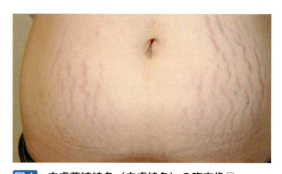

図1　皮膚萎縮線条（皮膚線条）の臨床像①
妊娠に伴って生じた典型的な赤色皮膚線条です．当初はこのように紅色を呈しますが，やがて灰白色へと色を変え，やがて萎縮性となります．

　クッシング症候群やステロイド療法によって生じる皮膚線条はより幅が広く，広範囲に生じるのが特徴です．また，顔面など本来出現しない場所に生じることがあります．妊娠の場合（図1）は妊娠6～7か月頃から発症し，腹部の頻度が最も多く，やがて乳房にも生じます．妊婦の90％に生じるとされています．思春期に伴うものは10～16歳の30～40％に生じるとされ，女性が男性の2倍の頻度とされます．外用ステロイド療法では四肢屈側に生じることが

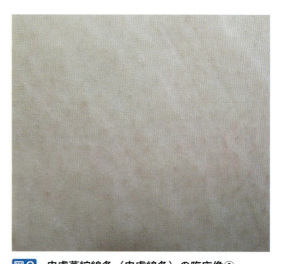

図2　皮膚萎縮線条（皮膚線条）の臨床像②
20歳女子．大腿部にみられる白色皮膚線条．すでに紅色調から灰白色調へと色を変化させています．

ありますが，治療の中止とともに目立たなくなります．重篤な感染症（赤痢，腸チフス，敗血症等）でもみられるという報告もあります．

どのように診断をつけるか？　そのポイントは？

　皮膚線条の診断は容易で，多くは整容的な問題に留まります．しかし，稀に潰瘍を形成することもあります．また，不自然に広範囲に及ぶ場合や目立つ場合はクッシング症候群の可能性も考慮し，血液学的なホルモン検査を検討するべきです．
　病理組織学的所見としては，初期には真皮内浮腫と血管周囲のリンパ球浸潤がみられ

ます．その後，表皮は次第に菲薄化し，真皮乳頭突起を欠いて平坦化します．真皮膠原線維は細い好酸性の束状を形成し，圧がかかる表面に並行して配列します．超微形態学的には，無定形のシート状の膠原線維を呈しています．また，真皮内の弾性線維は増加していますが，互いに密接しており，細く直線状で，膠原線維と同じく一方向に走行しています．

プライマリケア治療は？ 注意すべきことは？

通常，皮膚線条は加齢とともに目立たなくなるため，特別な加療を行いません．海外からはトレチノイン外用薬の有効性が報告されていますが，わが国ではまだ認可されていません．医療機関において，ヘパリン類似物質含有軟膏などが処方される場合もありますが，ほとんど効果がありません．

レーザー治療による軽快例が数多く報告されています．赤色皮膚線条に対しては，血管奇形や血管腫に効果のある色素レーザーが反応します．赤色皮膚線条で特に血管が増生しているというわけではありませんが，色素レーザーは尋常性疣贅（いぼ）や瘢痕にも効果がみられ，皮膚のリジュベネーション（rejuvenation，美顔）にも効果を有するとされることから，何らかの光化学的な作用機序が働いているものと考えられます．白色皮膚線条に対しては，高周波（RF）やフラクショナルレーザー[*1]など，より真皮深層まで到達する機器でその有効性が報告されています．これらの機器は真皮深層までリモデリング（再構築）することが知られており，痤瘡に伴う陥凹性瘢痕（にきび痕）などに効果を発揮することから，皮膚線条の表皮，真皮のリモデリングを促進する作用があると考えられます．

[*1]：皮膚に目にみえない小さな穴を格子状に開け，瘢痕組織の収縮と正常組織へのリモデリング（再構築）を促す治療法です．従来のレーザーに比べて温存させる表皮へのダメージがないため，リスクが少なく，照射部位への高い効果が期待できます．シワ，痤瘡に伴う陥凹性瘢痕（にきび痕），毛孔性苔癬などの治療や改善に用いられています．

（尾見徳弥）

H 付属器疾患

1 汗疹（あせも）

ESSENTIAL POINTS

- 汗疹はエクリン汗腺から分泌された汗が貯留して発症する．
- 紅色汗疹では表皮内に汗が漏れて炎症が生じる．
- 通常，特別な治療を必要としないが，かゆみが強い場合はステロイド外用薬を使用する．
- 汗をかいたあとはシャワーなどで洗い流すことが大切である．

どんな病気か？　日常診療で遭遇する頻度は？

　汗疹（あせも）はエクリン汗腺から分泌された汗が滞って発症します．「汗貯留症候群（sweat retention syndrome）」とも呼ばれます．汗の中の糖蛋白質による汗管の閉塞が原因とされますが，細菌の関与も示唆されています．気温の高い夏場に多く，また発熱時に大量の汗をかいたときにも発症しやすくなります．閉塞部位によって，①水晶様汗疹（miliaria crystallina），②紅色汗疹（miliaria rubra），深在性汗疹（miliaria profunda）の3型に分類されます（図1）．

　水晶様汗疹では角層（角質層）内に汗が貯留し，径1mmくらいの透明な破れやすい小水疱を呈します．通常は発赤や腫脹，かゆみなどの症状はなく，数日で治まります．新生児の前額部によくみかけますが，発熱時や暑い環境では小児や成人にもみられます．

　紅色汗疹では炎症が生じるため，発赤と瘙痒があります．1～3mm大の紅色小丘疹です（図2）．搔破などにより湿疹化したり，黄色ブドウ球菌などの細菌感染により膿疱化したりすることもあります．細菌感染が悪化すると，伝染性膿痂疹（とびひ）や汗腺膿瘍になります．額，鼻根部，頸部，項部，背部，腋窩，肘窩，膝窩などに多く発生します．おむつをしている場合などでは臀部にも発生します．紅色汗疹に罹患した部位は汗が出にくくなるので，汗疹が広範囲に広がった場合は体温調節機能が低下し，熱中症になるリスクがあります．

　深在性汗疹はかゆくはありません．1～3mmの白色の扁平な丘疹です．体幹部や四

1 | 汗疹（あせも）

図1　皮膚の構造と汗疹の分類

a：皮膚の構造．b：汗疹の分類．①水晶様汗疹は角層内あるいは角層直下での汗管の閉塞であり，炎症はみられません．②紅色汗疹は顆粒層～有棘層での汗管の閉塞です．表皮内に汗が漏れて炎症が生じます．血管周囲のリンパ球の浸潤と血管拡張がみられます．膿疱化した場合［膿疱性汗疹（miliaria pustulosa）］には，角層直下や表皮の汗管内に好中球がみられます．③深在性汗疹は表皮真皮の接合部での汗管の閉塞です．汗は真皮内に漏出します．病理組織学的には表皮真皮の接合部または表皮内の閉塞した汗管に好酸球が集塊して鋳型のようになることがあるようです．

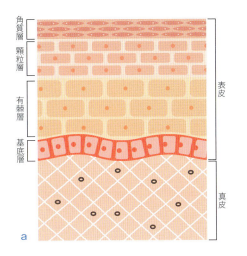

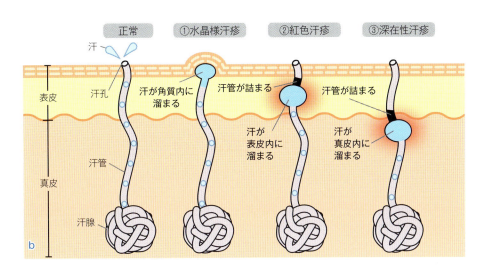

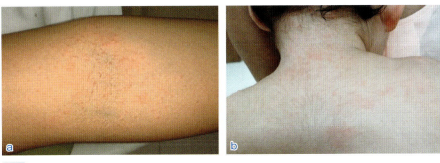

図2　汗疹の臨床像
a：13歳男児．肘窩の紅色汗疹．b：11か月男児．項部の紅色汗疹．

H 付属器疾患

肢の近位部に多くみられます．熱帯地方のような気温の高い地域にみられます．わが国では稀ですが，高温下での作業が続く職場などで発症します．紅色丘疹を繰り返すうちに生じることもあります．

どのように診断をつけるか？ そのポイントは？

皮疹の部位や性状と気候や生活状況から診断します．紅色汗疹の鑑別疾患としての毛包炎では，毛包の部位に皮疹がみられます．虫刺症（虫刺され）はかゆみが強く，また刺し口がみつかれば鑑別できます．アトピー性皮膚炎との鑑別は特に夏場では難しく，また汗がアトピー性皮膚炎の悪化要因にもなりますが，汗疹は以下で述べるスキンケアと生活改善で比較的容易に改善します．

プライマリケア治療は？ 注意すべきことは？

●薬物療法

通常，水晶様汗疹は自然治癒するので治療を必要としません．紅色汗疹では，症状が軽い場合，フェノール・亜鉛華リニメント（カチリ®等）やカラミンローション®などを用いることがあります．酸化亜鉛が主成分です．湿疹化して瘙痒が強い場合はステロイド外用薬を使用します．また，細菌感染を伴う場合は抗菌薬を外用します．感染が拡大する場合は抗菌薬の内服を行います．

夏場の保湿剤の使用に際しては，汗疹のできやすい場所に保湿剤が本当に必要か，しっかり判断しましょう．保湿剤が必要な場合は，油性のものよりローションタイプのほうがよいでしょう．

●生活上の注意

・夏の暑い季節では，通気性のよい肌着を着用させましょう．汗で濡れた肌着は着替えさせましょう．冬場には服の着せすぎに注意が必要です．寝具にも注意しましょう．
・発汗後にはぬるめのお湯でシャワー浴をさせましょう．シャワー浴ができない場合は，暖かく湿らせたタオルなどで軽く押さえるようにして汗を拭うのもよいでしょう．
・発熱時には，必要に応じて解熱剤を使用します．
・室内では高温多湿を避けるためにエアコンを使用しますが，室温を下げすぎないようにしましょう．エアコンが効いている部屋と効いていない部屋があると，体調管理によくありません．
・室内でも，また屋外でも，適度に汗をかくことも大切です．汗には保湿効果があります．また，アレルギーの原因となるヒョウヒダニはプロテアーゼ活性を有しています

が，そのプロテアーゼ活性を汗の成分が不活化して，アトピー性皮膚炎を悪化させないようにしてくれます．
- また，汗は体温調節にも重要ですので，汗をかくことができるというのは熱中症対策にも大切です．

皮膚科医からひとこと

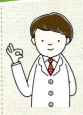

あせもはエアコンの普及により激減しました．むしろ最近では，冬に厚着をさせすぎて暖房のためにあせもができることさえあります．これほど環境整備指導が奏効する皮膚疾患はないと思います．昔は「エアコンはお金がかかるし勧めにくいな」などと考えていましたが，あせもになってかゆくて引っ掻いて初診料を払って受診するよりも，エアコンをつけたほうがはるかにストレスも少なく経済効率もよいのではないかと思い，今では迷わずそのように指導しています．昨今のように酷暑が続く日本の夏では熱中症予防にもなりますし，最善のアドバイスかと思います．治療は迷わずステロイド（リドメックスローションのような中等度の効力で油性でない基剤がよいと思います）を処方しますが，エアコンさえつけていればすぐに完治し再発もありません．

私が研修医の頃は「あせものより」とも呼ばれる乳児多発性汗腺膿瘍という疾患もありましたが，最近ではほとんどお目にかかりません．こどもの皮膚感染症はバリア機能が弱ければ伝染性膿痂疹（とびひ）のように「非付属器性」感染症を起こしますが，健常児であれば汗腺や毛包などのバリアの弱い付属器から感染症を起こすという典型でした．もう1つ，毛包系のマラセチア感染症として「夏季痤瘡」と呼ばれるマラセチア毛包炎もあります．今でもジョギングなどで汗をかくと，Tシャツの部分だけ紅色の毛包炎が多発することがあります．個人的にはステロイド痤瘡の半分はこのマラセチア毛包炎だと思っているので，ステロイド痤瘡にケトコナゾールを適用外処方しています． （Y.M）

（南部光彦）

H 付属器疾患

2 多汗症

> ### ESSENTIAL POINTS
> - 手掌，足底に温熱や精神的な負荷，またそれらによらずに大量の発汗が起こり，日常生活に支障をきたす状態である．
> - 掌蹠多汗症の治療は，外用療法，イオントフォレーシス療法が第一選択である．
> - 「塩化アルミニウム外用療法は効かない」と訴える患者さんは多いが，効かない場合は日中の汗をかいているときに外用するなど外用方法に問題がある．
> - 就寝前の汗をかいてないときに塩化アルミニウムを外用するか，閉鎖密封療法（ODT）を行うことがポイントである．
> - 塩化アルミニウムの外用前に白色ワセリンを外用することで刺激皮膚炎を予防することも裏技の1つである．

どんな病気か？　日常診療で遭遇する頻度は？

　手掌，足底に温熱や精神的な負荷，またそれらによらずに大量の発汗が起こり，日常生活に支障をきたす状態を「多汗症」といいます．

　掌蹠多汗症は小児より思春期の患者が多く，成長とともに軽快すると考えられています．最近の疫学調査では，わが国の掌蹠多汗症の発症頻度は5.3%であり，20人に1人と稀な疾患ではありません．

　掌蹠多汗症の症状は，掌蹠に全体的な発汗過多がみられ，汗がしたたり落ちてくるほどの多汗の人もいます（図1）．学校のテストで答案用紙が汗で濡れて

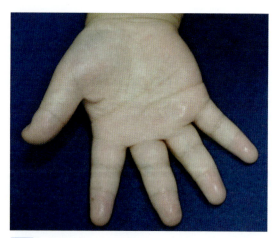

図1　掌蹠多汗症の臨床像

破れたり，携帯電話が壊れるほどの汗をかいたりする人もいます．

どのように診断をつけるか？　そのポイントは？

診断は診断基準によってなされます（表1）．

表1　原発性多汗症の診断基準

> 局所的に過剰な発汗が，明らかな原因がないまま掌蹠，腋窩，頭，顔面に過去6か月の間認められ，次の6項目のうち2項目以上を満たすこと．
> ・左右対称である
> ・日常生活に不都合が生じる
> ・少なくとも1回/週以上の多汗のエピソードがある
> ・初発年齢は25歳以下である
> ・家族歴がある
> ・睡眠中の発汗は止まっている

片側性であったり，非対称性の分布である場合は，神経学的疾患または悪性腫瘍性などに伴う続発性多汗症を鑑別する必要があります．

プライマリケア治療は？　注意すべきことは？

掌蹠多汗症の治療は，塩化アルミニウム外用療法とイオントフォレーシス療法が第一選択です[1]．これらの治療で効果がみられない場合はA型ボツリヌス毒素療法，交感神経遮断術などが適応となり，専門医に紹介します．

●塩化アルミニウム外用療法

局所の外用薬としては，一般的に20％塩化アルミニウム外用液がよく用いられています．就寝前に汗を拭ってから多汗部位に塗布し，翌朝に洗い流す方法が最も効果的です．20％塩化アルミニウム外用液の単純塗布法で十分な効果が得られない場合は，アルコールを混入させた20％塩化アルミニウム外用液，30％塩化アルミニウム軟膏などに変更します．20〜30％塩化アルミニウム外用薬の単純塗布で十分な効果が得られない場合は閉鎖密封療法（occlusive dressing technique: ODT）を試みます（図2）．ODTは，就寝前に手足を洗ってよく拭いたあとに塩化アルミニウム水溶液を浸した布手袋で多汗部位を覆ったのち，サランラップもしくはビニール手袋で密封する方法です（図2）[2,3]．

H 付属器疾患

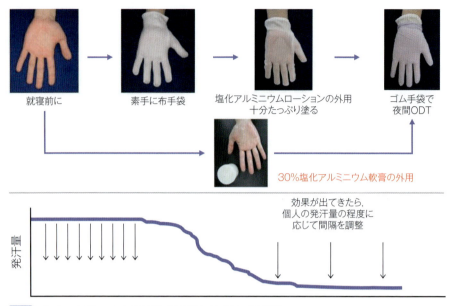

図2 塩化アルミニウム外用薬の閉鎖密封療法（ODT）

　塩化アルミニウム外用療法では刺激皮膚炎が必ず合併しますので，翌朝の起床後に手足を石鹸で洗い流す必要があります．また，指間部，手背，手首などの皮膚の薄い部位は塩化アルミニウム軟膏による刺激皮膚炎が発症しやすいので，塩化アルミニウム軟膏の外用前に白色ワセリンを外用することで刺激皮膚炎を予防することも裏技の1つです．

●イオントフォレーシス療法

　発汗の多い手掌，足底を水道水の入った容器に浸し，通電させて発汗を抑制する治療法です．作用機序として，通電により生じる水素イオンが汗孔を障害して汗を出にくくすると考えられています．施行方法は，両手，両足の間で10～15mAの電流で水道水を用いて20分間通電することを週2，3回繰り返します．軽快後は1，2週間に1回程度でも効果が持続します．

●交感神経遮断術

　内視鏡下で交感神経を高周波で凝固する方法が保険診療として認められており，比較的安易に施行されています．しかし，手術療法は神経を処理できるという点で交感神経を遮断するうえでは確実ですが，全身麻酔で人工的に気胸を起こし胸郭内に内視鏡を挿入する必要があり，代償性発汗，ホルネル症状，神経損傷，血胸といった合併症を引き起こす可能性もあり，最重症例にのみ適応となります．

● A型ボツリヌス毒素療法

A型ボツリヌス毒素は末梢のコリン性のシナプスに作用し，アセチルコリンの遊離を抑制することが知られています．この作用を用いて，近年，重症腋窩多汗症に対するA型ボツリヌス皮下注射療法が保険適用となりましたが，小児で適用となることは稀です．

●内服療法

おもな内服薬として，自律神経調整作用の強いといわれるトフィソパム（グランダキシン），抗コリン薬であるプロパンテリン臭化物（プロ・バンサイン®）などがあります．重症の掌蹠多汗症に注意深く使用すれば有効なことがありますが，あくまで補助療法と位置づけられます．

専門医紹介のタイミングは？　保護者への説明は？

第一選択である外用療法とイオントフォレーシス療法で効果がみられない場合は専門医に紹介し，A型ボツリヌス毒素療法，交感神経遮断術などが検討されます．

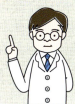

小児科医からひとこと

全身に発汗増多を認める全身性多汗症の場合，甲状腺機能亢進症，褐色細胞腫，下垂体機能異常，低血糖など内分泌・代謝異常や頭部外傷などの神経変性疾患，悪性リンパ腫などの疾患を除外する必要があります． (Y.O)

文献

1) 藤本智子, 横関博雄, 片山一朗, 他：原発性多汗症診療ガイドライン 2015 年改訂版. 日皮会誌 2015; **125**: 1-22.
2) 田中智子, 佐藤貴浩, 横関博雄：掌蹠多汗症の重症度と段階的治療指針. 発汗学 2007; **14**: 46-48.
3) 藤本智子, 井上梨紗子, 横関博雄, 他：原発性手掌多汗症に対する二重盲験下での塩化アルミニウム外用剤の有効性の検討. 日皮会誌 2013; **123**: 281-289.

（横関博雄）

H 付属器疾患

3 尋常性痤瘡（にきび）

> **ESSENTIAL POINTS**
> - 痤瘡の原発疹は面皰である．
> - 薬剤耐性アクネ菌の増加を防ぐため，抗菌薬の単独使用を避ける．
> - 炎症症状の軽快後も，面皰に対する維持療法を継続する．

どんな病気か？　日常診療で遭遇する頻度は？

　尋常性痤瘡は，脂腺が発達した脂腺性毛包に生じる症状です．尋常性痤瘡では，毛包漏斗部（毛穴）の角化異常に伴う閉塞と，主として男性ホルモンの作用による皮脂の分泌亢進によって，皮脂が毛包内に貯留し，原発疹である面皰（コメド）が生じます．非炎症性皮疹である面皰の内部では，好脂性通性嫌気性菌であるプロピオニバクテリウム・アクネス（痤瘡桿菌）（以下，アクネ菌）が増菌し，炎症を伴う紅色丘疹（以下，丘疹）や膿疱などに移行します（図1）．実際の症状は，丘疹や膿疱などの炎症性皮疹に面皰が混在してみられます（図2）．

　炎症症状の軽快後に炎症後紅斑や炎症後色素沈着となることがあり，これらが消えるまでには数か月程度を要します．強い炎症を伴う場合は囊腫（皮下にできる膿の袋）や

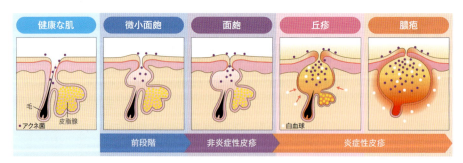

図1　尋常性痤瘡の進行と状態
皮脂腺では皮脂が作られており，皮脂は毛穴を通って分泌され，皮膜を形成して肌の健康状態を保ちます．しかし，角化異常や男性ホルモンの作用による皮脂の分泌亢進によって毛包漏斗部が閉塞されると，皮脂が毛包内に貯留し，尋常性痤瘡の原発疹となる面皰が生じます．アクネ菌は面皰内で増菌して炎症誘発物質を産生し，炎症を伴う丘疹や膿疱などに移行します．さらに悪化すると囊腫や硬結となります．

硬結（皮膚が硬く盛り上がった状態）となることがあります．軽症の場合でも，萎縮性あるいは肥厚性瘢痕を残すことがあるため，早期からの積極的な治療が必要です．

尋常性痤瘡は9割以上の人が経験する疾患であり，皮膚科の外来患者の数パーセントを占める高頻度

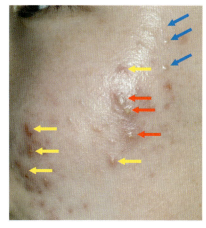

図2　尋常性痤瘡の臨床像

丘疹や膿疱などの炎症性皮疹に面皰が混在している．

の疾患です．思春期の痤瘡は，小学6年生から中学1年生にかけて発症し，高校生で最も症状が強くなり，大学生になった頃から徐々に軽快していきます．成人女性にみられる思春期後痤瘡も基本的には同様の機序で発症しますが，肌質の違いからスキンケアの指導内容は異なります．保護者が成人女性向け雑誌などに記載されているスキンケアの知識をこどもに押し付けていることがあるので注意しましょう．

新生児痤瘡（新生児にきび）は，第一次性徴で分泌される男性ホルモンの作用によるものとされ，自然に軽快するので治療の必要はありません．

どのように診断をつけるか？　そのポイントは？

尋常性痤瘡はよくみられる疾患であり，一般に診断は容易です．患者は毛包一致性の丘疹や膿疱を主訴に受診します．痤瘡の炎症にはアクネ菌が関与していますが，痤瘡は単なる感染症ではありません．面皰が疾患の本質であり，診断のポイントも面皰にあります．

鑑別診断として，毛包炎，マラセチア毛包炎，ステロイド痤瘡，酒さ性痤瘡，顔面播種状粟粒性狼瘡，結節性硬化症（tuberous sclerosis complex: TSC）の血管線維腫などがあがります．毛包炎は黄色ブドウ球菌などの細菌感染症で，マラセチア毛包炎は真菌感染症です．いずれも顔面よりも体幹などに好発し，感染症に対する適切な治療を行えば1か月以内に治癒します．一方，痤瘡は慢性炎症性疾患であり，炎症症状の軽快後も維持療法への移行が必要となります．鑑別のポイントは面皰の有無です．

ステロイド痤瘡はステロイド内服中に誘発される痤瘡様の症状で，体幹にも生じます．ステロイド減量により軽快します．酒さ性痤瘡は脂漏部位の紅斑を伴って丘疹や膿疱が出現します．ドキシサイクリン，ミノサイクリン，マクロライドなどの内服や，アゼライン酸やメトロニダゾール外用を併用します．顔面播種状粟粒性狼瘡，TSCの血管線

H 付属器疾患

維腫では，丘疹が毛包一致性ではないことから鑑別は容易です．

プライマリケア治療は？　注意すべきことは？

　急性炎症期の外用薬としては，アダパレン 0.1％ と過酸化ベンゾイル 2.5％ の配合剤や，クリンダマイシン 1％ と過酸化ベンゾイル 3％ の配合剤が，有効性とアドヒアランスの観点から強く推奨されています．そのほかにも，アダパレンと外用抗菌薬の併用などが推奨されています．重症の場合はドキシサイクリン，ミノサイクリンなどの内服抗菌薬を併用します．炎症症状の軽快後は維持療法に移行します．具体的には，アダパレン，過酸化ベンゾイル，あるいは両者の配合剤を使用します．

　近年，薬剤耐性アクネ菌の検出率の増加が問題となっており，急性炎症期での抗菌薬外用や内服による単独療法は避け，維持療法では抗菌薬を使用しないことが求められています．

専門医紹介のタイミングは？　保護者への説明は？

　囊腫が多発している場合や，内服抗菌薬を併用しても改善がみられない場合，急性炎症期から維持期への移行が困難な場合，副作用でアダパレンや過酸化ベンゾイルが使用しにくい場合は皮膚科専門医に紹介しましょう．

　アダパレンや過酸化ベンゾイルによる塗布部位の刺激症状が心配な場合には，小範囲に少量から開始します．乾燥症状がある場合はノンコメドジェニックな保湿剤[*1] を併用しますが，特に皮脂の分泌の盛んな思春期の痤瘡では保湿は不要です．保湿に痤瘡の改善効果があると誤解して過度な保湿を行っている場合には，保湿を中止させることで症状は軽快します．保湿のために洗顔料を使っていないケースもみられます．1日2回の洗顔料を使った洗顔を指導しましょう．

[*1]：アクネ菌の養分になりにくい油性成分で作られた保湿剤のことです．

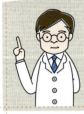

小児科医からひとこと

副腎皮質ステロイドの長期投与中患者で問題となるステロイド痤瘡は，尋常性痤瘡の治療に加えてマラセチア毛包炎と同等の治療が必要になることが多く，原疾患のためステロイド減量が困難な場合には難治化しやすいです．痤瘡様皮疹の悪化を気にして，ステロイド治療のアドヒアランス低下が起きるリスクもあり，注意が必要です．　　(Y.O)

（林　伸和）

H 付属器疾患

4 円形脱毛症（AA）

ESSENTIAL POINTS

- 発症のきっかけは様々である.
- 遺伝的背景を示唆する症例もある.
- 毛包への自己免疫反応と考えられる.
- アトピー性皮膚炎, 爪症状, 家族歴のある症例は治療抵抗性を示す.
- 局所免疫療法が有効である.

どんな病気か？　日常診療で遭遇する頻度は？

　円形脱毛症（alopecia areata: AA）の脱毛症状は，単発型，多発型，全頭型，汎発型，蛇行型，逆蛇行型，急性びまん性全頭型脱毛症（acute diffuse and total alopecia: ADTA）など様々です．また，髭毛（AA barbae），眉毛，睫毛（AA of eyelashes），体毛などの一部のみが脱毛する場合もあります．時に脱毛部位に淡い紅斑がみられたり，瘙痒感，灼熱感，刺激感などを自覚したりすることもあります．AA 患者の 10 ～ 15% 程度に，特に全頭型や汎発型で爪甲小陥凹，点状白爪，爪甲線条などの爪症状を一部もしくはすべての爪に伴います．

　米国ミネソタ州オルムステッド郡での調査によると，AA の罹患率は 1 万人当たり 20.2 人（0.02%）で，平均年齢は 33 歳，男女差はないと報告されています．罹患率は年齢とともに増加し，一生涯における率は 2.1% と推定されます．AA の家族歴の率は 4 ～ 28% と報告されており，兄弟姉妹，親子で受診する患者は珍しくありません．皮膚科の外来患者の 0.7 ～ 3.8% を占めるとされています．

　思春期前に発症した場合や脱毛範囲の広い全頭型，全身型や蛇行型は治療抵抗性を示すことが多く，10 年以上あまり変わらない症状が続く症例が多いとされます．そのほか，アトピー体質，AA の家族歴，爪症状のある場合に重症化する可能性が高いと考えられます．

　近年では，AA は細胞性免疫による組織特異的な自己免疫疾患と理解されています．

H 付属器疾患

　その背景には遺伝的素因があると想定され，ゲノムワイド関連解析（GWAS）によってNKG2Dリガンド（MICA，ULBP3/6），CTLA-4，IL-2/21 locus，IL-2 receptor A，Eosなどをコードする遺伝子について一塩基多型（SNP）の頻度に有意差が認められています．実際，AAは一度発症すると再発を繰り返したり，兄弟姉妹，親子で発症するなど体質をうかがわせる状態にしばしば出くわします．特に一卵性双生児でともに発症する率は55％と報告されています．

　AAにおける自己免疫反応の主たる機序として，成長期毛包における免疫寛容環境が破綻するということがあります．何らかのきっかけで局所的なインターフェロンγ（IFN-γ）発現が高まり，毛包上皮やメラノサイト（色素細胞）の主要組織適合遺伝子複合体（MHC）クラスⅠ分子の発現が高まります．そしてメラノサイト内のチロシナーゼやチロシナーゼ関連蛋白（TRP-1/2）が細胞傷害性T細胞（CTL）に認識され，毛包がアポトーシスに陥り退行期様の変化をきたして脱毛症状に至ると考えられます．再発する場合には，感作されたNKG2D$^+$CD8$^+$T細胞が浸潤し，リガンドであるMICAが陽性の毛包上皮を傷害するものと思われます．その他の自己抗原の候補として，成長期内毛根鞘に発現がみられるトリコヒアリンがあります．

　病変部毛包の上皮細胞からはIL-15/IL-15Rαが産生され，これがCTL上のIL-2/IL-15RβとγcのサブユニットETH体に結合し，NKG2DのDAP10のリン酸化を促し，CTLの活性化につながります．このように，IFN-γとIL-15がAAの病態における重要なサイトカインとされます．

　従来，AA発症のきっかけは患者自身の精神的なストレスとされ，「AAが治らないのは患者が精神的なストレスを抱えているから」というまことしやかな説明がなされてきました．しかし実際の誘因は様々であり，他の自己免疫疾患と同様に，睡眠不足や多忙，引っ越しといったことに起因する疲労やインフルエンザウイルスなどのウイルス感染，出産など肉体的なストレスが大きな誘因となりえます．こうしたことが前述の自己免疫反応を誘導するものと思われます．

どのように診断をつけるか？　そのポイントは？

　AAは必ずしも斑状に脱毛するとはかぎりません（図1a）．全頭性にも脱毛します（図1b）．大切なことは，脱毛病変部の観察と，発症の経過です．脱毛し始めてから半年以内の急性期には，毛孔一致性に「黒点」と呼ばれる切れ毛がみられたり，根元が細くなっている「漸減毛」や「感嘆符毛」が観察されます（図1c）．一方，慢性期には毛孔が「黄色点」となり不明瞭になります（図1d）．こうした観察にはダーモスコピーが有用です．先天性皮膚欠損症や水痘（水ぼうそう）のあとに形成される瘢痕性脱毛症，抜毛癖（図1e）などとの鑑別を要する脱毛症状の場合，毛孔が不明瞭になります．

4 | 円形脱毛症（AA）

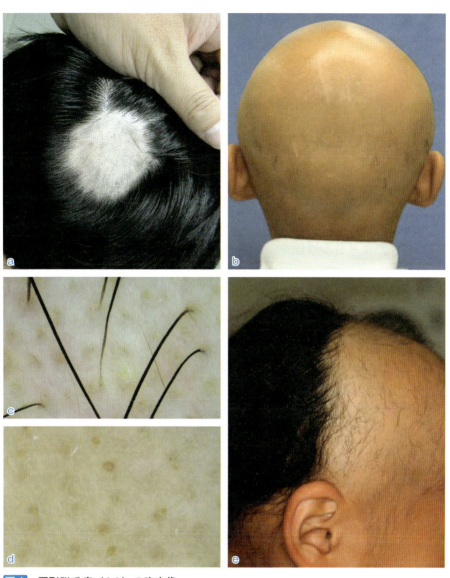

図1 円形脱毛症（AA）の臨床像

プライマリケア治療は？　注意すべきことは？

　AAの治療に関しては日本皮膚科学会『円形脱毛症診療ガイドライン2017年版』に詳述されていますが，そこに記載されている小児AAに対する有効な治療法は非常に限られています．

　最も有効な治療は局所免疫療法とされ，ハプテン[*1]であるスクアリン酸ジブチルやジ

H 付属器疾患

フェニルシクロプロペノンを繰り返し病変部に塗布して皮膚免疫バランスを変調させることで治療効果を期待するものです．しかし，アトピー性皮膚炎を合併する患者には向かないことや，ハプテンのアセトン希釈液を自前で作成しなくてはならないなど汎用性が低いため，どの施設でもできる方法ではありません．また，ステロイド局所注射は，無麻酔では疼痛があるため小児には推奨されていません．ナローバンドUVBやエキシマライトによる紫外線療法も15歳以下の小児には推奨されておらず，重症AA患者に対する治療は，予後も鑑みると現時点で効果的な方法がないのが現実ですが，まずは局所免疫療法が可能な施設への紹介がよいと思われます．

*1：低分子量の物質で，単独では抗体を産生させる能力（抗原性）は有しませんが，蛋白質などの高分子と結合した場合に抗原性を示す物質のことです．「不完全抗原」とも呼ばれます．

専門医紹介のタイミングは？　保護者への説明は？

　原因をこども自身のストレスと決めつけることは，保護者に不安を与えることにつながりかねず避けるべきです．

　小児科におけるプライマリケアとして，単発から数個の脱毛斑の場合はストロングクラス程度のステロイド外用薬やセファランチン内服で3か月ほど経過をみて，周囲から縮小するようであればそのまま治療を継続します．しかし，新生病変がみられたり，脱毛斑の中央は改善しても周囲に拡大したりするようであれば，皮膚科専門医もしくは脱毛症外来に紹介してもよいでしょう．

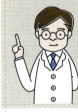

小児科医からひとこと

幼児期は毛周期が同調しているため，生理的な脱毛として後頭部などの毛髪がまとまって抜けることがあります．学童期には，一過性神経習癖として自ら抜毛する抜毛症（trichotillomaniaまたはhair-pulling disorder）を鑑別する必要があります．長期間抜毛を繰り返すと瘢痕性脱毛になることがあります．　　　　　　　（Y.O）

（伊藤泰介）

H 付属器疾患

5 ひょう疽・陥入爪

> **ESSENTIAL POINTS**
> - ひょう疽は指趾の感染症であり，陥入爪は爪が皮膚に食い込んだ状態であるので，それぞれを混同せずに理解しておく．
> - ひょう疽の治療は抗菌薬投与と排膿処置が基本となる．
> - 陥入爪は深爪がきっかけで生じることが多く，爪切り指導，靴の履き方指導などの予防が重要である．
> - 陥入爪は，爪の食い込みをなくす治療が必要である．

どんな病気か？ 日常診療で遭遇する頻度は？

　「ひょう疽」は爪周囲の感染症であり，ささくれなどから細菌が感染し，「膿が溜まった状態」をいいます（図1）．一方，「陥入爪」は「爪が皮膚に食い込んだ状態」であり，多くは爪を深く切りすぎることで生じます（図2）．陥入爪では爪のエッジが爪の横の皮膚である側爪郭に食い込んで炎症を起こし肉芽を形成する場合もありますが，必ずしも感染が起きているわけではありません．もちろん，陥入爪から感染を併発し，ひょう疽となっているケースは多くみられます．

　陥入爪と巻き爪が混同されることは少なくありませんが，「巻き爪」は「爪が筒状に

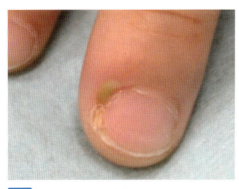

図1　ひょう疽の臨床像

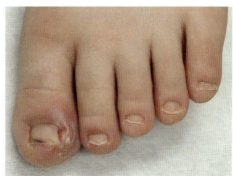

図2　陥入爪の臨床像

H 付属器疾患

巻いている状態」をいいます．巻き爪は先天的に起こることもありますが，多くは先の尖った靴やハイヒールを履いたり，寝たきりで足趾の趾腹からの圧力がなくなったりした場合に起こります．したがって，小児ではあまり起こりません．

どのように診断をつけるか？　そのポイントは？

所見から診断は容易です．

プライマリケア治療は？　注意すべきことは？

●ひょう疽

ひょう疽の原因菌はほとんどが黄色ブドウ球菌です．したがって，治療はセフェム系抗菌薬の投与を行います．症状が軽度の場合はそれだけで軽快しますが，膿が溜まっている場合は排膿処置を行います．膿が角層（角質層）の下に溜まっている場合は注射針で穿刺するなどで簡単に排膿できますが，皮下に溜まっている場合はメスなどを用いて切開排膿する必要があります．

また，細菌感染ではなく，単純ヘルペスウイルス（HSV）感染によるヘルペス性ひょう疽というものもあります．臨床像は「爪の周囲に小水疱が集簇している状態」で，その場合は抗菌薬で反応せず，抗ウイルス薬の内服や外用で軽快します．

●陥入爪

陥入爪の多くは爪を深く切りすぎることで生じます．まずは爪の角を深く切りすぎないように指導し，陥入爪の予防を行うことが大切です．また，靴の履き方の指導はさらに大切です．本来，靴は靴紐をしっかり結ぶなどして足背部で靴をしっかり固定して履くものです．固定されていない状態では，歩行時に靴の中で足が前後に移動し，一歩進む毎に足先が靴の内側に当たってしまい，陥入爪を悪化させます．

初期の陥入爪では，テーピング法やコットンパッキングなど手軽で誰にでもできる治療を試みてみるべきです．テーピング法は，側爪郭にテープの端を貼って引っ張るようにテーピングすることで，爪と側爪郭の当たりを弱めます（図3）．コットンパッキングは，爪の下や横に小さくちぎった綿を差し入れることで，爪のエッジが皮膚に当たらないようにします．

それらの治療で改善しない場合は，アクリル樹脂人工爪法やガター法など，爪の食い込みを改善させる治療が必要になってきます．アクリル樹脂人工爪法は深爪してしまった爪のエッジをアクリル樹脂で延長し，爪の横の皮膚や肉芽に食い込むことを防ぎます．ガター法は，ビニールのチューブ（点滴用チューブ，翼状針のチューブ等）を爪の横の

5 | ひょう疽・陥入爪

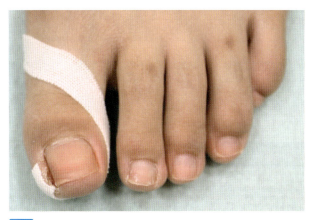

図3 陥入爪に対するテーピング法

部分に装着し，爪のエッジの接触をなくします．これらの治療法は実際に経験のある医師に治療を任せる必要があります．

小児科医からひとこと

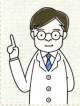

ひょう疽・陥入爪の原因は，深爪，爪棘を残すような不適切な爪切り，つま先が窮屈な靴による足の指の圧迫などです．こどもは成長するため，すぐに靴のサイズが合わなくなります．窮屈な靴を無理に履いていないか注意が必要です． （Y.O）

（是枝　哲）

I 母斑（アザ）

1 太田母斑・色素性母斑・青色母斑

ESSENTIAL POINTS

- メラノサイト系母斑は大きく，①青アザ（蒙古斑・太田母斑），②黒アザ・ホクロ（色素性母斑），③青色母斑の3種類に分けられる．
- 真皮メラノサイトーシスには蒙古斑と太田母斑が含まれる．蒙古斑の多くは年齢とともに自然消退するが，太田母斑は年齢とともに濃くなることが多い．いずれもQスイッチ付レーザー照射療法（保険適用）にて完治できる．
- 色素性母斑（母斑細胞母斑）はいわゆる黒アザで，後天性のものは「ホクロ」と呼ばれる．中小型のものは外科的切除やレーザー治療で除去できるが，大きなもの（巨大色素性母斑）は治療がきわめて困難である．
- 青色母斑は比較的稀なメラノサイト系母斑であるが，細胞密度が非常に高く，増殖傾向を示すこともあり，外科的切除が必要となる．

どんな病気か？　日常診療で遭遇する頻度は？

　メラノサイト（色素細胞）は正常皮膚では表皮基底層に一定割合で存在し，メラニン（色素）を産生して表皮細胞に送っています．このメラノサイトが様々な原因により異常に増えた状態がメラノサイト系母斑です．メラノサイト系母斑は大きく，①青アザ（蒙古斑・太田母斑），②黒アザ・ホクロ（色素性母斑），③青色母斑の3種類に分けられます．

　蒙古斑や太田母斑などの真皮メラノサイトーシス（dermal melanocytosis）は「青アザ」として現れます．独特の異常メラノサイト（母斑細胞）が胞巣を作っているのが色素性母斑（母斑細胞母斑）であり，「黒アザ」や「ホクロ」として現れます．また，比較的稀な母斑として「青色母斑」があります．

●青アザ（蒙古斑・太田母斑）

　正常真皮にはメラノサイトは存在しないか，存在しても不活化してメラニンを作っていないため，正常真皮にメラニンはありません．その真皮メラノサイトが活性化してメ

ラニンを作っている状態が真皮メラノサイトーシスです．その代表的なものが蒙古斑や太田母斑であり，「青アザ」として現れますが，褐色を呈することもあります．

蒙古斑は出生時から存在する青アザで，腰臀部に多くみられますが，全身のどこにでも発生します．腰臀部以外の部位に発生したものは「異所性蒙古斑」と呼ばれます．通常は5〜10歳までに自然消退するので特段の治療を要しませんが，色調が濃い場合は消退せずに生涯残ることもあります（残存性蒙古斑）（図1）．

蒙古斑とは対照的に，顔面に出現する青アザである太田母斑の多くは出生直後には存在せず，生後1年以内に発症します（図2）．思春期になって発症する場合もあります．自然に色調が薄くなることはなく，年齢とともに濃くなることが少なくありません．顔面に出現するということもあり，整容的に大きな問題となります．

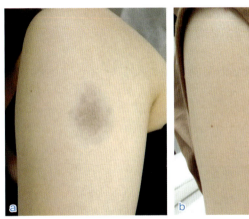
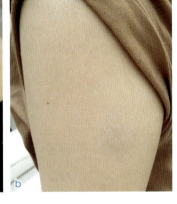

図1　残存性蒙古斑の臨床像
上腕部．a：治療前．b：Qスイッチルビーレーザー2回治療後．

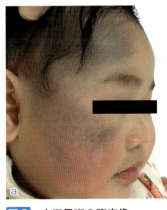
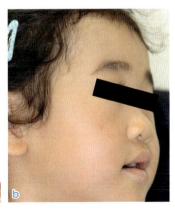

図2　太田母斑の臨床像
顔面右側．a：治療前．b：Qスイッチルビーレーザー4回治療後．

❶ 母斑（アザ）

●黒アザ・ホクロ（色素性母斑）

生まれつきの黒アザを「先天性色素性母斑」（図3），後天性のものを「ホクロ」と呼びます．かつては悪性黒色腫（メラノーマ）の発生母地になることが問題とされていましたが，現在ではその確率はそれほど高くないことが明らかになっています．

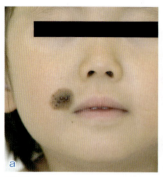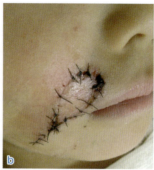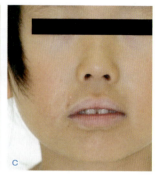

図3　先天性色素性母斑の臨床像
上口唇．a：治療前，b：術中（病変部を切除し，尾側部皮膚を皮弁として移動して修復），c：術後．

●青色母斑

比較的稀な母斑ですが，非常に青色調が濃い青アザ・ホクロがあり，これを「青色母斑」と呼びます（図4）．

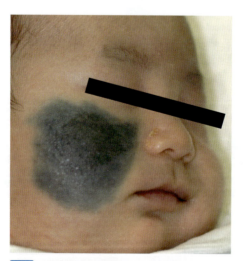

図4　青色母斑の臨床像
頬部．時期をみて切除することになります．

どのように診断をつけるか？　そのポイントは？

　視診から診断は容易ですが，自信がない場合には生検を行うか，専門医を受診させてください．特に，レーザー治療が有効な疾患と，レーザー治療が無効で手術が必要な疾患を誤診すると大きな問題となります．

プライマリケア治療は？　注意を要する点は？

　蒙古斑の治療は，以前はよい治療法がありませんでしたが，現在ではＱスイッチ付レーザー照射療法による除去が可能となっています．整容的に問題となる残存性蒙古斑が治療適応となりますが，乳幼児例でも将来問題となることが予想されるような場合は早期の治療が望まれます．通常は数回の治療で完治します（図１）が，乳幼児期に治療したほうが治療回数は少なくてすみます．太田母斑の場合も同様に，以前はよい治療法がありませんでしたが，現在ではＱスイッチ付レーザー照射療法（保険適用）で完治可能です．レーザー技術の進歩が勝ち取った輝かしい成果です（図２）．早期に治療を開始したほうが治療回数は少なくてすみます．

　先天性色素性母斑は整容的に問題となるような場合は外科的切除（図３）やレーザー治療が施されます．ホクロも整容的に除去希望があれば治療しますが，最近では傷跡の残りにくいレーザー治療が頻用されています．中小型のものは外科的切除やレーザー治療で除去できますが，大きなもの（巨大色素性母斑）では治療が困難な場合もあります．

　青色母斑は基本的に良性の腫瘍ですが，増殖傾向を示すことがあるため，切除したほうがよいでしょう．

専門医紹介のタイミングは？　保護者への説明は？

　治療を受けると決めていなくても，いつ，どのような方法で治療できるか，そして予後はどのようになるかということを提示し，患者さん自身に選択してもらうことが大切です．そのためには，できるだけ早く，一度でも専門医を受診しておくことが重要です．

おわりに

　青アザや黒アザのうち，太田母斑と残存性蒙古斑がレーザー治療で完治可能になったことはとても喜ばしい進歩です．現在では数回程度の治療で傷跡を全く残さずに除去できるようになりました．一方，色素性母斑や青色母斑は手術が必要となることが多いです．ホクロは希望に応じてレーザー治療で除去します．

❶ 母斑（アザ）

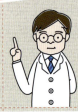

小児科医からひとこと

生下時から体幹の半分近くを占めるような巨大先天性色素性母斑では，稀に脳圧亢進症状や二次性水頭症を認めることがあります．中枢神経症状の有無や精神発達の確認など，小児科医と皮膚科医が連携して診療にあたることが重要です． （Y.O）

（葛西健一郎）

I 母斑（アザ）

2 茶アザ（扁平母斑・カフェオレ斑・ベッカー母斑）

ESSENTIAL POINTS

- わが国では茶色いアザを総称して「扁平母斑」と呼ぶことが多いが，これには，①カフェオレ斑，②ベッカー母斑，③点状集簇性母斑の3つの異なる疾患が含まれる．
- レーザー技術の進歩した今日でも，これら茶アザの治療は困難である．その理由は，レーザー治療によりいったん症状が改善しても，後日再発をきたす例が非常に多いからである．
- 再発をきたした場合は外科的切除の適否を考慮することになるが，元来良性の疾患に対して整容目的の治療を行うわけであるから，手術瘢痕を残してまで切除すべきかどうかが難しい問題となる．

どんな病気か？　日常診療で遭遇する頻度は？

わが国では茶色いアザを総称して「扁平母斑」と呼ぶことが多いですが，これには，①カフェオレ斑，②ベッカー母斑，③点状集簇性母斑の3つの異なる疾患が含まれます．これらはいずれも表皮のメラニン（色素）が増えているので褐色斑として観察されるという共通点はありますが，疾患としての本質が異なるため，治療反応性が異なり，自然経過や治療予後も若干違います．

●カフェオレ斑（狭義の扁平母斑）

全身のどこにでも発生する，病変内の色調が一様な褐色斑です（図1）．多くは先天性ですが，出生直後は色調が薄いために気づかれず，生後しばらくしてから訴える例も少なくありません．神経線維腫症1型（neurofibromatosis type1: NF1）（レックリングハウゼン病）に伴う多発性褐色斑が有名ですが，症例数としては単発性のものが多いです．病理組織学的には，異常構造や異常細胞はみられず，表皮メラノサイト（色素細胞）の機能異常によりメラニンの産生が増えている状態と考えられます．

❶ 母斑（アザ）

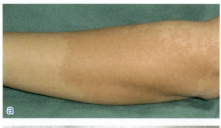
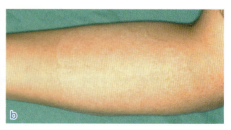
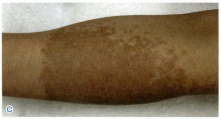

図1　カフェオレ斑の臨床像
前腕部．a：治療前，b：Qスイッチルビーレーザー治療後1年，母斑は消失しました．c：12年後，母斑はすっかり再発していました．

● ベッカー母斑

　思春期頃に，上腕，胸，肩，腰，大腿などに発生する褐色斑です．周囲の正常皮膚との境界はギザギザと断続的で，表面が少しザラザラしています（図2）．多毛を合併することもあります．病理組織学的には，平滑筋細胞が集塊を作って増生しています．

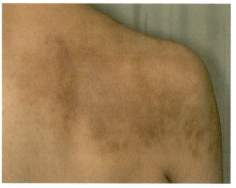

図2　ベッカー母斑の臨床像

● 点状集簇性母斑

　わが国では「茶アザ全般（広義の扁平母斑）」の英訳として"nevus spilus"が用いられることが多いですが，欧米で"nevus spilus"といえば「点状集簇性母斑（小さなホクロが集まったようにみえる母斑）」を指します（図3）．病理組織学的には母斑細胞（nevus cell）の集塊を認めますが，本当はこれは色素性母斑の一型です．

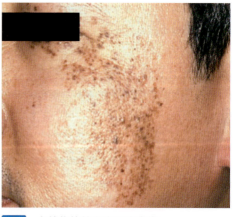

図3　点状集簇性母斑の臨床像

どのように診断をつけるか？ そのポイントは？

　色素性母斑（母斑細胞母斑）は初期には茶アザにみえることがあるので注意が必要です．色素性母斑は黒アザとして現れますが，幼少時（特に乳児期）は茶色を呈するため，カフェオレ斑と誤認することがあります（図4）．

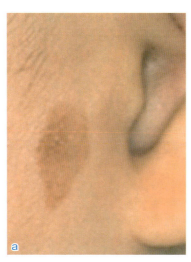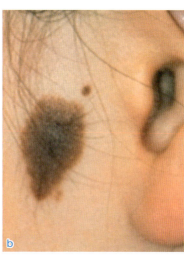

図4　色素性母斑の臨床像
a：生後5か月時にカフェオレ斑と診断しました．b：10歳時に患者が再来すると，病変は明らかに色素性母斑でした．

プライマリケア治療は？ 注意を要する点は？

　カフェオレ斑に対してはレーザー治療が有効ですが，治療後の再発率が高く，完治は困難です（図1）．

　ベッカー母斑における多毛はレーザー脱毛による改善が可能です．しかし，褐色斑はカフェオレ斑と同様に治療後の再発率が非常に高く，完治は困難です．

　点状集簇性母斑に対してはレーザー治療がある程度有効ですが，多数回にわたる繰り返しの治療が必要です．

専門医紹介のタイミングは？ 保護者への説明は？

　部位や母斑の性質により，行う治療や最適な治療時期は異なってきます．ですから，すぐに治療するつもりがなくても一度は専門医を受診し，治療方針を考えたり，経過をみると決定したり，今後の方針を決めておくことが大切です．

❶ 母斑（アザ）

おわりに

　これまで茶アザとして1つの疾患として扱われていたもののなかには，複数の疾患が含まれていることがわかってきました．これらはすべて放置しても健康上の問題は生じませんが，整容的な問題がある場合に治療を考えます．外科的切除は最も確実な治療法ですが，手術瘢痕が残るという欠点があります．一方，レーザー治療は瘢痕を残すことは少ないですが，再発率が高いという欠点があります．

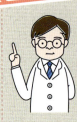

小児科医からひとこと

「カフェオレ斑」といえば神経線維腫症1型（レックリングハウゼン病）が有名ですが，内分泌の自律性機能亢進，線維性骨異形成，カフェオレ斑を三主徴とするマッキューン・オルブライト症候群（McCune-Albright syndrome）でも認めます．神経線維腫症1型では，1.5cm以上の辺縁が滑らかなカフェオレ斑を6個以上認めることが特徴です．一方，マッキューン・オルブライト症候群で認めるカフェオレ斑は辺縁がギザギザでブラシュコ線（Blaschko's lines）に沿ってみられ，点状から大型のものまでありますが，正中線を越えません．
(Y.O)

（葛西健一郎）

I 母斑（アザ）

3 脂腺母斑

ESSENTIAL POINTS

- 幼児期には平坦で，脱毛斑として気づかれることが多い．
- 年齢が上がるにつれて，乳頭腫状に隆起してくる．
- 二次性の皮膚腫瘍が発生することがあるので，適切な時期に切除することが望ましい．
- 治療は，冷凍凝固療法やレーザー治療は適さず，切除手術となる．

どんな病気か？　日常診療で遭遇する頻度は？

　脂腺母斑は「類器官母斑」とも呼ばれ，表皮層や皮膚の付属器，結合組織などが増殖しています．付属器のなかでも毛包脂腺系やアポクリン系の増殖が認められます．生下時から存在し，頭部や顔面に好発し，頭部に生じた場合は脱毛斑となります．
　症状は3期に分類され，生下時には黄色調の局面で円形脱毛症様所見を呈します（第1期）（図1）．年齢が上がるにつれて，乳頭腫状に隆起してきて褐色調になります（第

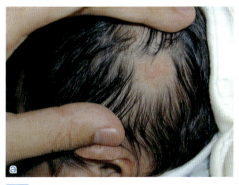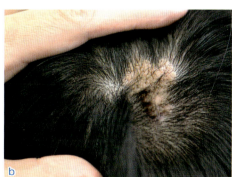

図1　脂腺母斑の臨床像
a：幼児期．第1期．平坦で黄色の脱毛斑が認められます．
b：青年期．第2期．脂腺が増殖し，乳頭腫状に隆起しています．

❶ 母斑（アザ）

2期）（図2）．さらに時間が経過して思春期以降になると，乳頭腫様変化が強調され，二次性の皮膚腫瘍（乳頭状汗管嚢胞腺腫，毛芽腫のような良性腫瘍や基底細胞がんのような悪性腫瘍などの上皮系腫瘍）が発生することがあります（第3期）．

プライマリケア治療は？　注意すべきことは？

●手術すべきか？　その時期は？

　脂腺母斑は良性疾患であり，早期の手術は必要ありません．ただし，二次性皮膚腫瘍が発生する可能性はあるので，いずれは手術を行ったほうがよいでしょう．しかし，幼少児や児童の場合，麻酔注射の痛みや手術への恐怖心のため，局所麻酔による手術は困難です．また，脂腺母斑の多くは頭部にできるため，術中に出血が多くなると血液が顔面に流れてくる可能性もあり，平時は聞き分けのよい小児でさえパニックになることが考えられます．したがって，幼少児の切除術では全身麻酔が必要となります．基本的に良性疾患である脂腺母斑に対して，幼少児や児童に全身麻酔をかけてまで手術を施行しなければいけないのか，それは疑問です．

　脂腺母斑による二次性腫瘍の多くは中年期以降に発生しますが，早い場合は20代でも生じます．そのため，筆者は思春期くらいまでに切除したほうがよいと考えています．筆者の私見になりますが，聞き分けと落ち着きができてきて，局所麻酔下での手術ができるようになるのは小学5年生くらい以降と考えています（もちろん，患児のキャラクターによる幅はありますが）．したがって，患児が10，11歳くらいになるまでは経過観察とし，手術時期はそれ以降が適当と思われ，全身麻酔をしてまで幼少児に切除術を施行する必要はありません．

●手術以外の治療法は？　手術はどのように？

　脂腺母斑は乳頭腫状，つまり「いぼ状」の外観を呈しますが，同じいぼ状の疾患として尋常性疣贅や脂漏性角化症などがあります．この2つの疾患は表皮層が増殖しているだけなので，冷凍凝固療法や炭酸ガスレーザーによる蒸散で治療できます．しかし，脂腺母斑は外観がいぼ状でも，脂腺を中心とした付属器が増殖しているため，冷凍凝固療法や炭酸ガスレーザーによる治療は不適切です．表層だけを取り除くような治療法では二次性腫瘍の発生を防止できません．

　そのため，脂肪層までの切除を行って縫合するような術式となります．多くの場合は単純縫縮できるくらいの大きさですが，縫縮できないくらい大きい場合は，皮弁形成術を併用するか，最初にある程度の切除を行ったのちに数か月空けてから残りを切除する分割切除という方法をとることがあります．

小児科医からひとこと

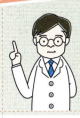

出生時から線状脂腺母斑が正中に序列的に配列したり，片側性にブラシュコ線（Blaschko's lines）に一致して存在し，けいれんや精神運動発達遅滞を伴う場合には，線状脂腺母斑症候群を考えます．眼瞼類脂肪腫，虹彩欠損，角膜血管増生などの眼症状，肋骨四肢骨変形など複数の組織の病変をしばしば合併します．*RAS* 遺伝子（ほとんどが *HRAS* 遺伝子）の活性化変異を起点とする RAS 病（RASopathy）の 1 つと考えられています． (Y.O)

（是枝　哲）

I 母斑（アザ）

4 乳児血管腫（赤アザ）

> **ESSENTIAL POINTS**
>
> - 生後数週間で出現し，増大後に自然消退する，特徴的な経過をたどる良性腫瘍である．
> - GLUT-1 が陽性を示す．
> - wait- and-see で経過観察を行う．
> - 治療は，病変に応じて，ステロイド内服，レーザー治療，プロプラノロールなどを使用する．

どんな病気か？　日常診療で遭遇する頻度は？

　乳児血管腫（infantile hemangioma）は，ISSVA（International Society for the Study of Vascular Anomalies）分類の脈管奇形（vascular anomaly）のうち，血管性腫瘍（vascular tumors）に属します．GLUT-1（glucose transporter protein-1）陽性の未熟な血管内皮細胞が真皮浅層で増殖し，正常な血管に分化できず，生後2週間程度で病変が顕在化し始め，2歳頃まで増大し（増殖期），その後数年で瘢痕を残して自然消退する（消退期），特徴的な経過をたどる良性腫瘍です（図1）．

　乳児血管腫は最も頻度の高い乳児期の腫瘍の1つです．小さな病変では最終的に消失する例が多

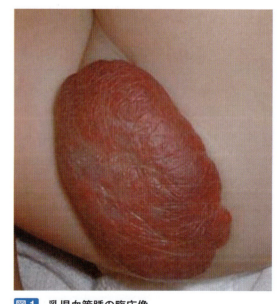

図1 乳児血管腫の臨床像
（画像は，大阪大学医学部附属病院IVRセンター 大須賀慶悟先生の御厚意による）

くみられますが，隆起が著明な大きな病変では退縮後にちりめん状の皮膚萎縮や樹枝状の血管拡張を伴った皮膚の弛緩が残存します．乳児血管腫のなかには急激に増大するものがあり，発生部位によっては気道閉塞，視野障害，哺乳障害，難聴，高拍出性心不全などをきたすこともあり，そのような場合には注意が必要です．

　人種を問わず，女児，また早期産児，低出生体重児に多くみられます．発生頻度には人種差があり，白人での発症率は2～12%，日本人での発症率は0.8～1.7%とされています．従来「いちご状血管腫」と呼ばれていたものに相当しますが，最近は国際的な分類（ISSVA分類）に従って「乳児血管腫」と呼ばれます．多くは孤発例で，好発部位は頭頸部（60%），体幹部（25%），四肢（15%）の順です．時に乳児血管腫が多発性に生じることがあり，なかには他臓器にも多発性に生じるものもあります．他臓器に生じた場合は，特に心不全や出血，多臓器不全にも注意が必要です．

どのように診断をつけるか？　そのポイントは？

　目でみえる場合の診断は容易です．皮下に生じた場合はstrawberry様ですが，深部に発生するとblue appearanceを呈します．

　超音波検査では，境界明瞭で内部は低輝度と高輝度が混在した充実性腫瘍です．カラードップラー法では，流速の速い流入動脈が確認できます．MRIでは，増殖期には境界明瞭な分葉形を呈し，T1強調画像で筋肉と等～低信号，T2強調画像で高信号を呈します．腫瘍内や辺縁にflow void（血流による無信号域）を認めますが，動静脈奇形で認めるようなシャントはありません．ダイナミックスタディでは，早期より均一に強く造影されます．

　腫瘍は浸潤所見に乏しく，周囲の浮腫は認められません．血管性腫瘍・血管奇形の診断はHE（ヘマトキシリン・エオジン）染色のみでは困難で，血管内皮細胞マーカーはCD31やCD34，第VIII因子，内皮細胞や中膜における平滑筋はα-SMA（α-smooth muscle actin）で染色されます．

　病理組織学的検査では，乳児血管腫の内皮細胞はGLUT-1に対する免疫染色で陽性を示します．

　鑑別診断としては，先天性血管腫のRICH（rapidly involuting congenital hemangioma），カポジ肉腫様血管内皮細胞腫（kaposiform hemangioendothelioma: KHE），房状血管腫（tufted angioma）などがあります．後者2つの血管腫はカサバッハ・メリット症候群（Kasabach-Merritt syndrome）を惹起しうる血管腫として注意が必要ですが，乳児血管腫では稀です．ただし，いずれもGLUT-1は陰性です．

❶ 母斑（アザ）

プライマリケア治療は？　注意すべきことは？

　血管腫，脈管奇形の治療法は確立していません．機能障害や潰瘍，出血，二次感染，また将来的な整容的問題の惹起の可能性のある病変では早期の治療を検討する必要がありますが，そのような可能性が低ければ，乳児血管腫の多くは自然消退するため，wait-and-see にて経過観察とします．

　ステロイド内服，毛細血管奇形に対するレーザー治療は標準的治療として行われてきました．薬物療法としては，わが国でも乳児血管腫に対する非選択的β遮断薬であるプロプラノロール（ヘマンジオル®）が 2016 年に承認されています．さらに，シロリムス全身投与の有効性も報告されています．大きな病変に対しては，塞栓／硬化療法が施行されます．そのほか，液体窒素療法，持続圧迫療法，イミキモドを使用する場合もあります．インターフェロン（IFN），ビンクリスチンなどの使用では注意が必要です．

専門医紹介のタイミングは？　保護者への説明は？

　保護者には自然消退傾向があることを説明しますが，専門医受診の強い要望があることも少なくありません．病変の大きさや部位などから早期治療の必要性が示唆される場合には，速やかに一度は専門医の受診を行います．

小児科医からひとこと

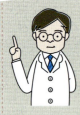

　乳児血管腫の治療にプロプラノロールが承認されました．プロプラノロールはステロイドや IFN-α，ビンクリスチンに比べて副作用が少ないことから，薬物療法の第一選択として使用される機会が増えています．プロプラノロールは副作用として低血圧，徐脈，低血糖，高カリウム血症に注意する必要があるため，その導入には小児科との連携が重要となります．早産児では未熟児貧血に対しエリスロポイエチンを使用する時期に乳児血管腫が生じやすいのでプロプラノロールを使用したいところですが，修正週数 5 週を過ぎるまではその適応は慎重に判断する必要があります．　　　　　（Y.O）

（金田眞理）

I 母斑（アザ）

5 乳児血管腫以外の血管腫（赤アザ）

> **ESSENTIAL POINTS**
>
> - 先天性の血管腫・血管奇形は部位により整容面，機能面で患児および家族のQOLに大きく関わる．
> - レーザー治療を行う場合は，乳児期早期に始めるほうが，学童期以降から開始するよりも優れた効果が得られることが多い．
> - 『血管腫・血管奇形・リンパ管奇形診療ガイドライン2017』によって，従来の病名よりも病態に即した分類病名が使われるようになった．

どんな病気か？　日常診療で遭遇する頻度は？

『血管腫・血管奇形・リンパ管奇形診療ガイドライン2017』によって，従来の病名よりも病態に即した分類病名が使われるようになりました．国際的に標準化されつつあるISSVA（International Society for the Study of Vascular Anomalies）分類と従来の分類の対比を表1に示します．

表1　ISSVA分類と従来の分類の対比

ISSVA分類		従来の分類	
脈管性腫瘍	vascular tumors		
乳児血管腫	infantile hemangioma	いちご状血管腫	strawberry hemangioma
脈管奇形	vascular malformations		
毛細血管奇形	capillary malformation	単純性血管腫	hemangioma simplex
		毛細血管拡張症	telangiectasia
		ポートワイン母斑	portwine stain
リンパ管奇形	lymphatic malformation	リンパ管腫	lymphangioma
			cystic hygroma
静脈奇形	venous malformation	海綿状血管腫	cavernous hemangioma
		静脈性血管腫	venous hemangioma
		筋肉内血管腫	intramuscular hemangioma
		滑膜血管腫	synovial hemangioma
動静脈奇形	arteriovenous malformation	動静脈血管腫	arteriovenous hemangioma

❶ 母斑（アザ）

●毛細血管奇形（ポートワイン母斑，単純性血管腫）

　毛細血管奇形（capillary malformation）の多くは散発例ですが，家族例の報告もあります．発生頻度は出生 1,000 人当たり 3 人程度で，性差はないとされます．

　出生時より境界鮮明で平坦な紅斑として，全身の皮膚のどこにでもみられます．特に顔面に多く，次いで四肢に好発します．

　一生を通じて成長につれて面積を拡大しますが，色調が自然消退することはほとんどありません．ただし，顔面正中近傍に存在するサーモンパッチ，項部のウンナ母斑のなかには自然消退するものもあります．特に眼瞼部のサーモンパッチでその傾向が強くみられます．成長に従って徐々に皮下組織の過形成により敷石様の外観を呈する場合や表層に軟腫瘤を形成してくることもあります．また，病変直下の軟部組織や骨の過形成をきたし，形態・機能異常をきたすこともあります．

　片側性に三叉神経第 1・2 枝領域に毛細血管奇形がみられると，スタージ・ウェーバー症候群（Sturge-Weber syndrome）（図1）を疑います．眼の脈絡膜血管腫，脳軟膜にも血管腫を伴い，牛眼・緑内障，てんかん，片麻痺がみられる場合がありますので，眼科と神経内科や脳神経外科を併診します．時に両側性もみられます．

　四肢の片側に広範囲に毛細血管奇形があり，患側の肥大（骨軟部組織の過成長）がみられると，クリッペル・トレノネー・ウェーバー症候群（Klippel-Trenanay-Weber syndrome）（図2）を疑います．出生時からすでに左右差がみられ，成長とともに差が大きくなり，下肢の場合は脚長差や靴のサイズの違いが顕著になり問題となります．指定難病に選定されており，診断基準を満たした重症例は医療費助成の対象となります．

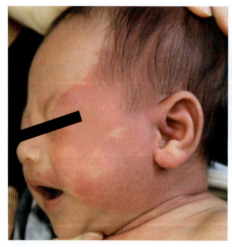

図1　スタージ・ウェーバー症候群の臨床像
1 か月男児．三叉神経第 1・2 枝領域に広く毛細血管奇形がみられます．

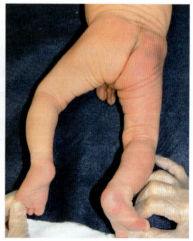

図2　クリッペル・トレノネー・ウェーバー症候群の臨床像
日齢 10 日男児．右臀部〜下肢に広範囲に毛細血管奇形があり，片側肥大がみられます．

●静脈奇形（海綿状血管腫）

　静脈奇形（venous malformation）は脈管血管奇形のなかで最も頻度が高く，発症率の男女比は1：1〜2です．生来みられる柔らかい皮下腫瘤で，境界明瞭な孤立性のもの（図3）からびまん性，浸潤性のものまであり，表在性のものは青紫色の外観を呈します．挙上したり圧迫したりすることで容易に縮小し，下垂や圧迫解除により再腫脹します．静脈石を形成し，病変内に硬く触知することもあります．大きさや分布は様々で，顔面・躯幹・四肢と全身のどこにでも生じますが，頭頸部に最も多く，皮膚・軟部組織のみならず，骨や腹部臓器にも生じます．頸部や咽頭病変では腫大による呼吸困難をみることもあります．四肢病変では多くの症例で疼痛を伴い，起床時や患部の下垂時などの血液貯留増加時に生じることが多いです．

　症候群には，患肢の肥大を伴うクリッペル・トレノネー・ウェーバー症候群，四肢骨の多発性内軟骨腫を伴うマフッチ症候群（Maffucci syndrome），消化管内の血管奇形を合併し，下血による貧血をきたす青色ゴムまり様母斑症候群などがあります．

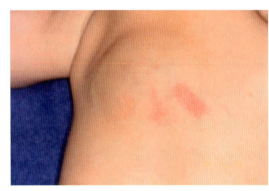

図3　静脈奇形の臨床像
8か月女児．右胸にドーム状に隆起する皮下腫瘤を認めます．正常皮膚に覆われており，皮下静脈が青く透見されます．

●血管芽細胞腫［房状血管腫（tuffed angioma）］

　血管芽細胞腫は出生時ないし生後間もなくみられます．暗赤色の小結節が単発（図4）または多発し集簇して認められます．板状に硬く触れる皮下硬結で，圧痛，局所熱感，多汗，多毛を伴うことが多いです．腫瘍内で出血を起こすと血小板減少および血液凝固異常をきたし，播種性血管内凝固症候群（disseminated intravascular coagulation: DIC）の血液所見を示す，カサバッハ・メリット症候群（Kasabach-Merritt syndrome）を合併することがあります．

　乳児期発症タイプは80％以上が自然消退傾向を示し，筆者の経験ではほぼ全例が5歳までに完全消退しています．

　鑑別疾患として，カポジ肉腫様血管内皮細胞腫（kaposiform hemangioendothelioma: KHE）があり，より局所浸潤傾向の強い，比較的稀な血管腫の1つです（図5）．カポジ肉腫に似た紡錘形の腫瘍細胞の増殖を特徴とします．四肢，体幹の皮膚，皮下組織に好発し，浸潤傾向が強く急激に拡大します．特に筋層内に浸潤した場合はカサバッハ・メリット症候群の合併率が高くなります．

● 母斑（アザ）

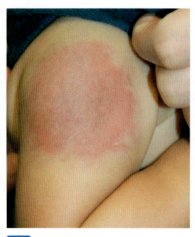

図4 血管芽細胞腫の臨床像
1歳5か月女児．生来右肩～上腕に，紅色にやや隆起する硬結を触れ，圧痛，局所多汗，多毛を伴っています．

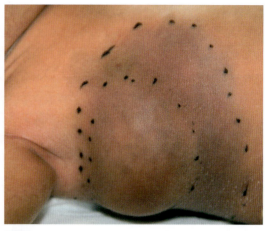

図5 カポジ肉腫様血管内皮細胞腫（KHE）の臨床像
生後4か月男児．生来よりみられた右側胸部の5cm大の板状硬の皮下結節．図4より局所浸潤傾向が強く，次第に増大し硬さを増しました．

● 先天性血管腫（CH）

　先天性血管腫（congenital hemangioma: CH）は出生時から存在する稀な血管腫です．自然消退の有無から，RICH（rapidly involuting congenital hemangioma）（図6）とNICH（non-involuting congenital hemangioma）（図7）の2型に分類され，さらにその中間型であるPICH（partially involuting congenital hemangioma）もあります．

　乳児血管腫との鑑別点として，①出生時にはすでに完成された病変であり，その後の増大がほとんどない，②消退の仕方がRICHは急激で，1歳までにはほぼ完全消退するが，乳児血管腫はまず増大してから1歳以降に消退傾向を示す，③紫紅色の皮下腫瘤であり，表面は顆粒状の外観は示さず滑らか（RICH），または明瞭な毛細血管拡張を伴う蒼白な皮膚に覆われている（NICH）点があげられます．

　治療方針は経過観察となりますが，NICHやPICHで病変が残存した場合はいずれ外科的切除術を検討する必要があります．

どのように診断をつけるか？　そのポイントは？

　乳児血管腫と鑑別すべきいくつかの疾患があり，乳児血管腫と似て非なるものはプロプラノロール（ヘマンジオル®）が奏功しませんので，鑑別診断が重要です．乳児血管腫とは形状や経過が少し異なると思われた場合には，皮膚科専門医にコンサルトしてください．

5 ｜乳児血管腫以外の血管腫（赤アザ）

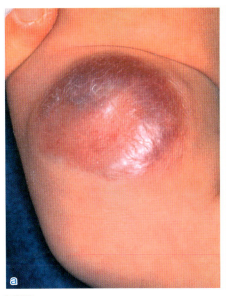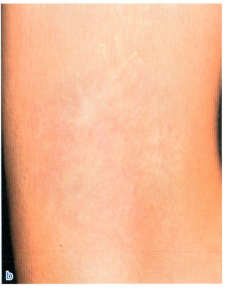

図6 RICH（rapidly involuting congenital hemangioma）の臨床像
a：生後1か月男児．右大腿部に直径 3.5cm 大の赤紫色の弾性軟の腫瘤がみられます．
b：a の 14 年後．11 か月で急速に完全に自然消退し，皮膚はやや陥凹しています．

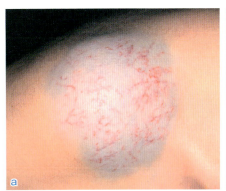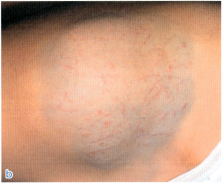

図7 NICH（non-involuting congenital hemangioma）の臨床像
a：3歳5か月女児．出生時より右肩にドーム状に隆起する弾性軟の腫瘤で，毛細血管拡張を伴う蒼白な皮膚に覆われています．
b：a の 13 年後．ほぼ不変です．

プライマリケア治療は？　注意すべきことは？

　毛細血管奇形ではレーザー治療が第一選択です．自然消退することはなく，思春期になると紫がかった暗赤色に濃く変色し，さらに中年期以降はポリープ状に隆起してくることがあるため，できるかぎり早期からの治療が望まれます．しかし，病変の深さによっ

❶ 母斑（アザ）

て治療効果に差があり，完全消失に至らない場合や治療後の経過期間に応じて色調が再発（再燃）してくる場合もあります．

　静脈奇形に対しては，保存的には弾性ストッキングによる圧迫療法で血液貯留を減少させると疼痛緩和，血栓・静脈石形成の予防，凝固障害の減弱に効果的です．侵襲的治療は専門医に委ねます．硬化療法，切除手術，レーザー治療（粘膜病変に対して）などがあり，適応を選んで慎重に行うべき治療です．

　血管芽細胞腫は確立された治療法はなく，近年は mTOR 阻害薬が試みられることが多いです．

　CH の治療方針は経過観察となりますが，NICH や PICH で病変が残存した場合はいずれ外科的切除術を検討します．

専門医紹介のタイミングは？　保護者への説明は？

　先天性の血管腫・血管奇形は赤アザとして整容的に大変目立ち，目や鼻の周囲やおむつ部などにある場合は機能的な問題も生じ，患児および家族の QOL に大きく関わってきます．乳幼児期からの早期介入の有無が，その後の生活や人生を左右する場合もあることに配慮し，ぜひとも的確なアドバイスと専門医への早期受診を促していただきたいと思います．

参考文献

1) 佐々木　了, 三村秀文, 秋田定伯, 他：血管腫・血管奇形・リンパ管奇形診療ガイドライン 2017. 平成 26-28 年度厚生労働科学研究費補助金難治性疾患等政策研究事業（難治性疾患政策研究事業）「難治性血管腫・血管奇形・リンパ管腫・リンパ管腫症および関連疾患についての調査研究」班. 第 2 版.
http://www.jsivr.jp/guideline/vascular_2017/vascular_2017.pdf
2) 馬場直子：こどものあざに対するレーザー治療. 日レーザー医会誌 2007; **27**: 297-302.

（馬場直子）

J 腫瘍

1 表皮嚢腫（粉瘤）

> **ESSENTIAL POINTS**
> - 皮膚科や形成外科の外来で頻繁に遭遇する皮膚の良性腫瘍の1つである．
> - 角質（垢）や皮脂（脂）が表皮組織の袋の中に溜まったものである．
> - 小児では石灰化上皮腫やデルモイドシストとの鑑別が必要である．

どんな病気か？　日常診療で遭遇する頻度は？

　表皮嚢腫は「粉瘤」や「アテローム（atheroma）」，「エピデルモイドシスト（epidermoid cyst）」とも呼ばれる皮膚の良性腫瘍の1つで，皮膚科や形成外科の外来で頻繁に遭遇する疾患です．「脂肪の塊」と表現する医師も多いですが，実際には「垢や脂の溜まり」といえます．皮膚は表皮組織と真皮組織で構成されていますが，皮膚のすぐ下に表皮組織のみからなる袋状構造（被膜）ができ，古い角質（垢）や皮脂（脂）が袋の中に溜まった状態です（図1）．全身のどこにでもできうるもので，触診で硬く，周囲の皮膚との可動性がなく，中央に臍窩という点状の開口部があります（図2）．圧迫により臍窩から内容物が絞り出されることがあります．内容物には独特の嫌な臭いがあります．

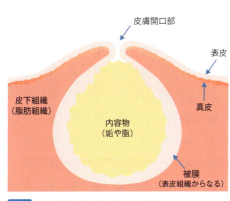

図1 表皮嚢腫（粉瘤）の構造

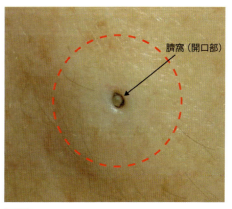

図2 表皮嚢腫（粉瘤）の臨床像

J 腫　瘍

　経過中，ごく小さなものはいつの間にかなくなってしまうこともありますが，一般的には表皮組織からなる被膜から古い角質が産生されるため徐々に拡大します．時に感染を生じることがあり，これを「感染（化膿）性粉瘤」あるいは「炎症性粉瘤」といいます．発赤，腫脹，疼痛が特徴ですが，感染が高度となった場合は皮下膿瘍となることもあります．

どのように診断をつけるか？　そのポイントは？

　成人では「皮膚の小さなしこり」という症状は表皮囊腫であることが圧倒的に多いですが，小児では石灰化上皮腫の頻度が高くなります．デルモイドシスト（dermoid cyst）の可能性も念頭に置かねばなりません．

　「デルモイドシスト（皮様囊腫）」は表皮囊腫と名称は類似していますが，小児にみられる異なる良性腫瘍です．内臓にもできる腫瘍ですが，皮下にできるものは眉毛の外側や鼻根部などの骨縫合部に多く生じます．胎生期の遺残物といわれています．表皮囊腫と同じく袋状の腫瘍ですが，袋が表皮と真皮の両方で構成されていて毛包をもつため，内容物に毛髪が含まれます．

プライマリケア治療は？　注意すべきことは？

　治療は手術による摘出です．臍窩を含めた紡錘形の小切開を行い，被膜に沿って剝離を進め，袋ごと全摘出します（図3）．腫瘍上のすべての皮膚を切除する必要はありません．手術瘢痕は皮膚のシワ線に沿わせることにより，それほど目立つものにはなりま

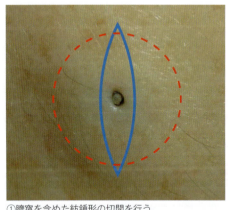
①臍窩を含めた紡錘形の切開を行う．

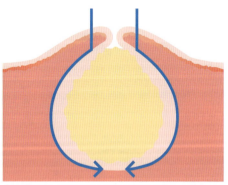
②被膜に沿って剝き出すように摘出する．

図3　小切開法
粉瘤の大きさなどにより異なりますが，手術時間は 10 ～ 30 分程度です．

1 | 表皮嚢腫（粉瘤）

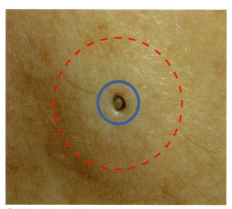
①臍窩の周囲の皮膚のみを小さく切開する．

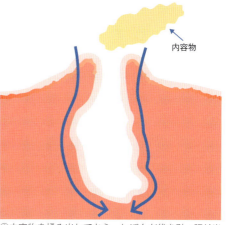
②内容物を揉み出してから，しぼんだ袋を引っ張り出すようにして切除する．

図4　くり抜き法
手術時間は5〜20分程度です．

せん．瘢痕をより小さくする工夫として，臍窩の周囲の皮膚のみを小さく切除して内容物を排出し，袋をしぼませてから被膜を引っ張り出すように摘出する「くり抜き法」という方法もあります（図4）．くり抜き法はやや再発率が上がるという欠点はありますが，顔面に大きな粉瘤があり通常の方法では瘢痕が長くなって困ってしまうような場合などに用いるとよいでしょう．

　感染を生じている場合は被膜と周囲組織との境界が不明瞭になるため，摘出術が行えません．軽度の感染の場合は抗菌薬の内服治療を行います．皮下膿瘍のような高度の感染の場合は切開，排膿術を行い，開放創のまま抗菌薬含有外用薬にて上皮化を待ちます．感染が治まったのちに袋ごと摘出する手術を行いますが，あまりに炎症が強かった場合は被膜が完全に破壊され腫瘍が消失してしまうこともあります．

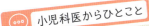
小児科医からひとこと

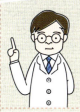
表皮嚢腫が四肢や体幹などに多発する場合は，消化管ポリポーシスのガードナー症候群（Gardner's syndrome）を疑う必要があります．　　　　　　　　　　（Y.O）

（吉川勝宇）

J 腫瘍

2 石灰化上皮腫

ESSENTIAL POINTS

- 小児の顔面，頸部，上肢に認められる一種の奇形種である．
- 通常は皮下に存在し，硬い皮下腫瘍として気づかれる．
- 経過とともに経表皮排出と思われる過程を経る．
- 皮下腫瘍がだんだんと表皮に近づくにつれて痛みが出現し，石灰化した部分が黄色に透見され，紅斑を伴うようになる．
- 治療は外科的治療となるが，炎症を伴ってからの治療では瘢痕が残りやすい．

どんな病気か？ 日常診療で遭遇する頻度は？

　β-カテニン遺伝子の異常でも発症することから，毛包から発生する奇形種であると考えられています．筋強直性ジストロフィー患者に多発することが知られています．単発であることも稀ではありません．顔面，頸部，上肢外側に好発します．発症初期は皮下腫瘍であり症状に乏しく，触れた際に偶然気づかれることもあります（図1a）．また，炎症を起こして炎症（化膿）性粉瘤に似た臨床像を呈することもあります（図1b）．さらに経表皮排出が進むと，石灰化した部分が黄色に透見されるようになります．この頃には，多くの場合，周囲に紅斑や腫脹を伴い，痛みを訴えます（図1c）．稀な病型として，水疱を伴うものもあります（図1d）．

どのように診断をつけるか？ そのポイントは？

　正確な診断が重要です．小児の顔面，頸部，上肢外側に石様の硬い皮下腫瘍を触れれば，頻度から考えて石灰化上皮腫と臨床診断できます．ただし，皮下腫瘍の診断では，触診だけの情報に依存して経過観察することなく，超音波検査などの画像検査を加味して最終判断を下す必要があります．また前述したように，経表皮排出が進んで炎症を伴うと臨床診断は困難になります．その場合は画像検査が必須です．超音波検査では，腫

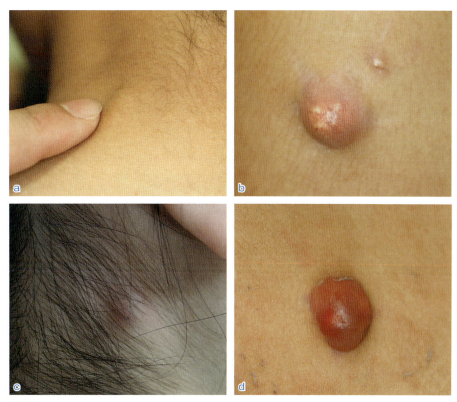

図1 石灰化上皮腫の臨床像
a：発症初期は皮下腫瘤であり，あまり症状がありません．b：経表皮排出が進み炎症を起こすと，炎症（化膿）性粉瘤に似た臨床像を呈します．c：さらに経表皮排出が進むと，周囲に紅斑や腫脹を伴い，痛みが生じます．d：稀な病型として，水疱を伴うものもあります．

瘤後方のエコーが消失する「音響陰影（acoustic shadow）」と呼ばれる特徴的な所見が得られます．

必要に応じて外科的治療を行い，病理組織学的検査により確定診断します．

プライマリケア治療は？　注意すべきことは？

石灰化上皮腫は炎症を伴うようになると術後の瘢痕が大きくなるため，早期の治療が望まれます．特に水疱を形成した場合の縫合は難しく，瘢痕が大きくなります．

専門医紹介のタイミングは？　保護者への説明は？

小児では全身麻酔が必要になる場合もありますので，適切な時期に画像診断や外科的治療を行える医療機関に紹介してください．

J 腫　瘍

> **小児科医からひとこと**
>
>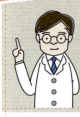
> 小児に好発する直径1cm程度の皮下結節としては，デルモイドシスト（dermoidcyst，皮様嚢腫）が鑑別になります．デルモイドシストでは超音波検査で皮下に低エコー領域を認め，内部に毛髪を反映した線条陰影を認めることから，石灰化上皮腫との鑑別には超音波検査が有用です．　　　　　　　　　　　　　　　　　　　　　　（Y.O）

（谷岡未樹）

J 腫瘍

3 皮膚肥満細胞症（色素性蕁麻疹）

ESSENTIAL POINTS

- 肥満細胞が，皮膚あるいは末梢組織に腫瘍性に増殖する疾患である．
- 病変部皮膚（色素斑）をこすると膨疹を生じる（ダリエ徴候）．
- 成人期までに自然治癒することが多い．
- 治療の基本は経過観察（wait and see）である．

どんな病気か？　日常診療で遭遇する頻度は？

　肥満細胞症は，皮膚もしくは末梢組織において肥満細胞が腫瘍性に増殖する疾患です．病変部に一致して，褐色斑がみられます（図1a）．

　肥満細胞は，血液幹細胞由来の細胞が皮膚をはじめとする末梢組織に至って初めて成熟した細胞へと分化します．そのため，白血病の1つである非常に稀な成人型肥満細胞症を除いて，異形の有無を問わず，末梢血中に肥満細胞を認めることはありません．また，肥満細胞は即時型アレルギーのエフェクター細胞であり，血管の拡張や透過性亢進を引き起こす様々な化学伝達物質を産生・保持しています．特に皮膚に分布する肥満細胞は，IgEを介した刺激に加えて様々な刺激に応じて活性化することから，肥満細胞症では肥満細胞が増殖する色素斑部に機械的刺激を加えることで，肥満細胞からの脱顆粒によって膨疹[*1]が誘発されます（図1b）．これがダリエ徴候です．反応が強い場合は水疱形成をきたすこともあります．

　病変部が皮膚に限局するものは「皮膚肥満細胞症（色素性蕁麻疹）」，単発性のものは「肥満細胞腫」と呼ばれることがあります．骨髄や消化管，脾臓などにも肥満細胞の増殖が確認され，時に悪心・嘔吐，下痢，腹痛，発熱，心悸亢進，呼吸困難，ショックなどの全身症状をきたすものを「全身性肥満細胞症」と分類しています．肥満細胞が局所で増殖する理由としては，病変局所で増殖した肥満細胞を検討すると，*KIT*遺伝子に機能獲得型（自己リン酸化型）の変異がみられると報告されています．

　発症頻度は，皮膚科の新規受診患者1,000〜8,000人当たり1人と推定されていま

J 腫　瘍

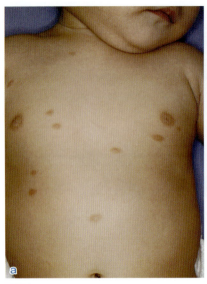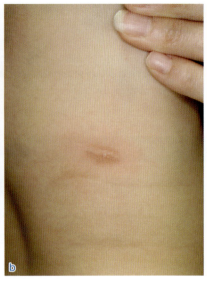

図1　肥満細胞症（色素性蕁麻疹）の臨床像
a：色素斑．胸部から腹部にかけて，わずかに隆起する楕円形の褐色斑が散在します．b：ダリエ徴候．色素斑を擦過することで，擦過部位に一致して膨疹が出現します．

す．小児型が65％を占め，多くは出生時から2歳までに発症します．特に限局性の肥満細胞腫は生後3か月以内での発症が多いとされています．一方，35％が思春期以降に発症する成人型とされ，全身型の頻度が高く，成人で初発した場合は難治です．特に血液異常を伴う場合の予後はきわめて不良ですが，発症頻度は非常に稀（国内報告例は数例程度）です．

*1：皮膚に現れる限局性の浮腫です．真皮にある肥満細胞が刺激を受けてヒスタミンを放出すると，皮膚の毛細血管に作用し，血液成分が血管外に漏出して膨疹や紅斑が生じます．ヒスタミンは知覚神経にも作用するため，かゆみや痛み，熱感などを伴います．通常，これらの症状は一過性で，24時間以内に消退します．

どのように診断をつけるか？　そのポイントは？

褐色の色素斑や，小結節に機械的刺激を加えると発赤や膨疹を形成するダリエ徴候が確認されれば，ほぼ間違いなく肥満細胞症と診断できます．

確定診断は，病変部位からの病理組織学的診断で肥満細胞の増殖を確認することです．皮膚では褐色斑を反映した表皮基底層のメラニン（色素）の増加に加えて，真皮乳頭部を圧迫するように，やや大型な淡明な細胞質を有する細胞が胞巣を形成して増殖する像が確認されます．塩基性タール色素であるトルイジンブルーなどで染めると，本来青く染色されるはずの染色液で鮮やかな赤紫色に細胞質が染色される異染性（メタクロマジー）が確認されます．

プライマリケア治療は？　注意すべきことは？

　小児型は4歳までに自然退縮傾向を示し，遅くとも十数年で治癒するため，重篤な発作症状がなければ経過観察（wait and see）とします．日常生活上の注意点として，皮膚の摩擦など，ヒスタミン放出の誘引となる刺激はできるだけ避けるように指導します．また，アスピリンなどの非ステロイド系消炎鎮痛剤やリン酸コデインなどにはヒスタミン遊離を促進する作用があり，発汗を伴わない発作性の潮紅とともに頭痛，呼吸困難，心悸亢進，胸痛，低血圧，失神などをきたすことがあるため，慎重に使用される必要があります．

　薬物療法は対症療法であり，皮膚の紅潮や瘙痒，膨疹はヒスタミンH_1受容体拮抗薬でコントロールします．消化器症状がある場合はヒスタミンH_2受容体拮抗薬が有効です．ショック症状が出現した際にはステロイドの全身投与を行います．

専門医紹介のタイミングは？　保護者への説明は？

　原則，経過観察でよい疾患です．しかし，皮膚生検による確定診断のために，最初から専門機関に紹介してもよいでしょう．消化器症状など，皮膚以外の症状がみられる場合は速やかに専門機関に紹介してください．

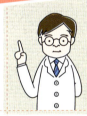

小児科医からひとこと

肥満細胞症の病的細胞は皮膚や骨髄に集積することが多いですが，小児期発症の肥満細胞腫の大半は自然退縮するため，末梢血血球3系統の異常，リンパ節腫脹・肝脾腫，骨痛を認めないかぎり，皮膚生検や骨髄検査は必ずしも必要としません．小児の皮膚肥満細胞症では，成人発症の全身性肥満細胞症で多く認められる*KIT*遺伝子のD816V変異とは異なり，細胞外領域をコードする部位に変異が認められることが報告されています．

(Y.O)

（松田智子，神戸直智）

K 感染症

1 ウイルス感染症①
単純ヘルペス（単純疱疹）

ESSENTIAL POINTS

- 単純ヘルペスウイルス（HSV）による小児の皮膚病変は初感染および再活性化で多彩な臨床像をとる．
- カポジ水痘様発疹症は，アトピー性皮膚炎などの基礎疾患をもつ患者に生じた播種性のHSV感染症である．
- 治療の基本は抗ヘルペスウイルス薬の全身投与である．

どんな病気か？　日常診療で遭遇する頻度は？

　単純ヘルペス（単純疱疹）は単純ヘルペスウイルス（HSV）による感染症です．HSVは皮膚・粘膜より初感染し，病変を形成したのち，知覚神経終末から逆行性に移動し，後根神経節に潜伏します．そして，潜伏感染したウイルスが何らかの刺激によって再活性化すると，神経細胞内で増殖したウイルスは神経線維を順行性に進み，再び皮膚・粘膜で増殖して病変を形成します．HSVによる小児の皮膚病変は初感染および再活性化で多彩な臨床像をとります．

　HSVには1型（HSV-1）と2型（HSV-2）があり，ヘルペス性歯肉口内炎（図1）はHSV-1の初感染として生後6か月〜6歳頃までの小児に発症します．臨床症状として，口唇部や口腔粘膜に小水疱が出現し，舌・咽頭・頬粘膜などに白苔がみられます．歯肉は腫脹し，易出血性となります．顎下・頸部リンパ節は有痛性に腫脹し，発熱，倦怠感などの全身症状を伴います．口腔内の水疱はすぐに破れてびらんとなるので疼痛が激しく，食物の経口摂取が困難になるため脱水や栄養障害に対する対応も必要となります．一般にHSVの初感染は不顕性感染で終わることが多いとされますが，初発型のヘルペス性歯肉口内炎はHSV感染小児にみられる最も多い顕性症状であり，感染小児の25〜30%に観察されるとの報告もあります．

　再活性化の場合は口唇ヘルペスの病型をとります．ヘルペス性ひょう疽（図2）は，口唇ヘルペスをもつ乳幼児の指しゃぶりによる自家接種が原因となります．1〜3歳児の母指に発症することが多いですが，多指に同時に感染することもあります．臨床症状

として，有痛性の手指の腫脹，発赤と非化膿性の水疱，膿疱やびらん病変がみられ，しばしば細菌性ひょう疽との鑑別が必要になります．

カポジ水痘様発疹症（図3）は，アトピー性皮膚炎など皮膚バリア機能の障害を基礎疾患にもつ患者に，発熱，リンパ節腫脹などの前駆症状とともに，顔面，頸部を主体として多発性の小水疱が出現して播種状に拡大し，膿疱，びらんとなったのちに痂皮（かさぶた）を形成します．びらん病変は黄色ブドウ球菌などによる二次感染を生じることもあります．角膜ヘルペスの合併にも留意します．

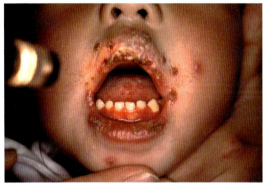

図1　ヘルペス性歯肉口内炎の臨床像

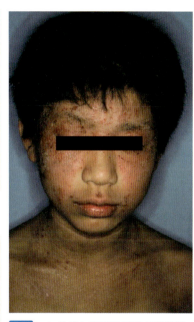

図3　カポジ水痘様発疹症の臨床像

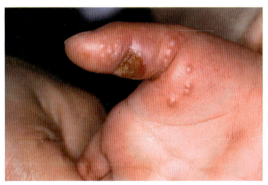

図2　ヘルペス性ひょう疽の臨床像

どのように診断をつけるか？　そのポイントは？

典型的な症例では問診および臨床症状で診断可能ですが，ヘルペス性ひょう疽では細菌性ひょう疽との，カポジ水痘様発疹症では水痘（水ぼうそう）や伝染性膿痂疹（とびひ）との鑑別が必要となることがあります．鑑別や確定診断のためにはツァンク試験（Tzanck test），蛍光抗体法，血清学的診断法，ポリメラーゼ連鎖反応（PCR）法などによる核酸検出法が用いられます．

K 感染症

プライマリケア治療は？　注意すべきことは？

　治療の基本は抗ウイルス薬の全身投与です．初感染で重症の場合，アシクロビル（ACV）の点滴静注を行います．また，軽症の口唇ヘルペスでは5%ACV軟膏または3%ビダラビン軟膏を塗布します．

- バラシクロビル顆粒
  体重10kg未満の小児は1回体重1kg当たり0.05g（バラシクロビルとして25mg）を1日3回，体重10kg以上の小児は1回体重1kg当たり0.05g（25mg）を1日2回．ただし，1回最高用量は1g（500mg）．
- アシクロビル注
  1回体重1kg当たり5mgを1日3回，8時間毎に1時間以上かけて7日間点滴静注．

　HSV感染症は学校保健安全法において第三種の感染症「その他の感染症」に含まれており，児童生徒等が罹患したとしても直ちに出席停止の対象になるわけではありません．「学校において予防すべき感染症の解説」では，登校（園）の目安として「口唇ヘルペス・歯肉口内炎のみであれば，マスクをして登校（園）可能．発熱や全身性の水疱がある場合は欠席して治療が望ましい」とされています．

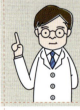

小児科医からひとこと

　健康な小児において，HSVによる重篤な疾患は，新生児ヘルペスと単純ヘルペス脳炎くらいです．新生児ヘルペスで水疱が初発症状となるものは3割程度にすぎず，小児期の単純ヘルペス脳炎で口唇ヘルペス，ヘルペス歯肉口内炎など皮膚・粘膜症状を呈するものは数パーセントにすぎません．ただし，皮膚・粘膜症状がないことで重篤な単純ヘルペス感染症を除外できないため，診断に苦慮する場合があります．　　　　（Y.O）

（渡辺大輔）

K 感染症

2 ウイルス感染症② 帯状疱疹

> ESSENTIAL POINTS
>
> - 帯状疱疹は潜伏感染した水痘・帯状疱疹ウイルス（VZV）の再活性化で生じる．
> - 小児の帯状疱疹は稀ではない．
> - 一般に小児の帯状疱疹は重症化しない．
> - 水痘ワクチンを接種した小児では，将来的に帯状疱疹の発症率が低下する．

どんな病気か？　日常診療で遭遇する頻度は？

　帯状疱疹はヒトヘルペスウイルスのα亜科に属する水痘・帯状疱疹ウイルス（VZV）により起こる感染症です．VZVの初感染により水痘（水ぼうそう）が発症しますが，その後ウイルスは知覚神経後根神経節に潜伏感染します．これに加齢，ストレス，過労，宿主の免疫低下などが加わることでウイルスが再活性化し，ウイルス粒子が知覚神経を順行性に移動したのち，体の片側の支配神経領域に沿って皮膚や粘膜に丘疹・小水疱が集簇性に出現し，帯状疱疹が発症します．

　帯状疱疹は50代以降に多くみられる疾患ですが，乳児や学童での発症も稀ではありません．宮崎県の10年間にわたる疫学調査では，0～9歳の帯状疱疹発症率は2.45/1,000人・年と平均発症率（4.15/1,000人・年）の6割程度であり，患者数も全体の5.8%を占めていました．

　帯状疱疹は発疹の出る数日から1週間前より顔面や体の片側に疼痛や知覚異常が続き，やがて同部位に浮腫性紅斑，水疱が集簇性あるいは帯状に出現します．小水疱の大きさは粟粒大から小豆大で中心臍窩を有します（図1）．水疱はやがて膿疱となったのちに痂皮（かさぶた）を形成し，2～3週間で自然治癒します．重症の場合はびらん，潰瘍を形成します．

　乳幼児発症帯状疱疹の特徴として，母親が妊娠20週～分娩の21日前までに水痘に罹患すると乳児帯状疱疹を発症する可能性が高いこと，1歳未満での水痘の既往は乳幼児期に帯状疱疹を発症するリスクが高いこと，母子感染がなく出生後の水痘罹患も明ら

K 感染症

かでない場合もあることなどがあげられます. また一般に, 乳幼児帯状疱疹は軽症であることが多く, 帯状疱疹後神経痛 (postherpetic neuralgia: PHN) になることも稀です.

●合併症

帯状疱疹の合併症には中枢神経系, 血管系, 末梢神経系, 眼科系, 耳鼻科系のものがあり, 特に頭頸部の帯状疱疹では注意

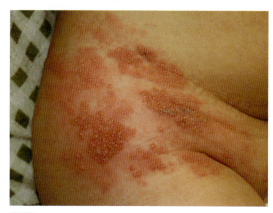

図1 乳児帯状疱疹の臨床像
生後9か月女児.

が必要です. 発熱, 頭痛がある場合は脳炎を疑い, 髄膜刺激症状の確認, 画像診断や髄液検査を行います. 三叉神経第1枝領域の帯状疱疹で, 鼻尖部, 鼻背部にも皮疹が認められる場合は高率に眼科的合併症をきたすことが知られています (ハッチンソンの法則). 耳介部の帯状疱疹ではハント症候群 (Hunt syndrome) を疑い, 顔面神経麻痺, 内耳障害の有無を観察することが重要です.

●水痘ワクチンと帯状疱疹

水痘ワクチンは2014年10月より定期接種化されました. 1歳の誕生日の前日から3歳の誕生日の前日までに3か月以上の間隔を空けて2回接種します. また, 小児病棟などで水痘が発症した場合は, 患者との接触後, 少なくとも72時間以内に水痘ワクチンを緊急接種, もしくはアシクロビル (ACV) 予防内服 (20mg/kg×4回, 接触7日目から連日5日間) をすることで, 発症の防止や症状の軽症化が期待できます. また, 水痘ワクチンを接種した小児は, 自然感染群に比べて, その後の帯状疱疹の発症率が低下することが知られており, わが国でも将来的に帯状疱疹の発症数は減少していく可能性があります.

どのように診断をつけるか? そのポイントは?

典型例は臨床症状と経過から診断可能です. 鑑別疾患として, 接触皮膚炎, 丹毒, 単純ヘルペス (単純疱疹) などがあげられます. 確定診断にはツァンク試験 (Tzanck test), 蛍光抗体法によるウイルス抗原の検出, 血清学的診断, ウイルス分離, 核酸検出法などがありますが, 最近, 外来で簡便, 迅速に行える検査としてイムノクロマト法によるVZV抗原検出キット (デルマクイック®VZV) が発売となりました.

プライマリケア治療は？ 注意すべきことは？

帯状疱疹治療の基本は抗ウイルス薬の全身投与です．外用剤については，白色ワセリンなどで患部をガーゼ保護します．また，解熱鎮痛剤としてはアセトアミノフェンの内服や坐剤を用います．

- バラシクロビル顆粒
  1回体重1kg当たり0.05g（25mg）を1日3回．ただし，1回最高用量は2g（1,000mg）．
- アシクロビル注
  1回体重1kg当たり5mgを1日3回，8時間毎に1時間以上かけて7日間点滴静注．

水痘は学校保健安全法において第二種の感染症に定められており，出席停止期間は「すべての発疹が痂皮化するまで」となっています．帯状疱疹は第三種の感染症「その他の感染症」に含まれており，児童生徒等が罹患したとしても直ちに出席停止の対象になるわけではありません．「学校において予防すべき感染症の解説」では登校（園）の目安として，「全ての発疹が痂皮化するまでは感染力があるものの，水痘ほど感染力は強くなく，水痘のような空気感染・飛沫感染はない．病変部が適切に被覆してあれば接触感染を防げるため，登校（園）可能である．ただし，保育所・幼稚園では，免疫のない児が帯状疱疹患者に接触すると水痘に罹患しやすいため，感染者は全ての皮疹が痂皮化するまでは保育児と接触しないこと．また，水痘が重症化する免疫不全宿主（水痘ワクチン接種を受けておらず，白血病や免疫抑制剤で治療中の者）がいる場合には，感染予防に対する細心の注意が必要である」となっています．

小児科医からひとこと

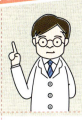

抗がん剤や免疫抑制剤で治療中の患者は帯状疱疹を発症するリスクがあります．帯状疱疹は水痘ほど感染力が強くないものの，小児病棟において院内感染の問題があります．小児病棟入院患者の管理では水痘の罹患歴，ワクチン接種歴の確認が必須です．（Y.O）

（渡辺大輔）

K 感染症

3 ウイルス感染症③
水痘（水ぼうそう）

ESSENTIAL POINTS

- 健康な小児おいては予後良好な熱性発疹症であるが，時に細菌の二次感染などの合併症をきたし，免疫抑制患者では重症化することもある．
- 2014年10月の水痘ワクチンの2回定期接種化により，患者数は激減した．
- 診断は臨床経過や特徴的な皮疹から可能であるが，免疫抑制患者やワクチン接種後水痘罹患（BV）の場合は非典型な経過を呈するためウイルス学的診断が必要になる．
- 抗ウイルス薬としてアシクロビル（ACV），バラシクロビルが使用される．
- 接触者の発症予防法として，ワクチンの緊急接種や抗ウイルス薬の予防内服がある．

どんな病気か？　日常診療で遭遇する頻度は？

　水痘は水痘・帯状疱疹ウイルス（VZV）の初感染に伴って発症する熱性発疹症で，健康な小児においては予後良好な疾患です．発疹出現1〜2日前から水疱が痂皮（かさぶた）化するまで感染力があり，気道分泌物あるいは水疱内容が気道粘膜，眼結膜から侵入し感染します．接触感染もありますが，麻疹（はしか），結核と並び，空気感染する代表的な感染性病原体です．

　潜伏期間は約14日で，皮疹は紅斑から始まって丘疹，水疱と進み，さらに膿疱を形成したのちに痂皮となり治癒します（図1）．これらの様々な皮疹が混在し，有髪頭部にも認められます．家族内感染例では，発端者より重症化し皮疹数は約2倍に達します．合併症としては皮疹部における細菌の二次感染が最も多く，水痘の皮疹が痂皮（かさぶた）化してから再び発熱する，四肢の疼痛を訴えるような場合に本合併症を考慮する必要があります．中枢神経系合併症として，髄膜脳炎や急性小脳失調症さらに血管炎に伴う脳梗塞などがあります．ほかに肺炎，肝炎を合併することもありますが，小児例では稀で，成人の水痘患者の場合に注意が必要です．

　新生児，成人，妊婦，免疫抑制患者では重症化し，特に免疫抑制患者においては致死

3 | ウイルス感染症③─水痘(水ぼうそう)

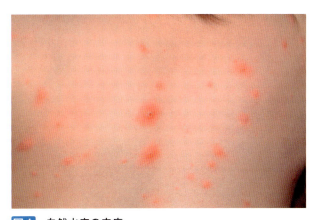

図1　自然水痘の皮疹
全身に紅色丘疹および水疱が混在してみられます．

的な経過をたどることがあります．このような患者では皮疹出現前に激しい腹痛，背部痛，腰痛を認めるため，水痘の既往のない免疫不全宿主が原因不明の激しい腹痛や背部痛を訴えた場合は本症を念頭に置き，診断と治療を迅速に進める必要があります．

わが国では2014年10月に水痘ワクチンの2回接種が定期接種化されました．定期接種化以前は冬から春にかけて流行していましたが，その後は定期接種化の効果で水痘患者が激減し，このような流行パターンも不明瞭になりました（図2）．しかしながら，

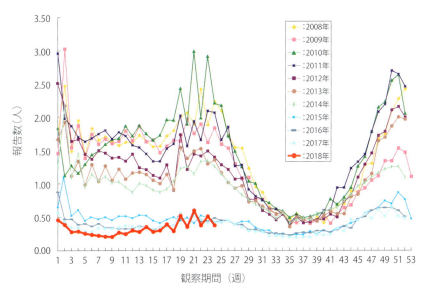

図2　水痘の定点当たりの週報告数
ワクチン定期接種化以前は冬から春にかけて流行していましたが，定期接種化後の2015年以降は報告数が激減しています．
（国立感染研究所感染症発生動向調査）

ワクチン接種後の水痘罹患（break through varicella: BV）が約20%に認められ，症状は軽いものの皮疹が非典型的で臨床診断が困難であることから適切に治療，隔離されず，VZV感受性者への感染源となることが危惧されています．

どのように診断をつけるか？　そのポイントは？

　診断は，臨床経過と周囲の流行状況，既往歴およびワクチン接種歴の有無，そして特徴的な皮疹により可能です．しかしながら，免疫不全宿主やBVなど非典型的な臨床経過の場合はウイルス学的検査が必要となります．

　ウイルス学的検査としては，皮疹部からのウイルス分離，ポリメラーゼ連鎖反応（PCR）法によるウイルスDNAの検出，あるいはペア血清での抗体価があります．また，2017年には5〜10分で診断可能な皮疹の拭い液を用いたイムノクロマト法（デルマクイック®VZV）も保険承認されています．水疱内容の塗末標本をVZV単クローン抗体を使って間接蛍光抗体法によって検出するツァンク試験（Tzanck test）もありますが，操作の煩雑性が障壁となり，臨床現場即時検査（point of care test: POCT）として一般的にはなっていません．

プライマリケア治療は？　注意すべきことは？

　アシクロビル（ACV）が有効です．水痘発症後早期（発症3日以内）に投与することで，新生水疱の出現，発熱期間などの症状が軽減します．家族内二次感染例，年長児や成人，アトピー性皮膚炎などの慢性皮膚疾患のある小児，ステロイドを使用している患児などでは水痘の重症化が予測され，早期のACV投与が望まれます．ACVのプロドラッグであるバラシクロビルはACVの欠点である消化管からの吸収効率が改善されています．そのため，服用回数を減らすことが可能で服薬アドヒアランスの向上が期待されます．

　接触者の発症予防としては，VZV曝露後72時間以内の水痘ワクチン緊急接種，あるいは96時間以内のガンマグロブリン投与で発症の回避または軽症化が可能です．そのため，水痘患者と接触した際には，水痘感染の既往の有無を速やかに判断しなくてはなりません．このような場合，水痘ウイルス皮内抗原液による皮膚の遅延型過敏反応で判定します．また，ワクチン緊急接種による予防時期を逸してしまった場合は，潜伏期後半（患者と接触後8日目から発症予定日）にACVを予防内服することで発症予防もしくは軽症化が可能です．ただし，この予防投与は保険適応ではありません．予防内服後，無症状で経過した場合は約2か月後にVZV抗体価を測定し，未感染例には水痘ワクチンを接種しておくことが推奨されています．

専門医紹介のタイミングは？　保護者への説明は？

　ここまでに述べてきたような細菌の二次感染，中枢神経症状，あるいは肺炎などの合併が疑われる場合は二次医療機関へ紹介してください．

　保護者に対しては，痂皮化するまでは感染力があること，接触者は2週間後に水痘を発症する可能性があることを説明してください．．

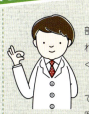

皮膚科医からひとこと

　皮膚科医が小児の水痘を診る機会はあまりありませんが，私が研修医の頃，「被髪頭部に水疱が出る病気はまず水痘だから，水痘を疑ったら頭の中を探しなさい」と教えられました．実際，水疱をきたす皮膚疾患で，被髪頭部に水疱をみる疾患は帯状疱疹を除くとかなり少ないので貴重な経験則かと思います．

　成人の水痘は健康な小児の水痘と異なり，脳炎や肺炎を合併しやすく，皮膚科医にとってはとても重症疾患です．また，本項で紹介されているデルマクイック®VZVは皮膚科医も実地臨床で頻用しています．単純ヘルペス（単純疱疹）と帯状疱疹の初期の鑑別にきわめて有用だからです．結果が10分で出ますので，間接蛍光抗体法に比べて迅速・簡便で，かつ保険適用もあるため重宝されています．おそらく小児科医の先生方の水痘診断にも威力を発揮するのではないでしょうか．　　　　　　　　　　　　　　　　　　　　　　　　　　　　　　（Y.M）

（河村吉紀，吉川哲史）

K 感染症

4 ウイルス感染症④ 尋常性疣贅（いぼ）

ESSENTIAL POINTS

- 足底に疣贅が生じた際には，鶏眼や胼胝腫との鑑別が必要である．
- 頭頸部や前腕に生じた脂漏性角化症は尋常性疣贅と誤認されることがある．
- 尋常性疣贅の治療として，現在，保険適用のある施術や薬剤は，液体窒素凍結療法，薏苡仁エキス内服，サリチル酸含有絆創膏など限られている．
- 爪下・爪囲疣贅，モザイク疣贅は難治であり，保険適用外の治療を取り入れてもよいであろう．

どんな病気か？　日常診療で遭遇する頻度は？

　ヒトパピローマウイルス（HPV）感染により生じる疾患です．尋常性疣贅は HPV 2a 型・27 型・57 型の感染によって生じます．四肢末端に好発し，比較的青少年によくみられます（図1）．臨床的には，通常は豌豆大までの結節であり，小さな疣贅は表面平滑で，皮膚常色で光沢がみられます．大きな疣贅は融合傾向で角化が著明となり，表面粗造となります．非典型例として，糸状疣贅，爪下・爪囲疣贅（図2），モザイク疣贅（図3），リング疣贅などがあります．

　日常診療で遭遇する頻度は，地域差はあるものの，アトピー性皮膚炎などの湿疹・皮膚炎，足爪白癬，蕁麻疹などに次いで多く 4 ～ 5％ に認めます．

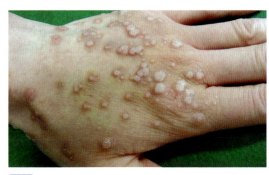

図1　尋常性疣贅の典型的臨床像

どのように診断をつけるか？　そのポイントは？

　視診である程度の診断がつきますが，足底疣贅では鶏眼（うおのめ）や胼胝腫（たこ）

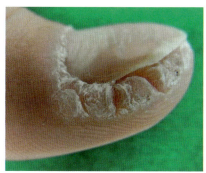
図2　爪囲疣贅の臨床像

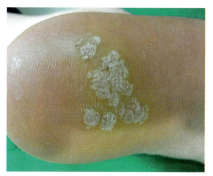
図3　モザイク疣贅の臨床像

との鑑別が問題となり，ダーモスコピー検査による診断が重要です．疣贅は皮丘に存在し，皮紋の開大が観察されます．疣贅のダーモスコピー像で血管構造は点状血管（dotted vessels），配列は均一の場合と不均一の場合があり，出血，黒色小点，紅色小点などの所見を呈します[1-3]．血管，出血，凝血塊（reddishblack dots/clods）では赤，茶，黒色小点，線条にみえます[1-3]．ダーモスコピーは治療中，疣贅の残存を確認するためにも活用できる検査です．

脂漏性角化症（老人性疣贅）などと鑑別がつかない際は，病理組織学的検査で診断します．病理組織学的に表皮肥厚，乳頭腫症，表皮突起の真皮中央部への延長が基本構築で，顆粒層に大小不同のケラトヒアリン顆粒と空胞化細胞を認めます（図4）．この空胞化細胞は「細胞変性効果（cytopathic effect: CPE）」と呼ばれ，古い病変でCPEがみられないときには核酸検出法が有用です．ポリメラーゼ連鎖反応（PCR）法によるHPV遺伝子診断が決め手となりえます．

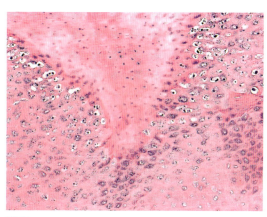
図4　尋常性疣贅の病理組織像
HE（ヘマトキシリン・エオジン）染色．

プライマリケア治療は？　注意すべきことは？

液体窒素凍結療法が一般的な治療法です．液体窒素を浸み込ませた綿球を用いて，小さい疣贅では数秒，足の裏や爪周囲の角化が著明な疣贅では10秒前後の圧抵を数回行います．足底疣贅は難治であるため，サリチル酸含有のスピール膏®を貼付し，浸軟さ

K 感 染 症

せた角質をメスなどで削ってから，凍結療法を行うとよいでしょう．

小児ではシメチジンの内服が奏功することがあります．また現在のところ保険適用外ですが，活性型ビタミンD_3軟膏の外用が有効なこともあります．そのほか，炭酸ガスレーザー照射は即効性がありますが，小児では施術後の疼痛管理に難渋することがあります．疣贅の保険適用外治療では，自身の経験，力量に合った治療を選択しましょう．その際，十分な説明を行うとともに同意を得ることが必要です．

治療上の注意点として，顔面に生じた尋常性疣贅に強めの液体窒素凍結療法を行うと，のちに色素沈着を残したり，疼痛により患児を苦しめたりすることになります．したがって，顔面の疣贅に対しては，弱めの液体窒素による凍結を心がけましょう．

専門医紹介のタイミングは？　保護者への説明は？

液体窒素凍結療法は凍結時間が長くなると水疱，血疱，瘢痕を残すことがあります．したがって，保険適用があるとはいえ，副作用に関する十分な説明をしておくことが必要です．液体窒素凍結療法を行なっても1，2年以上軽快がみられない場合には，保護者は不信感を抱き，こどもを来院させなくなります．その際は迷わずに皮膚科専門医を紹介してください．難治例では凍結療法以外にも治療法があり，必ず治癒する皮膚疾患であることを説明しましょう．

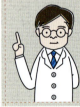

小児科医からひとこと

アトピー性皮膚炎や免疫抑制剤使用により細胞性免疫が低下した患者は尋常性疣贅になりやすく，また難治化しやすいです．皮膚から皮膚への接触感染で広がるので，できるだけ病変部に触れないように指導することが重要です．　　　　　　　　　（Y.O）

文 献

1) Penso-Assathiany D, Gheit T, Prétet JL, *et al*: Presence and persistence of human papillomavirus types 1, 2, 3, 4, 27, and 57 on dermoscope before and after examination of plantar warts and after cleaning. *J Am Acad Dermatol* 2013; **68**: 185-186.
2) Lee DY, Park JH, Lee KH, *et al*: The use of dermoscopy for the diagnosis of plantar wart. *J Eur Acad Dermatol Venereol* 2009; **23**: 726-727.
3) Bae JM, Kang H, Kim HO, *et al*: Differential diagnosis of plantar wart from corn, callus and healed wart with the aid of dermoscopy. *Br J Dermatol* 2009; **160**: 220-222.

（三石　剛）

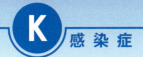

K 感染症

5 ウイルス感染症⑤ 伝染性軟属腫（水いぼ）

> **ESSENTIAL POINTS**
>
> - 大きさ1～5mm程度の皮膚常色から淡紅色の丘疹，小結節としてみられる．
> - 個々の皮疹の多くは中央が臍窩状に陥凹してくる．
> - アトピー性皮膚炎患児では搔破行動により皮疹が広がっていく．
> - 治療として個疹を摘除する前にリドカインテープ剤を貼付し，疼痛緩和を行う．
> - 四肢，軀幹といったほぼ全身に皮疹がみられるので，治療の際には全身をくまなく診る．

どんな病気か？　日常診療で遭遇する頻度は？

　伝染性軟属腫ウイルスの感染によって生じる疾患です．伝染性軟属腫ウイルスは基底細胞に感染し，細胞変性効果（cytopathic effect: CPE）による特徴的な好酸性封入体を形成して増殖します（図1，図2）．好酸性封入体は「モルスクム小体（Henderson-Patterson body）」と呼ばれ，電子顕微鏡では封入体にウイルス粒子を多く認めます．皮疹は自然治癒することもありますが，自然治癒の可能性がなく皮疹が広がってきた場

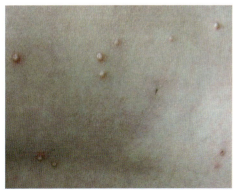

図1 伝染性軟属腫の臨床像

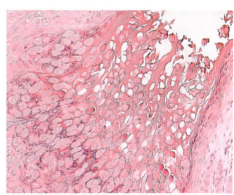

図2 伝染性軟属腫の病理組織像

K 感染症

合は摘除を勧めます．

　日常診療では夏のプールに入る時期に比較的多くみられます．

どのように診断をつけるか？　そのポイントは？

　初期の臨床像は半球状に隆起します．経過とともに小結節の中央が臍窩状に陥凹してくるのが特徴的所見です．大きさ1〜5mm程度の皮膚常色から淡紅色の丘疹，小結節です．個疹を圧出すると粥状物質が出てくるため，これが診断の決め手となります．後天性免疫不全症候群（acquired immunodeficiency syndrome: AIDS）患者をはじめ，免疫抑制患者の顔面に発症した伝染性軟属腫の個疹は比較的大きく，10mmを超える結節を認めることがあります．

　鑑別が難しい場合は個疹を圧出してみることです．粥状物質を病理組織学的に検討すると，特徴のある好酸性封入体のモルスクム小体が観察されます．

プライマリケア治療は？　注意すべきことは？

　患者の多くが小児であるため，摘除時にはリドカインテープ（図3）を約1時間貼付し，リング状のトラコーマ摂子を用いて摘除します．四肢，躯幹のほぼ全身に皮疹がみられるため，患児には衣服を脱いでもらい，全身をくまなく診て，皮疹を取り残さないようにします．

　リドカインテープは個疹に密着させて貼付しないと麻酔効果が現れません．本剤の貼付は疼痛緩和および医療処置を容易にするうえで有用ですが，リドカインによるアナフィラキシー症状に注意する必要があります．治療前にリドカインアレルギーの説明を十分に行ったうえで同意を得ておくことと，小児におけるリドカインテープの使用は1回の治療につき2枚までとすることが大切です[1]．

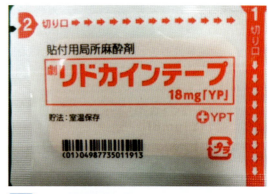

図3　貼付用局所麻酔剤のリドカインテープ

専門医紹介のタイミングは？ 保護者への説明は？

　伝染性軟属腫を摘除する際にはリドカインテープを処方し，摘除の約1時間前に患部に貼付してもらうことが重要です．伝染性軟属腫が多数あり，摘除する医療器具の用意がない場合には，皮膚科・小児科専門医を紹介しましょう．

　保護者に対しては，伝染性軟属腫は放置しても自然消退することがあること，感染症であることを伝えます．また同時に，アトピー性皮膚炎患児では搔破による伝染性軟属腫の増加が想定されますので，皮膚科・小児科専門医と相談のうえ，アトピー性皮膚炎のケアを十分に行うべきことも説明します．

小児科医からひとこと

　伝染性軟属腫があるとプールに入れてもらえないとう話は未だにあります．ビート板や浮き輪を共用しないなど最低限の注意は必要かもしれませんが，プールに入ること自体を禁止する必要はないことを幼稚園や保育園に周知する必要があります． (Y.O)

文　献

1) 三石　剛：内科医のための皮疹の診かたのロジック．medicina 2014; **51**: 914-917.

（三石　剛）

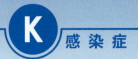

K 感染症

6 ウイルス感染症⑥ 麻疹（はしか）

ESSENTIAL POINTS

- 感染力が非常に強く，感染対策は定期接種による個々の免疫と集団免疫を徹底することが重要である．
- 日本は麻疹排除状態を認定されているが，海外からの輸入麻疹の報告は散発している．
- 前駆期（カタル期）の上気道症状と結膜炎症状があれば，コプリック斑の所見を探す必要がある．
- 発疹期の皮疹は，シャワーを浴びたような広がり方で，次第に癒合し，濃紅色となる．
- 修飾麻疹では，カタル期の症状が乏しく，コプリック斑も認めない場合や皮疹が薄い場合があり，周囲の流行があれば検体（咽頭拭い液，血液，尿）を提出する．

どんな病気か？　日常診療で遭遇する頻度は？

　麻疹は空気感染によりヒトからヒトへ感染が伝播し，その感染力は非常に強く，免疫がない人が感染するとほぼ100%発症するといわれています．日本は2015年3月27日に，WHO西大西洋地域事務局より麻疹の排除国として認定されました．しかし，その後も東南アジアをはじめとする海外からの輸入感染例が継続して報告されており，2018年3月20日には沖縄県内で海外からの旅行客の1人が麻疹と診断され，その後，沖縄県内の広範囲や県外に感染が拡大し合計160例以上の発症が報告されました．麻疹は肺炎や脳炎など致死的な合併症を起こすことがあり，麻疹風疹混合ワクチン（MRワクチン）の2回の定期接種に加え，早期の発見と迅速な対応による感染拡大防止が重要です．

●症　状[1)]

　潜伏期間は10～12日で，最大21日です．前駆期（カタル期）は2～4日間続き，

発熱, 上気道症状, 結膜炎症状が出現 (3C: conjunctivitis, coryza, cough) し, 次第に増強します. 発疹期にはいったん解熱傾向となり, 二峰性発熱の経過で発疹が出現します. 発疹は前額部, 頸部に淡紅色斑として出現し, シャワーを浴びた際のように体幹部, 四肢末梢に広がり濃紅色丘疹となります (図1a). 発疹出現の1, 2日前に頬粘膜の臼歯対面にやや隆起した発赤に囲まれた1mm大の白色斑点 [コプリック斑 (Koplik's spots)[*1]] が出現します (図1b). 口腔粘膜の異所性脂腺であるフォアダイス斑 (Fordyce's spots) がコプリック斑とよく誤診されますが, 病的意義はありません. 二峰目の発熱は3, 4日続き, 発疹は癒合傾向となります. 通常は発疹出現から48時間ほどで症状改善傾向となります. 小児では皮疹の程度が重症度に相関することもわかっています[2]. 解熱した回復期には色素沈着が残り, 糠様落屑を認めることがあります.

[*1]: 「赤い背景に一粒の塩」と表現されます.

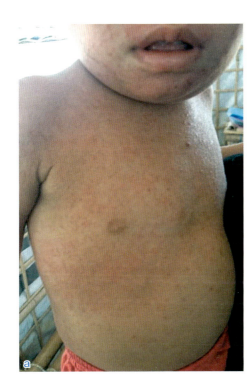
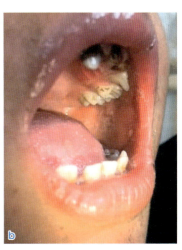

図1　麻疹の臨床像
a: 全身の皮疹. b: コプリック斑.

● 修飾麻疹

残存免疫による不完全な麻疹です. 二次性ワクチン不全 (secondary vaccine failure: SVF) の場合や曝露後予防でガンマグロブリン投与を受けたあとの場合, 母体からの移行抗体がある乳児などでみられます. カタル期の症状が軽い, コプリック斑を

K 感染症

伴わない，発疹の色調が薄いことが特徴で，風疹やその他のウイルス性発疹との鑑別は困難です．そのため，周囲の流行などから麻疹への曝露が疑われる場合には地方衛生研究所および保健所へ検体を提出し，遺伝子検査を行うことが重要です．ワクチン株によって予防接種後に麻疹様症状が生じる異型麻疹とは区別されます．

● 合 併 症

中耳炎が最も頻度の高い合併症で，7％以上にみられます．肺炎と脳炎は重症化しやすく，二大合併症といわれています．

肺炎の合併は6％にみられ，乳児の死亡例の60％を占めています[2]．小児では麻疹感染によるリンパ球減少に伴い，二次性細菌性肺炎として発症することが多いです．麻疹ウイルスの増殖とそれに対する免疫応答による麻疹肺炎は成人に多くみられます．

発疹後3，4日を過ぎて発熱が再度出現した場合や高熱が持続する場合には，他のウイルス感染症や細菌による二次感染の可能性があるため精査が必要です．免疫抑制患者では麻疹ウイルスの直接浸潤による巨細胞性肺炎を起こすことがあり，予後は不良です．脳炎は0.05～0.1％と比較的稀ですが，思春期以降の死因としては肺炎より多く重要です．自己免疫機序による麻疹脳炎と免疫抑制患者におけるウイルス直接浸潤による麻疹封入体脳炎，発症後平均7年で起きる亜急性硬化性全脳炎があります．

どのように診断をつけるか？　そのポイントは？

麻疹は感染症法で5類感染症に指定されており，臨床診断した時点で24時間以内に所轄の保健所に届け出る必要があります．

咽頭拭い液，血液，尿が3点セットで，ポリメラーゼ連鎖反応（PCR）法を用いて麻疹ウイルス遺伝子を直接検出します．麻疹特異的IgM抗体検査は発疹出現初期に偽陰性となる可能性がありますが，発疹出現から72時間で77％，11日目でほぼ100％の感度で陽性となります．発疹出現から28日までは90％の感度で検出可能です．風疹，突発性発疹，伝染性紅斑（りんご病），デング熱急性期などの感染症や自己免疫性肝炎，多発性硬化症で偽陽性となることがあるため注意が必要です．また，修飾麻疹ではIgM抗体価が十分上昇しないことがわかっており，遺伝子検査がより重要となります．MRワクチン接種後の健常無症状者からのワクチンウイルス株遺伝子は，接種後2か月までは末梢リンパ球から検出されることが報告されています[3]．

プライマリケア治療は？　注意すべきことは？

　基本的な対応は解熱剤や水分補液などによる対症療法です．重症化予防として，途上国など栄養状態が悪い地域ではビタミンAの内服を行います．中耳炎や二次性細菌性肺炎の合併では抗菌薬が用いられます．麻疹肺炎や脳炎に対しては，いくつかの文献でステロイド投与が有効であったと報告されています．

●予　防

　現在，定期接種として1歳児（第一期）と小学校入学前1年間の幼児（第二期）を対象にMRワクチンが実施されています．接種後10日ほどで細胞性免疫が，接種後2，3週間で液性免疫が獲得され，抗体の陽転率は95～98%と良好です．副反応としては接種後5～7日で発熱が10～20%，発疹が5～10%にみられます．重症な副作用として，脳炎が3発症/1,000万人ほど発生するとの報告があります．2007～2008年に10～20代を中心に大きな流行がみられたため，2008年からの5年間で中学1年生と高校3年生を対象に追加接種が行われました．現在の接種率は第一期が96.2%，第二期が92.9%となっています．2018年第1～20週に発生した160例の麻疹症例のうち，ワクチン接種歴なしが35例（22%），不明が75例（47%），1回接種が34例（21%），2回接種が17例（11%）でした．2回接種の17例中10例は軽症で修飾麻疹であることがわかっています．

　また，曝露後予防として，感受性者に対して72時間以内にワクチンの緊急接種を行うと有効であると報告されています．家族内発症がある場合はガンマグロブリンの投与が行われることもあります．ワクチン接種が困難な1歳未満の乳児や免疫抑制患者，妊婦に対しては6日以内にガンマグロブリンの投与が考慮されます．乳児にガンマグロブリンを投与した場合は，投与後3か月以上かつ1歳以降にワクチン接種を行う必要があります．

おわりに

　麻疹は感染力が強く，合併症を起こすと致死的となることがあるためワクチン接種が最も重要です．海外では麻疹排除国はまだ少なく，今後も海外旅行者からの輸入感染症例が続く可能性があります．

　筆者は赤十字の一員として東南アジアやアフリカなどに派遣された経験があり，2018年に派遣されたバングラデッシュでは毎日数例の麻疹患者を診察しました．2017年8月に発生したバングラデッシュ避難民問題では，現地避難民67万人の麻疹ワクチン接種率は22%といわれており，2018年第1～12週の3か月間で1,056

K 感染症

例もの麻疹症例が報告されました．そのほかにもジフテリアや水痘（水ぼうそう）などワクチンで防ぐことのできる疾患で重篤化した症例や後遺症を残した症例を多く経験し，予防接種の重要性を実感しました．

皮膚科医からひとこと

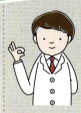

現在，日本は麻疹の排除国として認定されているそうですが，私が天理病院皮膚科部長をしていた30年ほど前には，毎年春先に十数例の麻疹患者を診ていました．天理教信者の子弟が全国から天理の中学・高校に進学して集団生活を始めることで，麻疹ウイルスに曝露され発症していたのだと思います．麻疹が感染力の強いウイルス性疾患であること，中高生では非常に重症感のある感染症であることをまざまざと実感しました．恥ずかしながら，私はそれまでずっと大学にいたためにコプリック斑なるものをみたことがありませんでした．しかし，大抵の患者さんは二峰性の後半の発熱時に受診するので，そのほとんど全員にコプリック斑がみつかり，私は今でもコプリック斑の発見には絶大なる自信をもっています．MRワクチン接種が徹底され，現在ではこの天理での年中行事もみられないと思うと隔世の感があります．**右図**はその頃に撮ったコプリック斑の一例です． (Y.M)

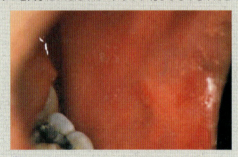

図 麻疹におけるコプリック斑

文 献

1) Haykey MD. Measles: Clinical manifestations,diagnosis,treantment,and prevention. Post TW, ed. UpToDate. Waltham, MA: UpToDate Inc.（2017年1月2日閲覧）
2) Moss WJ: Measles. *Lancet* 2017; **390**: 2490-2502. doi: 10.1016/S0140-6736(17)31463-0.
3) Sonoda S, Nakayama T: Detection of measles virus genome in lymphocytes from asymptomatic healthy children. *J Med Virol* 2001; **65**: 381-387.

（水野真介，吉田　晃）

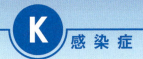

K 感染症

7 ウイルス感染症⑦ 風疹

ESSENTIAL POINTS

- 比較的症状の軽い感染症であるが，妊婦への感染で児に先天性風疹症候群（CRS）を引き起こすことがある．
- 症状がないことも多く，皮疹のみから診断することは難しいため，流行状況，曝露歴，ワクチン接種歴を把握し，病原体検査を行う．
- 風疹含有ワクチンの小児定期接種およびワクチン未接種の成人，特に女性へのワクチン接種の徹底が重要である．

どんな病気か？　日常診療で遭遇する頻度は？

●風疹（後天性）

　風疹ウイルスの経気道感染によって起きる感染症です．おもな症状として，皮疹，微熱，頭痛，倦怠感，食思不振，結膜充血，鼻汁，咽頭痛，咳，後頭下・耳介後部・頸部リンパ節腫脹があります．感染後14～21日（多くは16～18日）の潜伏期間を経て最初の症状が現れますが，小児の場合は皮疹が初発症状であることが多く，思春期・成人では皮疹が現れる1～5日前から他の症状を伴うことが多いです．一方，症状を伴わない感染（不顕性感染）も多く，症状のみから感染者を発見，診断することは困難です．また，発疹が落ち着いたのちに微熱や他の全身症状とともに関節痛，関節炎が現れることがあり，これは特に成人で多くみられます．

　比較的予後良好ですが，発疹出現から2～4日後に血小板減少（1/3,000人）や急性脳炎（1/5,000～6,000人）を合併することもあります．稀な合併症として，心筋炎，ギラン・バレー症候群，視神経炎が報告されています．ウイルス排泄期間は発疹出現の1週間前から出現後14日までですが，発疹出現の数日前から出現後7日までが特に他人への感染を起こしやすい期間です．

●先天性風疹症候群（CRS）

　風疹に感受性をもつ女性が妊娠初～中期に感染すると，胎盤を通して胎児に感染し，

K 感染症

流産や死産，また「先天性風疹症候群（congenital rubella syndrome: CRS）」と呼ばれる様々な臓器への障害を引き起こすことがあります．CRS の症状は母体の感染時期や児により様々であり，重症度も異なりますが，心疾患，聴力障害，眼疾患，低出生体重，精神運動発達遅滞などがあげられます．

どのように診断をつけるか？ そのポイントは？

●風疹（後天性）

典型的な風疹の皮疹は，頭頸部から癒合のある不規則な淡紅色斑として現れ，粟粒大，淡紅色，孤立性の丘疹が体幹，四肢へと広がります（図1a）[1]．皮疹が現れた頃に，咽頭，軟口蓋に「フォルヒハイマー斑（Forchheimer spots）」と呼ばれる点状紅斑や点状出血がみられることがあります．皮疹は約 1～5 日間持続し，顔，体の他の部位の順に落屑や色素沈着なく消失します．小児の風疹の 25～40％ は皮疹を伴わないとされており，皮疹のみから診断をつけることは困難です．

臨床症状に加えて，流行状況，風疹または疑い例との接触の可能性，母子手帳で確認したワクチン接種歴などから感染を疑い，血清学的検査（IgM 抗体検出，ペア血清での

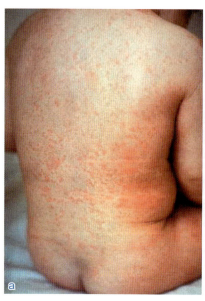
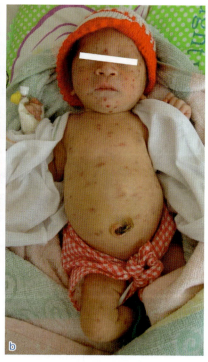

図1 風疹（a）[1] と先天性風疹症候群（CRS）（b）[2] の臨床像

IgG抗体陽転または抗体価の有意の上昇）や咽頭拭い液，血液，尿検体からのポリメラーゼ連鎖反応（PCR）法による風疹ウイルス遺伝子検出もしくはウイルス培養・同定により病原体診断を行うことが重要です．

● **先天性風疹症候群（CRS）**

CRSでは新生児期に強い黄疸を伴うことがあります．また，新生児期に血小板減少による点状出血，出血斑や紫斑に加え，皮下の髄外造血を伴う盛り上がった青みがかった紅色の斑丘疹（ブルーベリーマフィン様皮疹）を全身に認めることがあります（図1 b）[2]．

● **診断のポイント**

わが国ではワクチンの普及により，風疹とCRSの発生は激減し，日常診療で遭遇する機会も減少しました．しかし，2012年から2013年にかけて，小児期に定期接種の機会がなかった当時30代後半以降の男性と，1回のみの接種でその接種率も低かった20～30代の男女を中心に風疹が流行し，40人以上のCRS児が産まれました．今後も海外からの輸入例やそこからワクチン未接種者を中心に感染例が発生することは十分に考えられます．風疹とCRSの発生状況を把握し，正しく感染を疑うこと，さらに抗体，病原体検査を行って診断し，報告［風疹，CRSはともに全数報告対象（5類感染症）］することが大切です．

プライマリケア治療は？　注意すべきことは？

風疹，CRSに対する治療は対症療法のみであり，ワクチン接種による予防が非常に重要です．風疹のほとんどは軽症で自然に軽快しますが，症状が出てから1，2週間は飛沫感染予防策をとり，妊婦もしくはその家族との接触を避けてください．妊婦の周囲にいる家族には風疹含有ワクチン接種を勧めます．ただし，妊婦が風疹含有ワクチンを接種することはできません．

専門医紹介のタイミングは？　保護者への説明は？

重症の血小板減少症，脳炎，心筋炎，ギラン・バレー症候群，視神経炎などの合併症では速やかな専門医への紹介が必要です．また，新生児に紫斑やブルーベリーマフィン様皮疹を認めた場合も速やかに専門医に紹介し，血液，心臓，聴覚，眼科検査などとともに，風疹を含めた先天性感染症および血液疾患の検索を行う必要があります．

K 感染症

皮膚科医からひとこと

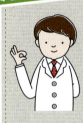

風疹の発疹は「不規則な淡紅色斑」と記載されていますが，正直なところ，皮膚科医にも診断は難しいです．強いていえば，麻疹に比べると癒合傾向が少なく，落屑や色素沈着を伴わない，数日で消退する発疹であることが特徴でしょうか．麻疹のコプリック斑はほぼ必発ですが，風疹のフォルヒハイマー斑はそれほど頻繁にはお目にかかれません（特に最近はワクチンの普及により患者さんが激減し，風疹を診る機会自体が減りましたのでなおさらです）．成人であれば，麻疹ほどの重症感がない，耳介後部リンパ節腫脹や結膜充血なども参考になります． (Y.M)

文献

1) 米国疾病予防管理センター（CDC），PHIL Photo ID#712．
2) Reproduced with permission from *Pediatrics*, Vol. **134**, Pages e519-e526, copyright © 2014 by the American Academy of Pediatrics ("AAP"). The material reused with permission from the AAP appeared originally in English, published by the AAP. The AAP assumes no responsibility for any inaccuracy or error in the contents of these materials, including any inaccuracy or error arising from the translation from English.

〈樋泉道子，森内浩幸〉

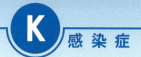

8 ウイルス感染症⑧ 突発性発疹

ESSENTIAL POINTS

- 乳幼児に好発する熱性発疹症で，原因ウイルスはヒトヘルペスウイルス 6B（HHV-6B）である．
- 発熱時は発疹をきたさないが，解熱とともに顔面や体幹を中心とした発疹が出現する．
- 予後良好な疾患であるが，時に熱性けいれんや脳炎/脳症などの中枢神経系合併症をきたすことがある．
- 特異的な治療は必要ないが，脳炎/脳症などの重篤な合併症をきたした場合は抗ウイルス薬の投与が考慮される．

どんな病気か？　日常診療で遭遇する頻度は？

　突発性発疹（以下，突発疹）は乳幼児に好発する熱性発疹症で，原因ウイルスはヒトヘルペスウイルス 6B（HHV-6B）です．HHV-6B はヘルペスウイルスのなかでも日和見感染症の起因病原体として重要なサイトメガロウイルス（CMV）と同じβヘルペスウイルス亜科に属しています．

　HHV-6B 初感染による突発疹の罹患年齢は 1 歳前後であり，わが国ではほとんどの小児がその時期に初感染を受け，発熱で外来を受診します．HHV-7 の初感染時にも一部が突発疹の経過をとります．HHV-7 の初感染は HHV-6B 初感染より遅れ 2〜4 歳頃で，一般に二度目の突発疹が本ウイルスによることが多いとされています．

　主要な感染経路は，母親などの既感染成人からの唾液を介した水平感染と考えられており，季節性はありません．10〜14 日の潜伏期間をおいて発症し，3，4 日間の発熱ののちに解熱とともに顔面や体幹を中心に風疹様の淡い紅色小丘疹，紅斑をきたし，1〜3 日で消失します（図 1）．HHV-6B 初感染例のなかには，突発疹のほか，発熱だけの症例や発疹だけの症例（不顕性感染）も 20% 程度認められます．

　本症の予後は良好で，対症療法のみで自然軽快しますが，時に熱性けいれんや脳炎/脳症などの中枢神経系合併症を伴う場合があり，特に熱性けいれんに関してはその他の

K 感染症

発熱性疾患よりも複雑型熱性けいれんの臨床像をとる症例が多いことが明らかになっています．重篤な合併症である脳炎/脳症は全国調査で年間100例程度の発生が推測されており，約半数の患児が精神運動発達遅滞や麻痺などの後遺症を残します．また，稀ではありますが，肝炎，心筋炎，血球貪食症候群などの合併症の報告もあります．初感染後，これらのウイ

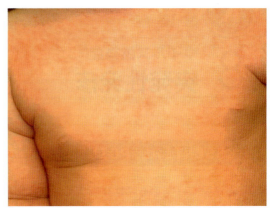

図1 突発性発疹の臨床像

ルスは宿主に潜伏感染し，臓器移植患者などで再活性化して様々な合併症を起こします．
　突発疹の特徴である解熱後の皮疹出現メカニズムについては不明な点が多く，患児の皮疹部組織所見の検討が事実上不可能なため，詳細な病理学的解析がなされていません．

どのように診断をつけるか？　そのポイントは？

　上記のように解熱とともに発疹が出現するという典型的な臨床経過をとれば診断は容易ですが，発疹出現前の診断は困難です．ウイルス学的な診断は，血液からのウイルス分離と血清学的診断により可能ですが，ウイルス分離までには約7〜14日間を要し迅速診断には役立ちません．また，血清学的診断は間接蛍光抗体法などで行われますが，HHV-6A/BおよびHHV-7との間で交差反応性があるうえ，ペア血清が必要なため，これも結果判定までに時間がかかります．現時点ではポリメラーゼ連鎖反応（PCR）法，リアルタイムPCR法によるウイルスDNA検出が最良と思われますが，両ウイルスは単核球に潜伏感染するため，セルフリーの血清や髄液（上清成分）からウイルスDNAを検出することが活動性感染を証明するうえで重要です．

プライマリケア治療は？　注意すべきことは？

　本疾患は基本的に予後良好な疾患であることから，一般の突発疹患児に対しては特異的治療の必要はありません．
　脳炎/脳症については約半数に重篤な神経学的後遺症を残すため積極的な治療が必要と考えられますが，治療ガイドラインは確立されておらず，現時点ではインフルエンザ脳症の治療ガイドラインに準じた治療を行うのが適切と考えられます．
　髄液中に高コピー数のウイルスDNAが検出される移植後HHV-6B脳炎/脳症など，

病変部でのウイルス増殖が示唆される重篤な合併症を生じた場合にのみ抗ウイルス療法が考慮されます．HHV-6BはCMVと同様にウイルス特異的チミジンキナーゼをもたないため，単純ヘルペスウイルス（HSV）感染症に使用されるアシクロビル（ASV）は無効です．有効な抗ウイルス薬としてガンシクロビル，ホスカルネット，およびシドフォビルは in vitro での抗ウイルス効果が確認されており，ガンシクロビルの有用性を示す症例報告もあります．しかしながら，臨床的な抗ウイルス薬の有用性を検討した二重盲検対照試験の報告はなく，さらなる臨床試験が必要です．

専門医紹介のタイミングは？　保護者への説明は？

　ここまで述べてきたように，本疾患は基本的に予後良好な疾患であるため，専門医への紹介は必要ありません．しかしながら，時に熱性けいれんや脳症の合併症もきたすため，これらの合併症を認めた場合は二次医療機関の小児科への紹介，搬送が必要となります．

皮膚科医からひとこと

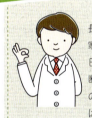

　突発性発疹では，皮膚科医としての父親の権威を失墜させられた苦い経験があります．長男が初めて発熱したとき，「知恵熱」とうそぶいて放置していたのですが，さすがに家内は心配になったとみえて，近くの病院の小児科を受診させたそうです．まさにその日に解熱して発疹が出たようで，その小児科医の先生はあっさり「突発性発疹」と即診断されたとのことです．当日自宅に帰ると，家内の厳しい視線を感じ，医師としての私の信頼は音を立てて崩れてしまいました．「後医は名医」といわれますが，突発性発疹はまさに発疹出現前の診断は困難で，父親としても皮膚科医としても苦い思い出のある疾患です．ちなみに，その小児科医というのは京大から外勤で来られていた現 福井大学長の眞弓光文先生でした．
　皮膚科領域では，HHV-6，HHV-7はむしろ薬剤性過敏症症候群（drug-induced hypersensitivity syndrome: DIHS）という重症薬疹の際に再活性化がみられることで知られています．感染に際して起こる免疫反応が薬剤感作を起こしやすくするためと思われますが，近年，皮膚科領域では感染とアレルギーは表裏一体・不可分な病態と考えられるようになってきています．実際，ウイルス疹か薬疹かを区別することはきわめて困難で，両者はボーダーレスと捉えたほうが病態の理解が進むと思われます．

（Y.M）

（河村吉紀，吉川哲史）

K 感染症

9 ウイルス感染症⑨
伝染性紅斑（りんご病）

> **ESSENTIAL POINTS**
> - ヒトパルボウイルス B19（PVB19）は伝染性紅斑の原因として知られるが，紫斑を呈することもある．
> - 日本国内で 4，5 年毎に流行を繰り返す．
> - PVB19 は皮膚疾患以外にも多彩な病態の原因となりうる．
> - PVB19 に対するワクチンはまだ実用化されていない．

どんな病気か？　日常診療で遭遇する頻度は？

　伝染性紅斑は小児の発疹症としてよく知られている病気です．病原体はヒトパルボウイルス B19（PVB19）です．PVB19 に感染した小児のおよそ 2，3 割が伝染性紅斑を発症します．伝染性紅斑以外にも，頻度は高くありませんが，PVB19 感染初期に出現する紫斑や，その重症型ともいえる PPGSS（papular-purpuric gloves-and-socks syndrome），また感染後一定期間を経たのち，免疫性血小板減少性紫斑病（immune thrombocytopenic purpura: ITP）や IgA 血管炎（ヘノッホ・シェーンライン紫斑病）に伴う紫斑が引き起こされることがあります．

　伝染性紅斑の皮疹は顔面，四肢，躯幹に出現します．特徴的なのは，一般に「りんご病」と呼ばれる両頬のびまん性紅斑です（図 1）．これは不規則性に平手打ち様紅斑になることもあります．頬の紅斑と同時かやや遅れて上肢にも紅斑が出現し，その後下肢にも広がります．四肢の紅斑は融合したのち，2，3 日で中心から退色し，特徴的な網状あるいはレース状の発疹となります．発疹は 7〜10 日前後で消失することが多いですが，一度消失したのちに日光曝露や機械的刺激により再出現することがあります．これは再感染（いわゆる「二度がかり」）ではありません．伝染性紅斑は一度かかると終生免疫が得られ，健常者は再感染しないとされています．

　年長児や成人では伝染性紅斑の出現時に手足（特に指関節）の関節痛を訴えることがあり，また全く紅斑を認めずに関節痛のみを認めることも少なくありません．

日本国内における伝染性紅斑の全国規模の流行は4，5年毎の周期でみられています．伝染性紅斑は集団生活を送る園児，小学生に好発します．潜伏期間は14〜18日で，通常，飛沫感染または接触感染によって他者に伝染します．感染力が最も強いのは紅斑出現時ではなく，その約1週間前のウイルス血症の時期です．

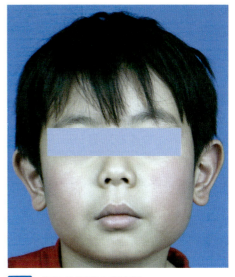

図1　伝染性紅斑の臨床像

●ヒトパルボウイルスB19（PVB19）が関連する紫斑

発疹症として紫斑がみられることがあります（図2）．1990年に，発熱と口内炎を伴い，紫斑が手袋と靴下の部位に分布する疾患がPPGSSとして報告されました．ただし，一般的にPVB19に伴う紫斑はPPGSSとするには軽症で，多くは発熱，口内炎を伴いません．

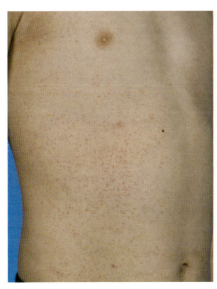
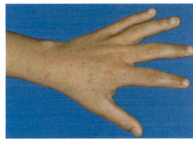
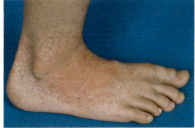

図2　ヒトパルボウイルスB19（PVB19）感染に伴う紫斑

紫斑出現時には血清中のPVB19 DNA量が多く，抗PVB19 IgG抗体が陰性の症例もみられることから，感染初期に起きる病態と考えられます．紫斑出現時に白血球減少と血小板減少を伴うことがあります．また上記とは異なり，典型的なIgA血管炎やITPがPVB19感染に伴って生じることもあります．こちらは感染初期の病態ではなく，免疫学的機序が推測されています．

●ヒトパルボウイルスB19（PVB19）が関与する皮膚疾患以外の疾患

PVB19感染に伴って，皮膚疾患以外にも多彩な病態が引き起こされることが知られています．直接的な赤血球系前駆細胞への障害により，先天性溶血性貧血患者の無形成発作，免疫不全患者の赤血球系の慢性骨髄不全，妊婦への感染による胎児水腫の原因となります．また，急性肝炎，急性脳症，急性関節症などの疾患との関連も報告されています．

どのように診断をつけるか？ そのポイントは？

伝染性紅斑の臨床診断は，流行状況および典型的な紅斑より比較的容易です．PVB19感染の急性期を判定するためのウイルス学的診断としては，抗PVB19 IgM抗体およびPVB19 DNAを検出する方法があります．またPVB19感染の既往の有無を確認するための方法として，抗PVB19 IgG抗体の測定があります．ただし，現時点では妊婦に対する抗PVB19 IgM抗体の検出以外の検査は保険適用になっていません．

プライマリケア治療は？ 注意すべき点は？

伝染性紅斑自体は，皮膚にかゆみを生じることはあるものの，症状は軽微であり，通常は自然経過を観察するだけでよいです．学校保健上において問題になることがありますが，伝染性紅斑の出現した園児，学童を出席停止させることは無意味です．伝染性紅斑の出現する1週間以上前に起きるウイルス血症の時期に隔離しなければ感染予防となりませんが，紅斑出現前にPVB19感染を知ることは難しいからです．

無形成発作時は感染性が非常に高いため，院内における感染源として十分な注意が必要です．妊娠中の医療従事者は無形成発作の患者に接しないことが推奨されています．

PVB19のワクチンは開発中ですが，まだ一般に使用される段階に至っていません．

9 | ウイルス感染症⑨―伝染性紅斑（りんご病）

皮膚科医からひとこと

いわゆる「四肢のレース状紅斑」の臨床写真がストックにありましたので追加させていただきます． （Y.M）

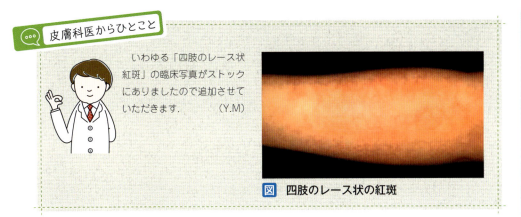

図　四肢のレース状の紅斑

（要藤裕孝）

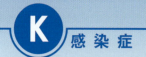

K 感染症

10 ウイルス感染症⑩ 手足口病

ESSENTIAL POINTS

- 手足口に水疱性発疹をきたす急性ウイルス感染症である．
- 多くはエンテロウイルス71（EV71）やコクサッキーウイルスA16（CA16）が原因であったが，近年ではCA6による大規模な流行が観察されている．
- CA6による手足口病は発熱を伴うことが多く，発疹は臀部から下肢にかけて顕著で，体幹や頭皮にも出現し，水疱が扁平で大きく，爪の脱落をきたす例があるなど，従来のものとは異なる特徴がある．
- 手足口病は一般に軽症であるが，EV71による手足口病では脳幹脳炎などの中枢神経系合併症を呈することがある．

どんな病気か？　日常診療で遭遇する頻度は？

　手足口病（hand, foot and mouth disease）は，その名が示す通り，手や足，口腔粘膜などに水疱性発疹をきたす急性エンテロウイルス感染症であり，海外では1950年代後半から，わが国では1967年頃からその存在が認識されています．温帯地域ではおもに夏から秋にかけて流行します．男児に多い傾向がみられ，2歳以下が半数を，5歳以下の乳幼児が約90％を占めますが，時に学童の間で流行的発生がみられます．学童以上の年齢層では大半がすでに感染の既往があるため，成人での発症はあまり多くありません．

　臨床的に手足口病と診断された患者からはエンテロウイルス71（EV71），コクサッキーウイルスA16（CA16）やCA10が検出されていましたが，近年ではCA6が検出されることが増えています．感染症発生動向調査によると，手足口病患者より，2000年以降では，2000年，2003年，2006年および2010年にEV71が，2002年，2008年および2011年にCA16がおもに検出されていますが，その流行は小規模でした．一方，2011年，2013年，2015年および2017年にはCA6がおもに検出され，それぞれ大規模な流行が観察されています（図1）．

　EV71やCA16による手足口病では，水疱性発疹はおもに手掌，手背，手指，足底，

足背，口腔内にみられ，時に下腿，膝関節，臀部などにも出現します（図2）．これに対して，CA6による手足口病では，臀部から下肢にかけて水疱性発疹が顕著で，体幹

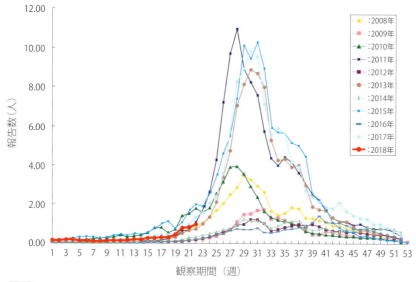

図1 手足口病の定点当たりの週報告数
（国立感染症研究所感染症発生動向調査）

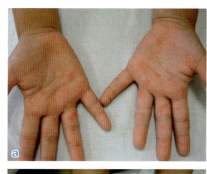
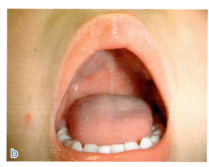
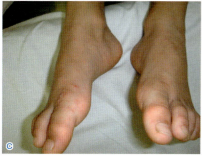

図2 エンテロウイルス71（EV71）による手足口病の臨床像
a：手掌，b：口腔内，c：足背．

K 感染症

や頭皮にも出現する場合があります（図3）．手足口病は，通常，自然治癒する予後良好な疾患ですが，EV71による手足口病では脳幹脳炎や急性弛緩性脊髄炎などの中枢神経系合併症を呈することがあります．

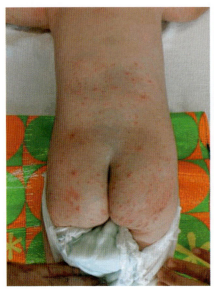 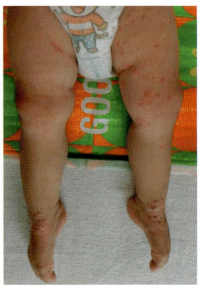

図3　コクサッキーウイルスA6（CA6）による手足口病の臨床像
（国立感染症研究所ホームページ）

どのように診断をつけるか？　そのポイントは？

　手足口病の診断は，通常，臨床診断によります．手足口病は5類感染症（定点把握）に定められており，届出の基準は，①診断した医師の判断により，症状や所見から当該疾患が疑われ，かつ，手掌，足底または足背，口腔粘膜に出現する2～5mm程度の水疱で，水疱は痂皮（かさぶた）を形成せずに治癒するもの，②上記基準は必ずしも満たさないが，診断した医師の判断により，症状や所見から当該疾患が疑われ，かつ，病原体診断や血清学的診断によって当該疾患と診断されたものとされています．

　ウイルス学的診断は，血清学的診断やウイルス検出［ウイルス分離法，ポリメラーゼ連鎖反応（PCR）法］によります．ウイルス検出には，咽頭拭い液や糞便（直腸拭い液）を用います．エンテロウイルス属に共通のプライマーや血清型特異的プライマーを用いたPCR法により，エンテロウイルスを高感度で検出することができます．

●コクサッキーウイルス A6（CA6）による手足口病の特徴

　CA6 は，従来，ヘルパンギーナ[*1] の起因ウイルスとして知られていました．2008 年に海外で，2009 年以降はわが国でも手足口病の原因ウイルスとして全国的に検出され，2011 年，2013 年，2015 年，2017 年と全国的な大流行を起こしました（図1）．近年の CA6 による手足口病では，水疱性発疹が臀部から下肢にかけて顕著にみられ（図3），体幹や頭皮にも出現するなど，従来のものとは出現部位が異なり，水疱は扁平で臍窩を認め，これまでより大きいことや，手足口病を発症した数週間後に爪脱落が起こる例（爪甲脱落症）が報告されています．また，発熱を高頻度に認め，ヘルパンギーナ様口内疹を伴うこともあります．

*1：いわゆる「夏かぜ」の代表的なウイルス感染症です．発熱と口腔粘膜に現れる水疱性発疹を特徴とし，乳幼児を中心に6月から初夏にかけて流行します．多くはエンテロウイルス属のコクサッキーウイルス A 群や B 群に感染して起こります．

●エンテロウイルス 71（EV71）による手足口病流行時の中枢神経系合併症

　マレーシアでは 1997 年 4 ～ 6 月に手足口病の大流行がみられ，急速な経過をたどる死亡例が報告されています．また，台湾でも 1998 年 2 月頃より手足口病が増加し，同年 5 月をピークとする大流行となり，手足口病に関連する髄膜炎，脳幹脳炎，急性弛緩性脊髄炎などを呈する例が相次ぎ，そのような症例から EV71 が分離されました．この頃から，東アジア地域を中心として，EV71 による多数の死亡例を伴う大規模な手足口病の流行が断続的に発生しています．近年では中国（2008 ～ 2010 年）やベトナム（2011 年）から死亡例が報告されています．わが国では 1997 年に大阪から手足口病あるいは EV71 感染との関連が濃厚な小児の急性脳炎と肺水腫による死亡例が報告されました．その後，2000 年 6 ～ 8 月に兵庫県で脳炎による死亡例を含む手足口病の流行がみられ，EV71 が検出されています．EV71 による手足口病の流行の際には中枢神経系合併症に注意を払う必要があります．

プライマリケア治療は？　注意すべきことは？

　手足口病は，一般的には自然治癒する予後良好な疾患です．特別な治療は必要とせず，対症療法が主となります．

　エンテロウイルスの一般的な感染経路は飛沫感染あるいは糞口感染（手指を介した間接接触感染）による「ヒト‒ヒト感染」です．呼吸器系へのウイルスの排泄は通常 1 週間ですが，糞便への排泄は発症から 2，3 週間持続します．不顕性感染においてもウイルスは糞便に排泄され，感染源となります．特に，おむつ交換時には十分に注意する必要があり，交換の前後には手洗いを励行します．

K 感染症

専門医紹介のタイミングは？　保護者への説明は？

　手足口病は，一般に自然治癒する予後良好な疾患ですが，EV71による手足口病の流行時には脳幹脳炎，急性弛緩性脊髄炎，髄膜炎などの中枢神経系疾患を合併することがありますので，保護者に対しては，けいれん，意識障害，麻痺，頭痛，嘔吐などの神経症状が出現した場合はすぐに受診することを指導します．診療の結果，中枢神経系合併症と診断した場合はすぐに高次医療機関に紹介します．

皮膚科医からひとこと

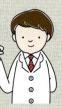

　特徴的な楕円形の水疱や発症部位，定点当たりの患者報告数の増加などが念頭にあれば，診断は比較的容易です．しかし，**右図**のように手足口以外の部位に水疱性発疹がみられることもあります（この方は手足口病患児のお母さんでした）．

　学校保健安全法における登校（園）基準は「症状が回復した後」となっていますが，症状消失後も2〜4週間はウイルス排泄がみられるため，この基準については疑問があります．　　　　　（Y.M）

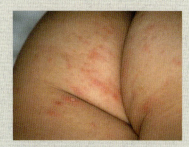

図 手足口病における水疱性発疹

（細矢光亮）

K 感染症

11 ウイルス感染症⑪
伝染性単核症

> **ESSENTIAL POINTS**
> - EB ウイルスの初感染によって引き起こされることが多い．
> - 基本的に自然治癒する予後良好な疾患である．
> - 発疹が誘発されるため，アンピシリンの使用は避ける．

どんな病気か？ 日常診療で遭遇する頻度は？

　伝染性単核症は，多くの場合，エプスタイン・バーウイルス（EB ウイルス）の初感染によって引き起こされます．EB ウイルスは代表的なヘルペスウイルスで，初感染時，おもに唾液を介して咽頭上皮より侵入し B 細胞に感染します．乳幼児では不顕性感染もしくは非特異的なウイルス疾患として終わる場合が多いですが，一部の小児で伝染性単核症を発症します．年長児や思春期でより発症しやすくなりますが，その理由として，感染に対する免疫応答が加齢に伴って強くなるためだと考えられています．日本人のおよそ 8 割が 3 歳までに EB ウイルスの初感染を受け，成人のほとんどが潜伏感染状態にあります．伝染性単核症の正確な発症頻度はよくわかっていませんが，米国では一般人口 10 万人当たり 20〜70 人とされています．EB ウイルス以外の原因として，サイトメガロウイルス（CMV）などが知られています．

　症状は，発熱，咽頭炎，頸部リンパ節腫脹を三主徴とします．そのほか，全身倦怠感，寒気，肝脾腫，頭痛，眼瞼浮腫，偽膜を伴う扁桃炎などがみられます．発疹は 3〜15％ の患者にみられ，猩紅熱[*1]様，麻疹（はしか）様，蕁麻疹様など多彩です．体幹，上肢に始まり，顔や前腕に広がることがありますが，1 週間以内に消退します．

[*1]：発熱，咽頭痛，全身の点状の赤みがかった小さな発疹，いちご舌などを呈する感染症です．小児に多くみられ，かつては旧伝染病予防法の法定伝染病・学校感染症の 1 つに数えられていました．ペニシリンの開発により治療が容易となり，現在では一般的な A 群 β 溶血性連鎖球菌感染症として治療されます．

どのように診断をつけるか？ そのポイントは？

　一般血液検査では，異型リンパ球増多を伴うリンパ球優位の白血球増多と肝機能障害

K 感染症

がみられます．この異型リンパ球は EB ウイルス感染 B 細胞ではなく，それらを標的として活性化された CD8$^+$T 細胞です．リンパ球サブセット解析では，HLA-DR 抗原や CD45RO 抗原を発現した活性化 T 細胞が増加すること，CD4$^+$T 細胞に比べて CD8$^+$T 細胞の増加がより顕著であるため CD4/CD8 比が逆転することが特徴です．

伝染性単核症の診断は，特徴的な症状と血液検査所見から行います．診断を確定するために EB ウイルス抗体価を測定します．EB ウイルスに初感染すると，病初期には抗 VCA-IgM 抗体および抗 VCA-IgG 抗体，抗 EA 抗体が出現し，1〜数か月後に抗 EBNA 抗体が出現します．このうち，抗 VCA-IgG 抗体と抗 EBNA 抗体の陽性は終生持続します．抗 VCA-IgM 抗体が陽性で抗 EBNA 抗体が陰性ならば，伝染性単核症の診断は確実となります．ただし，抗 VCA-IgM 抗体が陰性であっても，抗 VCA-IgG 抗体陽性で抗 EBNA 抗体陰性ならば初感染の可能性が高くなります．

プライマリケア治療は？ 注意すべきことは？

伝染性単核症は基本的に自然治癒する疾患で，主要な症状は 2〜4 週間以内に改善します．特異的な治療法はなく，必要に応じて対症療法を行います．アシクロビル（ASV）は臨床的な有効性が示されておらず，推奨されていません．また，副腎皮質ステロイドは，その免疫抑制作用から EB ウイルスの排除に影響を及ぼす可能性があり，軽症例に対しては推奨されません．

抗菌薬は基本的に必要ありませんが，咽頭炎に A 群 β 溶血性連鎖球菌感染が合併した場合などでは投与します．その際にアンピシリンやアモキシシリンを投与するとアンピシリン疹（図1）[1] が誘発されるため，使用を避ける必要があります．その頻度は従来 80〜100％ と考えられていましたが，最近では 30％ 程度とされています．なお，他の β-ラクタム系抗菌薬でも発疹が生じる場合があります．

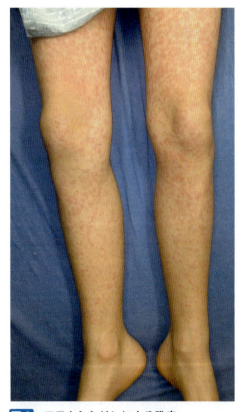

図1 アモキシシリンによる発疹
下肢にピンク〜紅色の斑や丘疹をびまん性に認めます．
（Hall LD, et al: J Am Acad Dermatol 2015; 72: 1-19）

専門医紹介のタイミングは？　保護者への説明は？

　伝染性単核症の重篤な合併症を認める場合は専門医に紹介します．頻度は稀ですが，脾破裂，気道閉塞，中枢神経系合併症，溶血性貧血，心筋炎，間質性肺炎などが合併症として知られています．

　また，伝染性単核症とは異なる，EB ウイルス感染の特殊な病態が疑われる場合にも専門医へコンサルトします．たとえば，急性 EB ウイルス感染症があり，伝染性単核症が疑われるものの，血球減少などから高サイトカイン血症の存在が疑われる場合などです．伝染性単核症が重症化している可能性のほか，EB ウイルス関連血球貪食性リンパ組織球症（血球貪食症候群）の可能性を鑑別する必要があります．本症は，EB ウイルスが主として CD8$^+$ T 細胞に異所性に感染，クローン性に増殖し，炎症性サイトカインが過剰に産生されて発症します．早期診断による適切な治療介入が求められます．

　さらに，伝染性単核症様の症状が 3 か月以上，連続的または断続的に続くような場合にも注意が必要です．EB ウイルスが T 細胞や NK 細胞に異所性に感染して発症する，慢性活動性 EB ウイルス感染症を鑑別する必要があります．本症には感染症という名前がついていますが，その本態はリンパ増殖性疾患と考えられています．特徴的な皮膚症状として，蚊刺過敏症[*2]（第 2 章「K-20　その他の感染症等③—蚊アレルギー」参照）や種痘様水疱症（第 3 章「D　種痘様水疱症」参照）を認めることがあります．

*2：小児と若年成人に発症する稀な EB ウイルス関連疾患です．蚊刺局所に水疱を伴う強い発赤腫脹，壊死を伴う強い局所反応に加え，一過性に発熱，リンパ節腫脹，肝機能障害といった全身症状を呈することがあります．

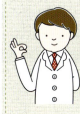

皮膚科医からひとこと

　皮膚科医にとっては，EB ウイルス関連 T/NK リンパ球増殖症（慢性活動性 EB ウイルス感染症，種痘様水疱症，蚊刺過敏症を含む一群の疾患）という観点から関心の高い疾患です．伝染性単核症の患者さんで，EB ウイルスの感染症状がある時期にペニシリンを摂取すると皮疹が誘発されやすいことは以前から知られていました．このことが薬剤過敏症症候群（drug-induced hypersensitivity syndrome: DIHS）の病態［初期症状として薬剤アレルギーが生じ，それに加えてヒトヘルペスウイルス 6（HHV-6）の再活性化が起きている］研究の着想に大きく役立ちました．　　　　　　（Y.M）

文献

1) Hall LD, Eminger LA, Hesterman KS, *et al*: Epstein-Barr virus: dermatologic associations and implications: part I. Mucocutaneous manifestations of Epstein-Barr virus and nonmalignant disorders. *J Am Acad Dermatol* 2015; **72**: 1-19.

（和田泰三）

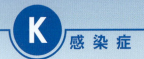

12 細菌感染症① 伝染性膿痂疹（とびひ）

ESSENTIAL POINTS

- 臨床像から水疱性膿痂疹と痂皮性膿痂疹に大別される．
- おもな原因菌は水疱性膿痂疹では黄色ブドウ球菌，痂皮性膿痂疹では化膿連鎖球菌である．
- 治療は全身の抗菌薬の投与であるが，耐性菌も増加しつつある．
- 外用薬のみで治療可能な症例もある．
- 痂皮性膿痂疹では，腎臓の障害を確認する必要がある．

どんな病気か？　日常診療で遭遇する頻度は？

　掻き傷，虫刺症（虫刺され）などの些細な傷から黄色ブドウ球菌あるいはA群β溶血性連鎖球菌感染（以下，溶連菌）が皮膚に感染し，紅斑，水疱，膿疱，びらん，痂皮（かさぶた）などを生じてくる皮膚の感染症です（図1）．伝染性膿痂疹は臨床像から水疱性膿痂疹と痂皮性膿痂疹に大別されます．水疱やびらんが主症状であれば水疱性膿痂疹で黄色ブドウ球菌によることが多く，厚い痂皮にすぐに覆われる痂皮性膿痂疹はA群β溶血性連鎖球菌感染によって引き起こされることが多いです．しかし，A群以外の連鎖球菌（B, C, G群や肺炎球菌）が分離されることもあります．臨床的には水疱性膿痂疹が圧倒的に多くみられます．

●水疱性膿痂疹

　6歳くらいまでの乳幼児に多く，夏によくみられます．まず傷ついた皮膚に淡い紅斑ができ，その後大小の水疱が生じてきます．水疱は容易に破れてびらんとなります．皮膚局所で増殖した黄色ブドウ球菌の産生する表皮剥脱毒素が表皮細胞に作用し弛緩性の水疱ができます．そして，少し離れた場所にも同様の病変ができ，いわゆる「飛び火（とびひ）」していきます．軽度のかゆみを伴うこともありますが，湿疹病変に合併するとかゆみが強くなります．

12 | 細菌感染症①―伝染性膿痂疹（とびひ）

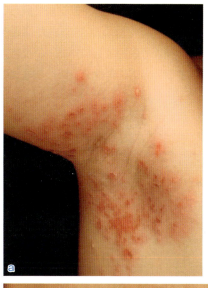
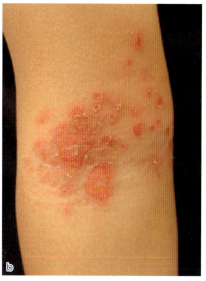
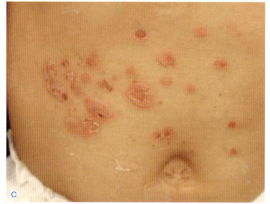

図1 伝染性膿痂疹の臨床像
a：腋窩，b：肘窩，c：腹部．

● 痂皮性膿痂疹

　年齢や季節に関係なく発症します．顔面や手など局所の小水疱や膿疱で始まり，滲出液は急速に厚い黄色の痂皮へと変化し，その数は全身に増えていきます．発熱，咽頭痛，所属リンパ節腫脹などの全身症状を伴う場合もあります．重症になると，菌が作る毒素によって紅皮症様になることがあります．さらに腎障害を認めることもあり，腎障害の確認は非常に重要です．

どのように診断をつけるか？　そのポイントは？

　拡大する水疱，膿疱，びらん，痂皮など臨床所見で診断します．破れていない水疱や膿疱の中にある液体を培養し，原因菌を調べます．また，検出される細菌の薬剤感受性

K 感染症

試験を行い，効果のある抗菌薬を選択します．ブドウ球ではメチシリン耐性黄色ブドウ球菌（MRSA）の割合が高く（20〜40％），近年，市中感染型MRSAが問題となっています．溶連菌による痂皮性膿痂疹では，血液検査で白血球数の増加，C反応性蛋白（CRP）が陽性となります．腎臓の障害を確認するために，腎機能，尿検査も必要となります．

プライマリケア治療は？ 注意すべきことは？

治療は原則として抗菌薬の内服と外用薬の併用です．病変が軽い場合は外用療法のみでも治癒が期待できます．

●外用療法

抗菌外用薬としてよく使用されるのが，ナジフロキサシン（アクアチム®軟膏），フシジン酸（フシジンレオ®軟膏），ゲンタマイシン（ゲンタシン®軟膏）などです．しかし，ゲンタシン®軟膏は菌が耐性化し，その効果は期待できなくなっています．伝染性膿痂疹の治療において，抗菌薬の内服による治療と外用薬のみによる治療では有効性に違いはなく，外用薬のみでも十分に治療できるという報告もあります．外用薬は全身の副作用が少なく，アドヒアランスがよいなどの利点もあり，外用薬の効果は十分に期待できます．

●全身療法

水疱性膿痂疹では，ペネム系抗菌薬，第三世代経口セフェム系抗菌薬，あるいはβ-ラクタマーゼ阻害薬配合ペニシリン系抗菌薬から選択します．場合よってはマクロライド系抗菌薬を選ぶこともあります．痂皮性膿痂疹ではペニシリン系抗菌薬を第一選択とします．

内服薬を使用してもなかなか治らない場合には，抗菌薬に対して細菌が耐性化していると考えられるため，培養後の感受性をみて抗菌薬を変更していきます．ミノサイクリンやニューキノロン系抗菌薬は患者の年齢を考慮して選択します．溶連菌の場合には，糸球体腎炎の併発予防の観点から，軽快後さらに約10日間の内服を継続する必要があります．

専門医紹介のタイミングは？　保護者への説明は？

　基礎疾患にアトピー性皮膚炎など湿疹病変がある場合は，病変の拡大や湿疹に対する治療も合わせて行うため，専門医の助言が必要になってきます．

　病変部が広範囲に及ぶ場合や全身症状がある場合は学校を休んでの治療が必要となることもありますが，適切な処置がなされていれば，原則，登園・登校禁止の必要はありません．伝染性膿痂疹の予防は清潔が第一です．汗が多い場合は汗疹（あせも）などが生じないようにシャワー浴を勧めます．また，鼻の入り口にはブドウ球菌などの細菌が多く存在しているので，鼻をいじらないように指導します．

小児科医からひとこと

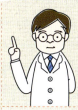

アトピー性皮膚炎の増悪時には表面が湿潤するため，伝染性膿痂疹の合併との鑑別が困難になります．アトピー性皮膚炎に合併した場合，アトピー性皮膚炎の治療を行わずに抗菌薬の外用のみを行うと，皮膚炎が増悪する可能性があります．水疱性膿痂疹のすべてがMRSAによるものではないこと，MRSA検出例においても自然治癒例があることから，MRSAに効果がある抗菌薬を第一選択とする必要はないでしょう．　　（Y.O）

（白濱茂穂）

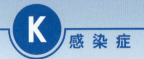

K 感染症

13 細菌感染症② 溶連菌感染症

ESSENTIAL POINTS

- 一般的にはA群β溶血性連鎖球菌による感染症である．
- 代表的疾患に猩紅熱がある．
- 治療は抗菌薬の服用であるが，不十分な治療では急性糸球体性腎炎などの合併症を引き起こすおそれがある．
- 稀ではあるが，肛囲に肛囲溶連菌性皮膚炎を生じることがある．

どんな病気か？　日常診療で遭遇する頻度は？

「溶連菌感染症」は一般的にはA群β溶血性連鎖球菌（以下，溶連菌）という細菌による感染症のことで，感染経路は飛沫感染（咳，唾液等）がほとんどです．数日の潜伏期間を経たのち，幼児や学童児では発熱，咳，喉の痛みから発症します．代表的な疾患として，咽頭炎・扁桃炎に引き続いて発症する猩紅熱があります．咽頭の所見として，咽頭粘膜の赤みや点状出血を伴っている場合があります．舌の表面が鮮やかな赤みをもついちご舌も見受けられます．皮膚所見としては，鮮紅色の小丘疹が間擦部（頸部，腋窩，鼠径部）や関節屈曲部（肘，膝）を中心に多発し，全体的に鮮紅色調となります．

呼吸器感染以外にも，皮膚の外傷部位などに感染したのちに膿痂疹（とびひ），丹毒，蜂窩織炎や肛囲溶連菌性皮膚炎などが認められます．

溶連菌感染症は3〜12歳の小児にみられることが多く，幼稚園や学校などで集団発生することがあります．夏場に少なく，晩秋から春にかけての寒い季節によくみられますが，都会では季節に関係なく発生します．

●肛囲溶連菌性皮膚炎（図1）[参考]

溶連菌による肛門周囲の皮膚病変です．肛囲に境界明瞭な紅斑を認め，時に亀裂，鱗屑を伴います．自覚症状として瘙痒を伴うことが多く，一般的には全身症状を認めません．しかし，咽頭炎，亀頭包皮炎，外陰腟炎，中耳炎などを合併することもあるとされ

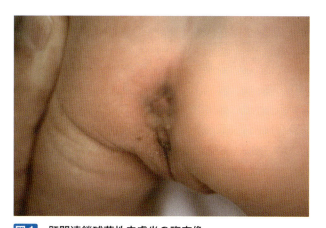

図1 肛門連鎖球菌性皮膚炎の臨床像
(日野治子:肛門連鎖球菌性皮膚炎. 小児の皮膚トラブル FAQ, 2008: 203-204)

ています．感染経路は手指からと考えられており，小外傷から生じることもあります．家族内で溶連菌性咽頭炎・扁桃炎を続いて発症した症例の報告もあります．病変部からの培養にて原因菌の同定を行います．

鑑別診断としておむつ皮膚炎，カンジダ症などがありますが，ステロイド外用薬や抗真菌薬は無効です．適切な抗菌薬の10～14日間の内服と抗菌薬の外用が有効です．

どのように診断をつけるか？　そのポイントは？

特徴的で典型的な症状であれば，それだけで診断がつく場合があります．疑わしい場合は，咽頭拭い液からのA群溶連菌抗原迅速診断法により早期診断できます．また，溶連菌が産生するストレプトリジンO，ストレプトキナーゼに対する抗体である抗ストレプトリジンO抗体（ASO），抗ストレプトキナーゼ抗体（ASK）を急性期と回復期で2回測定し，回復期に上昇がみられると溶連菌感染症であったことが確認できます．

プライマリケア治療は？　注意すべきことは？

治療は原因菌に対して有効な抗菌薬の服用です．ペニシリン系抗菌薬が第一選択薬として使用されます．使用できない場合はエリスロマイシン，クラリスロマイシンなどが使用されます．少なくとも10～14日間服用します．服用後数日間で症状が改善されてきます．ただし，溶連菌感染症の場合，処方された抗菌薬の量や回数を守って服用することが大切です．少しでも菌が残っていると，リウマチ熱，アレルギー性紫斑病，急性糸球体性腎炎などの合併症を起こすことがあります．

Ⓚ 感染症

専門医紹介のタイミングは？　保護者への説明は？

　医師の指示に従い，決められた期間は抗菌薬の内服をしっかり行うことが大切です．発熱が続くなど薬が十分に効いていないと考えられる場合は合併症なども考慮して速やかに専門医に紹介します．

　飛沫感染する感染症なので，周囲への感染を防ぐ意味でも，発熱症状がある時期は保育園や幼稚園など人中に出さないよう注意してください．保育園などの集団生活の場では，感染が常に繰り返され，流行が長引くため，何度も罹患するこどももいます．家族が感染しているかどうかは不明ですが，原因菌が検出された場合は治療が必要です．

> 小児科医からひとこと
>
>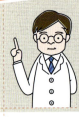
>
> 『小児呼吸器感染症診療ガイドライン2017』では，A群連鎖球菌による咽頭炎に対する第一選択はアモキシシリンの10日間投与です．経口第三世代セファロスポリン系薬剤の5日間投与は第二選択として位置づけられています．ピボキシル基を有する経口第三世代セファロスポリン系薬剤には，重篤な低カルニチン血症とそれによる低血糖を起こす副作用があることに留意してください．また，わが国ではA群連鎖球菌のマクロライド耐性率が20％弱と高いので注意が必要です． （Y.O）

（白濱茂穂）

K 感染症

14 真菌感染症①
白　癬

> **ESSENTIAL POINTS**
> - 小児にも白癬はある．
> - 小児の白癬では頭部白癬や体部白癬の割合が多い．
> - 白癬はヒト，動物，土壌から感染する．
> - 特徴的な臨床像から疑う．
> - 鏡検と培養で診断する．
> - 外用抗真菌薬だけではなく，小児でも経口抗真菌薬を使用する．

どんな病気か？　日常診療で遭遇する頻度は？[1-3]

　白癬は，白癬菌が皮膚の角層（角質層）およびその特殊形である毛や爪に感染したものです．部位によって，頭部白癬，生毛部白癬（顔面白癬，体部白癬，股部白癬），手白癬・足白癬，爪白癬に分類することが治療方針の選択に有用です．白癬は小児でも重要な疾患です[4-6]．成人と比較すると頭部白癬や生毛部白癬の割合が高いですが，足白癬もあります．爪白癬は稀です．

　白癬菌はミクロスポルム属（*Microsporum*，小胞子菌属），トリコフィトン属（*Trichophyton*，白癬菌属），エピデルモフィトン属（*Epidermophyton*，表皮菌属）からなり，感染源としてヒト［トリコフィトン・ルブルム（*T. rubrum*），トリコフィトン・トンズランス（*T. tonsurans*）］，動物［トリコフィトン・メンタグロフィテス（*T. mentagrophytes*）の一部，トリコフィトン・ベルコースム（*T. verrucosum*），ミクロスポルム・カニス（*M. canis*）］，土壌［ミクロスポルム・ギプセウム（*M. gypseum*）］があります．*T. rubrum* は両親など他人の足白癬や爪白癬から，*T. tonsurans* は格闘技など体を密着するスポーツを通じて，*M. canis* は動物（特にネコ）から，*M. gypseum* は土壌から感染します．患者本人の白癬だけでなく，これらの感染源も治療することが重要です．*T. tonsurans* は無症候性キャリアが多いので，ヘアブラシ法（後述）などで積極的に検査します．

K 感染症

　頭部白癬には、鱗屑や脱毛（毛が折れたり、容易に抜ける）が主体の頭部浅在性白癬（図1a）、毛包内で毛が破壊されとぐろを巻いて黒い点としてみられる black dot ringworm、強い炎症を伴って発赤、腫脹し、膿瘍を形成するケルスス禿瘡（第2章「K-15 真菌感染症②──ケルスス禿瘡」参照）があります。生毛部白癬は鱗屑や紅斑、丘疹・小水疱が病変の辺縁に環状に並び、中心治癒傾向を呈します（図1b）。足白癬には、足底に小水疱を生じる小水疱型、趾間に浸軟や鱗屑を生じる趾間型（図1c）、足底がびまん性に角化する角質増殖型があります。爪白癬は爪甲が遠位端から黄白色に混濁し、爪甲肥厚や爪甲下角質増殖をきたす病型が主となりますが、近位部から混濁が始まる病型や、表面が白濁するものもあります。

　頭部白癬や体部白癬は M. canis や T. tonsurans によるものが多いです。M. canis は好獣性で強い炎症を伴うことが多いですが、T. tonsurans は好ヒト性で一般に臨床症状が軽微であり、典型的な頭部白癬や体部白癬の臨床像を呈さないことや無症候性キャリアが多いため、見逃されたり湿疹などと誤診されたりすることがあります。T. tonsurans は体部白癬においても毛包内へ波及する傾向が強く生毛内にも感染することもあり、その場合は毛包一致性丘疹や黒点が観察されることがあります。

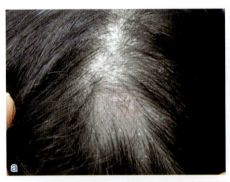
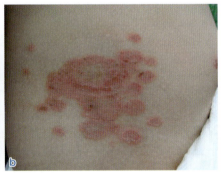
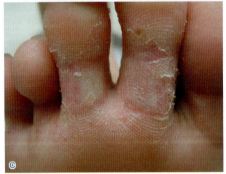

図1　白癬の臨床像
a：小児の頭部白癬。小児に多いM.canisによる白癬で、鱗屑を伴った紅斑で脱毛をきたしています。病変部の毛髪は容易に抜けます。
b：小児の体部白癬。小児に多いM.canisによる白癬で、周囲に丘疹や小水疱、鱗屑を伴った炎症の強い環状の皮疹が多発しています。
c：小児の足白癬。趾間型足白癬で趾間に鱗屑がみられます。

どのように診断をつけるか？　そのポイントは？[1-7]

　病変部に真菌が存在することを証明する必要があります．直接鏡検は迅速性，感度，簡便性，コストのいずれの面でも優れています．その際，検体の採取部位や菌要素と菌要素でないものを的確に見分ける技能が重要です．

　検体は，頭部白癬では毛髪や鱗屑を採取します．毛髪は容易に抜けるものはそのまま採取し，毛包内に黒い点状にみえるもの（black dot）は押し出します．特に T. tonsurans の場合，所見が軽微なことがあるため，black dot を見落とさないように注意します．体部白癬では環状の病変の周囲にある鱗屑や小水疱を採取します．足白癬では小水疱からの検出率が高いです．鱗屑は完全に浮いていない，剥れる直前のものを剥がして採取します．趾間では浸軟して白くなっている鱗屑は不適切です．乾いていてまだ皮膚に付着している鱗屑を剥がして検体とします．爪白癬では混濁部と正常部の境界や爪甲表面の白濁部を採取します．

　菌種を同定するには培養を行いますが，感染源を特定する手がかりとなるので，特に頭部白癬や体部白癬では重要です．サブロー・ブドウ糖寒天培地などを用います．T. tonsurans の保菌者の検出にはスパイクの付いた丸形ヘアブラシで 10 ～ 15 回程度頭全体をこすり，培地に押しつけて培養します（ヘアブラシ法）．コロニー数で評価し，保菌者のスクリーニングや治療方針の決定，治療効果判定に利用します．

プライマリケア治療は？　注意すべきことは？[1-8]

　白癬に対しては，外用抗真菌薬ではルリコナゾール，ラノコナゾール，アモロルフィン，リラナフタート，テルビナフィン，ブテナフィンの効果が高いです．経口抗真菌薬ではテルビナフィンが第一選択，イトラコナゾールが第二選択となります．筆者はテルビナフィンとイトラコナゾールをそれぞれ，体重 30kg 以下では 62.5mg/ 日，50mg/ 日，30kg 以上では 125mg/ 日，100mg/ 日としています．ただし，重症例や難治例では増量します．テルビナフィンは錠剤を半割や粉砕しても問題ありませんが，イトラコナゾールは脱カプセルすると吸収が非常に低下してしまいます．小児では多くの場合，合併症もないので，テルビナフィンが使用できます．

　前述したように，患者本人の白癬を治療すると同時に，感染源も治療します．

●頭部白癬

　抗真菌薬の内服が基本です．外用抗真菌薬は刺激により悪化させることがあるので使用しないほうがよいです．

・第一選択：テルビナフィン（ラミシール®）　1 回 125mg，1 日 1 回（食後内服）

K 感染症

・第二選択：イトラコナゾール（イトリゾール®）1回100mg，1日1回（食直後内服）

●生毛部白癬，足白癬

抗真菌薬を外用します．足白癬では，外用抗真菌薬を臨床症状がない部分も含め，両足の足底全体と趾間，趾背，足縁まで隙間なく塗布します．症状消失後も最低1か月は塗り続ける必要があります．広範囲の症例，眼や耳，鼻にかかるような外用しきれない部位では経口抗真菌薬を併用します．

・ルリコナゾール（ルリコン®）またはラノコナゾール（アスタット®）クリーム　1日1回（塗布）

足白癬の趾間型で軽度の浸軟や亀裂を有する症例では，外用抗真菌薬による刺激性皮膚炎を避けるために軟膏基剤の外用薬を用います．また，趾間にガーゼを挟むなど湿度を下げる工夫を行います．

・ルリコナゾール（ルリコン®）またはラノコナゾール（アスタット®）軟膏　1日1回（塗布）

生毛部白癬や足白癬でびらんや炎症の強い症例では，外用抗真菌薬の刺激性皮膚炎を避けるために，炎症やびらんが改善するまでは経口抗真菌薬のみによる治療が無難です．

●爪白癬

抗真菌薬の内服が基本です．テルビナフィンが第一選択で，頭部白癬と同じ用量です．イトラコナゾールは成人ではパルス療法ですが，筆者は小児でパルス療法を行った経験はありません．小児では爪白癬自体が稀なうえ，テルビナフィンが使用できるからです．

● T. tonsurans 感染症 [2, 9, 10]

治療

①頭部に臨床症状がなく，かつヘアブラシ検査で陰性の患者（頭部に明らかな臨床症状がなくても無症候性キャリアがいるので注意します）は，病変（多くの場合は生毛部白癬）を外用抗真菌薬を用いて治療します．生毛部白癬でも毛包内への感染がある場合は，経口抗真菌薬による治療を併用します．

②頭部に明らかな臨床症状がある場合は，経口抗真菌薬による治療を行います．

③頭部に臨床症状がないがヘアブラシ検査陽性で無症候性キャリアの場合，菌量が2コロニー以下では，ミコナゾール含有シャンプー（コラージュフルフル）を3か月間使用する方法もあります．もちろん経口抗真菌薬を使用してもよいです．ヘアブラシ検査で菌の陰性化を確認します．陰性化しない場合は経口抗真菌薬を使用したほうがよいです．菌量が3コロニー以上の場合は経口抗真菌薬を使用します．や

はり3か月後にヘアブラシ検査にて菌の陰性化を確認します．

予防

集団として治療したあとは，定期的なモニタリングと予防が重要です．ガイドラインに簡潔にまとめられています．トンスランス感染症研究会から『トンスランス感染症─ブラシ検査・後療・予防のガイドライン』10) が発行されており，臨床像や検査，治療，予防について，一般の方，特に柔道部などの団体向けにわかりやすく書かれています．同研究会のサイト（http://tonsurans.jp/）からダウンロードできます．

専門医紹介のタイミングは？　保護者への説明は？

鏡検や培養などによる確定診断ができない場合は専門医へ紹介します．確定診断前に抗真菌薬を投与すると，その後の検査が難しくなります．また，経口抗真菌薬が使いこなせない場合も専門医へ紹介します．

保護者に対しては，真菌症，つまりカビによる感染症であること，適切な治療により完治すること，通常の日常生活を送ることができること，登園や通学も可能であることを説明します．

小児科医からひとこと

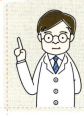

M.canis は，動物，特に猫犬から感染する人獣共通感染症として，動物と接触しやすい顔面，頸部，四肢の露出部に皮疹が生じることが多いです．ペットからの感染による家庭内発生例も多いので，感染源となった動物の治療も必要となることがあります．T. tonsurans は，柔道やレスリングといった格闘技の選手間で流行しやすく，無症候性キャリアも多いことが問題です．学校の部活やスポーツクラブ内で発生すると，全員を対象に検査・治療が必要となることもあります．　　　　　　　　　　　　　　　　(Y.O)

文献

1) 比留間政太郎：皮膚糸状菌症（白癬菌）の臨床面．真菌誌 2007; **48**: 116-119.
2) 常深祐一郎：白癬菌．感染症内科 2014; **2**: 626-633.
3) 常深祐一郎：皮膚真菌感染症．整・災外 2015; **58**: 1593-1602.
4) 常深祐一郎：小児の皮膚真菌症．日小皮会誌 2017; **36**: 163-167.
5) 常深祐一郎：小児の皮膚真菌症の診断と治療．東京小児科医会誌 2017; **36**: 61-64.
6) 常深祐一郎：皮膚真菌症．皮膚臨床 2015; **57**: 701-705.
7) 常深祐一郎：カビの検査を日常診療に．MB Derma 2011; **183**: 65-69.
8) 常深祐一郎：白癬：治療の現況．MB Derma 2012; **190**: 147-153.
9) 小川祐美：トンスランス感染症．Derma 2011; **183**: 59-64.
10) 比留間政太郎，白木祐美，廣瀬伸良：トンスランス感染症─ブラシ検査・治療・予防のガイドライン．第5版．トンスランス感染症研究会, 2013.
　　http://www.tonsurans.jp/images/trichophyton.pdf

〈常深祐一郎〉

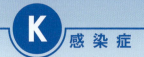

K 感染症

15 真菌感染症② ケルスス禿瘡

ESSENTIAL POINTS

- 炎症の強い頭部白癬である．
- 容易に抜ける毛を検体にして鏡検と培養で診断する．
- 早期に診断して治療しないと瘢痕性脱毛を残す．
- 治療は経口抗真菌薬である．

どんな病気か？ 日常診療で遭遇する頻度は？[1-6]

　頭部に生じた炎症性白癬で，頭部白癬の一型です．炎症性白癬とは，白癬菌が毛や毛包内に留まるものの毛包周囲に強い化膿性炎症をきたした浅在性白癬のことです．わが国ではこれまで深在性白癬として扱われてきました．しかし，本病型は毛包が破壊されて菌要素が真皮内に露出し，毛包内容や菌要素に対する炎症が惹起されたものですが，真皮以下で白癬菌が増殖する「真の深在性白癬」ではありません．そのため「いわゆる深在性白癬」と呼ばれ「真の深在性白癬」と区別されるようになり，さらに最近では「炎症性白癬」という呼び方が定着しつつあります．

　ケルスス禿瘡は，頭部白癬を湿疹などと誤診しステロイド外用薬を使用したり，外用抗真菌薬を塗布したりして刺激性皮膚炎を惹起した場合や，好獣性の白癬菌で炎症が強くなった場合に引き起こされることがあります．

　病原真菌である白癬菌はミクロスポルム属（*Microsporum*，小胞子菌属），トリコフィトン属（*Trichophyton*，白癬菌属），エピデルモフィトン属（*Epidermophyton*，表皮菌属）からなり，感染源から分類すると，ヒト［好人性菌：トリコフィトン・ルブルム（*T. rubrum*），トリコフィトン・トンズランス（*T. tonsurans*）］，動物［好獣性菌：トリコフィトン・メンタグロフィテス（*T. mentagrophytes*）の一部，トリコフィトン・ベルコースム（*T. verrucosum*），ミクロスポルム・カニス（*M. canis*）］，土壌［好土壌性菌：ミクロスポルム・ギプセウム（*M. gypseum*）］となります．ケルスス禿瘡の原因菌は多彩であり，*M. canis*（特にネコから感染），*T. tonsurans*（格闘技などを通

じて，他人の体部白癬や頭部白癬から感染），*T. rubrum*，*T. mentagrophytes*（足白癬や爪白癬の主要菌種であり，他人や自分の足白癬や爪白癬から感染）のほか，*M. gypseum*（土壌から）や *T. verrucosum*（ウシから）によっても引き起こされます．一般に，好獣性菌による白癬は炎症が強くなります．

臨床像は，毛包一致性に丘疹や膿疱が生じ，全体に発赤，腫脹し，硬結を形成し，圧痛や疼痛を伴います．膿瘍となって波動を触知し，膿汁が排泄されることもあます．多くの場合，これらが混在します．毛髪は容易に抜けます．重症の場合は発熱を伴うことや，所属リンパ節が腫脹することもあります．進行すると瘢痕性脱毛を残します（図1）．

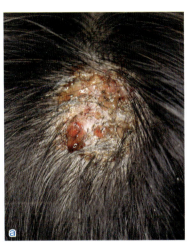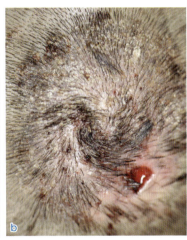

図1 ケルスス禿瘡の臨床像
a：原因菌は *M. gypseum* です．膿瘍を形成し，波動を触知し，排膿がみられます．毛髪は容易に抜けて脱毛をきたしています．
b：原因菌は *T. mentagrophytes* です．膿疱と痂皮（かさぶた）が多発しています．膿瘍を切開したあとの潰瘍がみられます．

どのように診断をつけるか？　そのポイントは？[1-6]

病変部に真菌が存在することを証明する必要があります．直接鏡検は迅速性，感度，簡便性，コストのいずれの面でも優れています．頭部白癬では毛髪や鱗屑を検体とします．毛髪は容易に抜けるものを採取します．

菌種の同定には培養を行いますが，感染源を特定する手がかりとなるので，特に頭部白癬では重要です．サブロー・ブドウ糖寒天培地などに毛髪や鱗屑，膿を接種します．

プライマリケア治療は？　注意すべきことは？[1-6]

早期に診断して治療しないと瘢痕性脱毛を残してしまいます．頭部白癬では経口抗真

菌薬が基本です．外用抗真菌薬は刺激により悪化させることがあるので使用しないほうがよいです．白癬に対しては，経口抗真菌薬ではテルビナフィンが第一選択です．イトラコナゾールが第二選択となります．筆者はテルビナフィンとイトラコナゾールそれぞれ，体重30kg以下は62.5mg/日，50mg/日，30kg以上では125mg/日，100mg/日としています．ただし，重症例や難治例では増量します．テルビナフィンは錠剤を半割や粉砕しても問題ありませんが，イトラコナゾールは脱カプセルすると吸収が非常に低下してしまいます．

前述のように，患者本人の白癬を治療すると同時に感染源も治療します．

- 第一選択：テルビナフィン（ラミシール®） 1回125mg，1日1回（食後内服）
- 第二選択：イトラコナゾール（イトリゾール®） 1回100mg，1日1回（食直後内服）

専門医紹介のタイミングは？　保護者への説明は？

鏡検や培養などによる確定診断ができない場合や，経口抗真菌薬が使いこなせない場合は専門医へ紹介します．

保護者に対しては，小児であっても経口抗真菌薬の投与が必要なこと，適切に治療しなければ脱毛を残しうることを説明します．

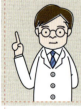

小児科医からひとこと

頭部のかゆみを伴う落屑性病変に対して，湿疹としてステロイド外用薬が使用されていたり，膿疱や膿瘍が生じて外用抗菌薬が使用されていたりするなど，誤診によって増悪している例がしばしばあります．また，真菌感染を疑い外用抗真菌薬を使用し，その刺激によって激しい痛みを訴える場合もあります．　　　　　　　　　　　　　　　（Y.O）

文献

1) 福田知雄：頭部白癬．*Med Mycol J* 2011; **52**: 7-13.
2) 常深祐一郎：白癬菌．感染症内科 2014; **2**: 626-633.
3) 常深祐一郎：皮膚真菌感染症．整・災外 2015; **58**: 1593-1602.
4) 常深祐一郎：小児の皮膚真菌症．日小皮会誌 2017; **36**: 163-167.
5) 常深祐一郎：小児の皮膚真菌症の診断と治療．東京小児科医会報 2017; **36**: 61-64.
6) 常深祐一郎：皮膚真菌症．皮膚臨床 2015; **57**: 701-705.

（常深祐一郎）

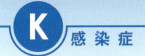

K 感染症

16 真菌感染症③ 癜風（なまず）

ESSENTIAL POINTS

- 表在性真菌感染症であり，脂質要求性のマラセチア属真菌が原因である．
- 胸部から背部，肩部を中心に楕円形，類円形の褐色もしくは淡紅色斑が出現する．
- 皮疹は瘙痒などの自覚症状は伴わない．
- 発症には高温，多湿が重要であり，夏季に患者数が増加する．
- 皮脂の分泌が活発化する思春期以降に罹患することが多く，10歳以下の小児における発症は稀である．

どんな病気か？　日常診療で遭遇する頻度は？

　癜風は皮膚に常在するマラセチア属真菌（Malassezia）による感染症です．マラセチアは増殖に脂質を必要とするためヒトの皮膚に定着していますが，過度に増殖すると癜風を引き起こします．ヒトから分離されるマラセチアは9種類ありますが，おもに癜風の原因となるのはマラセチア・グロボーサ（M. globosa）とマラセチア・レストリクタ（M. restricta）です．

　皮膚症状として，頸部，胸部，背部から肩にかけて，類円形の淡褐色斑（図1a），淡紅色斑（図1b）もしくは白斑（図1c）が多発します．さらに病変は次第に融合し，不規則な地図状の色素斑を形成します（図1b）．皮疹は瘙痒などの自覚症状を伴うことは稀です．病変の色調から，褐色のものを「黒なまず」，白色のものを「白なまず」という俗称で呼ぶことがあります．

　癜風は皮脂腺の分泌が活発となる思春期以降に好発します．したがって，10歳以下の小児の癜風はきわめて稀です（図1d）．もし，そのような年代の小児に癜風を疑う皮疹が出現した場合は，後述するような他の疾患の可能性がないかを検討します．一方，臓器移植後などで免疫抑制剤を投与中の患者では小児でも発症率が高いというデータもありますので，免疫不全状態の症例では癜風を積極的に疑って検索する必要があります．

　癜風は皮膚科を受診する白癬，カンジダ症などの表在性真菌症のなかでは3%程度と

K 感染症

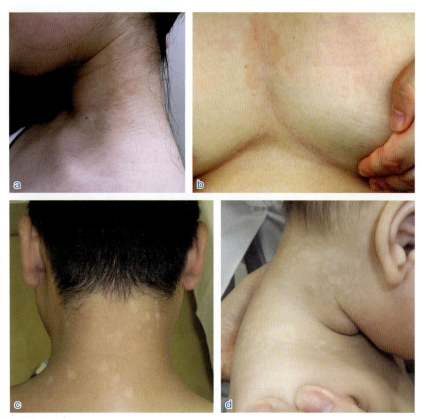

図1 癜風の臨床像
a：頸部から肩にかけて褐色斑（黒なまず）が認められます．b：胸部に融合傾向を示す淡紅色斑がみられます．c：白色癜風（白なまず）．円形，類円形の脱色素斑が散在しています．d：生後4か月の男児．ベトナムから来日して10日目．高温多湿な地方では思春期以前にもしばしば癜風を発症します．

他の真菌症に比べて低頻度です．しかし，自覚症状がなく，自然治癒する症例も多いと考えられることから，実際の罹患者数はかなり多いと思われます．真菌感染症であることから，高温多湿の夏季に患者が増加します．

どのように診断をつけるか？ そのポイントは？

自覚症状のない褐色斑，淡紅色斑，白斑が体幹を中心に存在することから診断は比較的容易です．このような色素斑が皮脂腺の多く分布する頸部，胸部，肩部に存在することが診断上のポイントです．皮疹の表面をメスでこすると鱗屑が出現することも診断上の有用な所見です（図2a, b）．

確定診断には，スライドグラス上で鱗屑にKOH（苛性カリ）やメチレンブルーを滴下し，顕微鏡で胞子や太く短い菌糸を検出することが必要です（図2c）．

16 | 真菌感染症③—癜風（なまず）

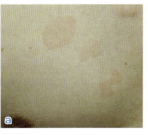
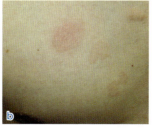
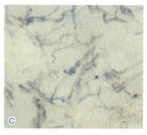

図2 癜風診断に有用な所見
a：胸部に出現した癜風の病変．b：メスで皮疹をこすると細かい鱗屑が出現しました．c：メチレンブルーで染色した鱗屑です．青色に染色される太く短い菌糸と円形の胞子が確認できます．

プライマリケア治療は？　注意すべきことは？

癜風と確定診断できれば，抗真菌薬の外用を行います．皮疹は速やかに消退します．
しかし，尋常性白斑，疣贅状発育異常症，融合性細網状乳頭腫症，色素性痒疹といった他の疾患でも類似の皮疹を呈することがあるため，診断を確定できない症例に対して，安易に抗真菌薬を投与するべきではありません．

専門医紹介のタイミングは？　保護者への説明は？

上述のように，他の疾患でも癜風と類似した皮疹を呈することがあるため，鏡検などで診断を確定できない症例では皮膚科専門医への紹介が必要です．また，何度も再発を繰り返す症例では抗真菌薬の内服を行うことがありますので，そのような症例も専門医へ紹介するべきです．
癜風は真菌感染症ではありますが，もともと皮膚に常在する真菌が一時的に増加して病変を形成した疾患です．したがって，他者への感染を心配する必要はなく，その治療や予防では，抗真菌薬の外用のほか，入浴など適切なスキンケアが重要となります．

> **小児科医からひとこと**
>
>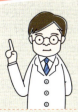
> 癜風の原因であるマラセチアは毛嚢炎を起こすだけでなく，アトピー性皮膚炎や脂漏性皮膚炎の増悪因子にもなります．成人型アトピー性皮膚炎ではマラセチア特異的IgEの陽性率が高く，皮疹の程度とマラセチア特異的IgE抗体価が相関し，抗真菌薬により皮疹が改善することが報告されています．　　　　　　　　　　　　　　　　（Y.O）

（原田和俊）

K 感染症

17 真菌感染症④ スポロトリコーシス

ESSENTIAL POINTS

- 腐木，枯れ草，土壌など自然界に広く分布するS.schenckii が軽微な傷などから真皮内に侵入し増殖する深在性真菌症である．
- 発症には地域差があり，九州・四国地方や関東北部に多く発症する．
- 小児例では，顔面，特に眼瞼周囲に好発する．
- 皮疹は紅色丘疹で始まり，次第に小結節となる．その後，潰瘍化したり，肉芽腫様外観を呈したりするなど様々な臨床像を呈する．
- 治療の第一選択はヨウ化カリウムの内服である．

どんな病気か？　日常診療で遭遇する頻度は？

　スポロトリコーシスは，白癬やカンジダ症など菌が表皮の角層レベルに寄生する浅在性皮膚真菌症とは異なり，傷などの小外傷から菌が真皮内に侵入し増殖する深在性皮膚真菌症です．病原真菌であるスポロトリックス属（Sporothrix）のスポロトリックス・シェンキー（S.schenckii）は腐木，枯れ草，土壌など自然界に広く分布します．通常は酵母型で生存し，その至適発育温度は20〜30℃です．培養実験では4℃でも生存が可能ですが増殖はしません．一方，39℃以上では発育が抑制されます．本症は温帯から熱帯地方などの高温多湿の地域に多く発症し，地域差があることが知られています．過去の統計によると，上記条件を満足する九州・四国地方や関東北部に多く，土壌と直接接触する機会の多い農業・林業従事者とともに，土遊びをする小児にも好発します．

　スポロトリコーシスの臨床像は多彩です．小児での特徴は，土壌に触れた手で顔面，特に眼周囲をよくこすることから，顔面発生例が多いことです．皮疹は紅色の浸潤を有する丘疹で始まり，次第に拡大して小結節となります（図1）．さらに増大すると中央部が自潰し，浅い潰瘍となります．また，表面に鱗屑や痂皮（かさぶた）を付し，滲出を伴うことも多くみられます．特に眼瞼周囲では肉芽腫様外観を呈することが多く，注意が必要です．さらに，皮疹が単発する限局型（固定型）とリンパ管の走行に沿って皮

疹が飛び石状に多発するリンパ管型に分けられます．

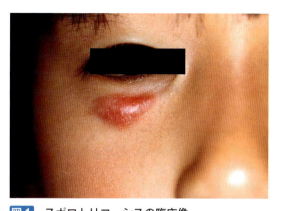

図1 スポロトリコーシスの臨床像
限局型（固定型）．表面が紅色調を呈する小結節を認めます．

どのように診断をつけるか？ そのポイントは？

診断では，病理組織学的検討に加えて，サブロー・ブドウ糖寒天培地やポテトデキストロース寒天培地を用い，S.schenckii を分離し確認することが重要です．ただし，小児例では顔面発生例が多く，皮膚生検の同意が得られないことも少なくありません．そのような場合は鱗屑・痂皮や滲出液を複数か所培養するほか，それらをスライドグラス上に塗抹し，PAS（Periodic acid-Schiff）染色で胞子を確認することも重要です．また，スポロトリキン反応も診断の助けとなります．

プライマリケア治療は？ 注意すべきことは？

本症は深在性真菌症であるため外用療法は無効であり，治療は内服療法となります．現時点での第一選択薬はヨウ化カリウムです．同剤は本症に対し保険適用がなく，また作用機序も明らかになっていませんが，同剤による治療法は経験的に半ば確立されており，高い有効性が得られます．ヨード過敏や肺結核，甲状腺機能異常がないかぎり，まず試みるべき治療です．通常，小児では最大1日600mgを経口投与し，皮疹消失後も約4週間は継続投与して再発の防止を図ります．ただし，カリウムは苦味があるため，投与には工夫が必要です．単シロップと混合するか，患児が好むジュースなどともに服用させるとよいでしょう．副作用の発現頻度は多くはないものの，消化器症状や苦味感，結膜炎，声門浮腫，唾液腺腫脹などが出現します．その場合は投与を中止すべきですが，実際には投与量の減量により対処できることが少なくありません．

K 感染症

　一方，アゾール系抗真菌薬のうち，スポロトリコーシスに有効性が高いのはイトラコナゾール（イトリゾール®）で，1日5mg/kgを連日投与します．同剤は欧米では第一選択薬に位置づけられ，スポロトリコーシスに対し保険適用を有しています．しかし現在のところ，わが国では同剤の小児に対する保険適用はありません．アリルアミン系抗真菌薬のテルビナフィン（ラミシール®）も有効ですが，イトラコナゾールのほうが高い治癒率を得られます．また，限局型（固定型）に対しては外科的切除も行われますが，小児では顔面に好発するため，保護者の同意を得られないケースが少なくありません．

　前述した通り，S.schenckii は39℃以上では発育が抑制されるため，温熱療法も有効です．特に顔面以外の皮疹では，使い捨てカイロなどで手軽に治療が可能です．しかし，本法はリンパ管型には効果が弱いことに注意が必要です．

専門医紹介のタイミングは？　保護者への説明は？

　本症は皮膚生検や培養による診断とともに，ヨウ化カリウムによる治療など，皮膚科専門性の高い疾患です．そのため，本症を疑う皮疹をもつ小児を診た場合は速やかに皮膚科専門医に紹介したほうがよいでしょう．

　保護者に対しては，疾患の特性に加えて，早期に診断し治療を開始しなければ皮疹は拡大，新生しうること，治療開始が遅れると治療後も整容的な問題が残る可能性があることを十分に説明するとともに，ヨウ化カリウム治療は現在でも保険適用外であることに対する同意を得ておくことが重要です．

小児科医からひとこと

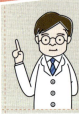

　こどもが屋外で土に触れる機会が減っていることから，スポロトリコーシスを診る機会は減っています．軽微な傷から菌が侵入し発症すると考えられていますが，発症までに時間を要するため，外傷の存在がわからないことも少なくありません．顔面，四肢の難治性丘疹・結節をみた場合，外傷の有無にかかわらず，スポロトリコーシスを考慮することが重要です．　　　　　　　　　　　　　　　　　　　　　　　　　（Y.O）

（安部正敏）

K 感染症

18 その他の感染症等①
疥　癬

ESSENTIAL POINTS

- 特徴的な症状は，強いかゆみと，①腹部・大腿内側などの紅斑性丘疹，②手足などの疥癬トンネル，③陰囊などの結節である．
- 乳幼児では，手掌・足底の小水疱，四肢・躯幹の結節がしばしばみられる．
- 診断は，疥癬トンネルのある部位よりダーモスコープ，顕微鏡でヒゼンダニを検出することが必須である．
- 通常疥癬の治療はフェノトリンの塗布，あるいはイベルメクチンの内服である．

どんな病気か？　日常診療で遭遇する頻度は？

　疥癬は直径0.4mmのヒゼンダニが皮膚の角層（角質層）に寄生することにより生じる，かゆみの強い皮膚疾患です．長時間患者の肌に直接接触することで感染しますが，患者が使った寝具や衣類に時間を置かず接触する間接接触でも感染します．感染は家族内，病院，集団生活を行う施設，当直室，マッサージ室などで起こります．疥癬は1975年頃より病院や老人保健施設での発症が続いていますが，最近では保育園でも集団発生がみられており，あらゆる世代で注意すべき感染症です．

　病型には通常疥癬と感染力の強い角化型疥癬（ノルウェー疥癬）があります．通常疥癬では寄生したヒゼンダニの数が数十匹程度ですが，角化型疥癬では100万～200万匹にも及びます．角化型疥癬は悪性腫瘍やステロイド内服などによる免疫低下を伴う患者に発症します．通常疥癬患者が誤診されて，ステロイドを内服，外用した場合にも角化型となることがあります（表1）．

　通常疥癬の典型的な症状は，①腹部，大腿内側などに散発する粟粒大の紅斑性丘疹，②手掌，指間，手関節屈側，足側縁，趾間，臍などに生じる線状の鱗屑を伴う皮疹（疥癬トンネル），③陰囊，陰茎，大陰唇，臀部，腋窩などの小豆大の結節です（図1）．さらに小児では，手掌・足底に小水疱を生じる症例，四肢・躯幹に小結節を呈する症例がしばしばみられます（図2）．一方，角化型疥癬では四肢伸側に牡蠣殻状の鱗屑を付着します．

K 感染症

表1 通常疥癬と角化型疥癬の比較

	通常疥癬	角化型疥癬
ヒゼンダニの数	数十匹以下	100万〜200万匹
宿主の免疫力	正常	低下
感染力	弱い	強い
かゆみ	強い	かゆくないことがある
主症状	丘疹，疥癬トンネル，結節	角質増殖，爪疥癬
発症部位	顔面・頭部を除く全身	全身
潜伏期間	1か月程度	1週間程度

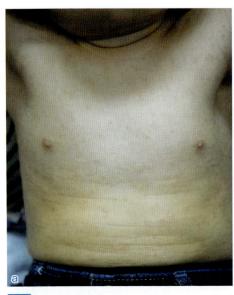
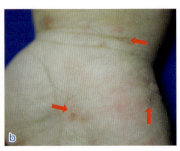
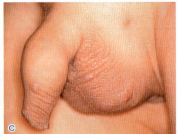

図1 疥癬の臨床像
a：躯幹の紅斑性丘疹，b：手掌の疥癬トンネル，c：陰囊の結節．

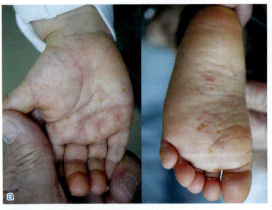
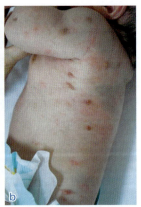

図2 小児の疥癬の特徴
a：手掌と足底の小水疱，b：躯幹の結節．

どのように診断をつけるか？　そのポイントは？

　疥癬の診断には，疥癬トンネルのある部位（図3a）よりヒゼンダニの虫体，卵を検出することが必須です．ダーモスコープ（LED付きの拡大鏡，10倍程度）で観察すると，疥癬トンネルの先端に虫体がよくみつかります（図3b）．これを眼科用鋏刀やメスで削り取り，顕微鏡で確認します（図3c）．トンネルがみられない場合，小水疱，痂皮（かさぶた）を鏡検すると，虫体を検出できることがあります．

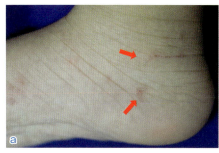
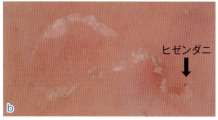
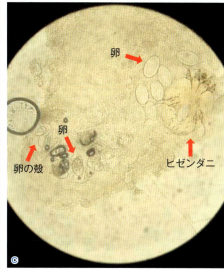

図3　ヒゼンダニの検出
a：疥癬トンネル，b：ダーモスコープ像，c：直接鏡検像．
（cの画像は，ふくろ皮膚科クリニック　袋　秀平先生の御厚意による）

プライマリケア治療は？　注意すべきことは？

　通常疥癬の治療は，①外用薬5％フェノトリン（スミスリン®ローション5％），あるいは②内服薬イベルメクチン（ストロメクトール®錠3mg）を用います．1週間隔で診察し，症状により投与回数の追加，あるいは①，②を併用します．
　①外用薬5％フェノトリン（スミスリン®ローション5％）
　　1回10〜30g，1週間隔で2回，頭から下の全身に膜を作るようにくまなく塗布します（乳幼児では顔面，頭部まで塗布する）．特に手足や陰部などのヒゼンダニが卵を産む部位には入念に塗ります．角化型疥癬では顔面，頭部にも塗布します．フェノトリンはピレスロイド系殺虫剤（除虫菊の有効成分とその誘導体）で，効果が高く，毒性が低いのですが，小児に対する安全性は確立していません．先頃，生

K 感染症

後2か月以上の小児,妊婦,授乳婦を含む使用成績調査が行われ(2014年8月〜2018年3月),今後適用拡大されることが期待されています.

②内服薬イベルメクチン(ストロメクトール® 錠3mg)

体重15kg以上の小児に投与できます.1回200μg/kg,1週間隔で2回,空腹時に内服します.肝機能障害,血小板減少などの副作用が報告されており,投与前後の血液検査が必要です.

● 生活指導

通常疥癬では掃除,洗濯は普通でよく,部屋に殺虫剤を撒布する必要はありません.角化型疥癬では隔離,介護者の手袋・ガウン着用,洗濯物の熱処理(50℃,10分)あるいは殺虫剤撒布,部屋の殺虫剤撒布などが必要になります.

専門医紹介のタイミングは? 保護者への説明は?

疥癬が疑われる場合,治療前に皮膚科専門医への受診を勧めます.治療を開始してしまうとヒゼンダニの検出が難しくなり,確定診断ができなくなってしまいます.患者と密接な接触のある人は全員受診する必要があります.

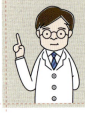

小児科医からひとこと

アトピー性皮膚炎に疥癬が合併すると気づかれにくいです.ステロイド外用薬を用いても治りが悪く,かゆみが強い場合は疥癬の可能性も考慮し,手や足の疥癬トンネルの有無,男児であれば陰嚢の結節に注意します.家族から感染している場合が多いので,家族にも類似の症状がないかを確認してください. (Y.O)

(谷口裕子)

K 感染症

19 その他の感染症等②
毛虫皮膚炎・線状皮膚炎

ESSENTIAL POINTS

- 有毒の毛をもつ毛虫に触れることで生じる皮膚炎を「毛虫皮膚炎」と呼ぶ．
- ドクガ類の毒針毛に触れると紅色丘疹が多発し，イラガ類の毒棘に触れると激痛を生じる．
- アオバアリガタハネカクシの体液に触れると膿疱を伴う線状の皮膚炎を生じる．
- いずれの皮膚炎に対しても，治療の基本はステロイド外用薬である．

どんな病気か？　日常診療で遭遇する頻度は？

●毛虫皮膚炎

　ガのなかで，ドクガ類，イラガ類などの幼虫には有毒毛をもつものがあり，それに触れることで生じる皮膚炎を「毛虫皮膚炎」と呼びます．

　ドクガ類としては，チャドクガ，ドクガ，モンシロドクガなどが問題になります．なかでもチャドクガの幼虫（図1）は，庭や公園などに植栽されているサザンカやツバキの葉にみられるので，被害を受ける機会も多いです．特に，幼虫が発生する5〜6月と8〜9月には毛虫皮膚炎の患者が多くなります．幼虫には多数の微細な毒針毛（長さ約0.1mm）が付着しており，これに触れると幼虫の体から容易に脱落して皮膚に刺さります．そして毒針毛に含まれる毒成分に対するアレルギー反応によって，かゆみを伴う膨疹や多数の紅色丘疹が出現します（図2）．また，幼虫の脱皮殻や成虫にも幼虫時代の毒針毛が残っているので，触れると皮膚炎を生じます．

　イラガ類では，ヒロヘリアオイラガ，ヒメクロイラガ，イラガなどが問題になります．なかでもサクラやカエデ，カキなどの害虫であるヒロヘリアオイラガ（図3）による被害は西日本を中心に多くみられます．幼虫には鋭い毒棘があり，触れると棘の先端から毒液が皮膚に注入されて激痛とともに膨疹や紅斑が出現します．この症状は通常，1〜2時間で治まりますが，遅延型アレルギー反応によって翌日以降にかゆみを伴う紅斑，腫脹を生じる場合があります．

K 感染症

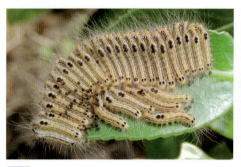

図1 チャドクガ幼虫

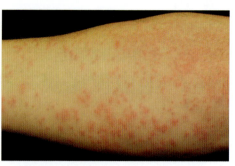

図2 チャドクガ幼虫による毛虫皮膚炎

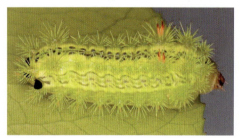

図3 ヒロヘリアオイラガ幼虫

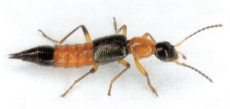

図4 アオバアリガタハネカクシ

●線状皮膚炎

　甲虫類の仲間であるアオバアリガタハネカクシ（図4）の体液中にはペデリンという毒成分が含まれており，それが皮膚に付着して生じる皮膚炎を「線状皮膚炎」と呼びます（図5）．アオバアリガタハネカクシは体長約6mmのアリに似た昆虫ですが，羽をもっており，夜間，灯火に飛来します．皮膚に静止した際に手で払い除けることで虫体が潰れて体液が付着すると，刺激感を生じて次第に膿疱を伴う線状の紅斑が出現します．

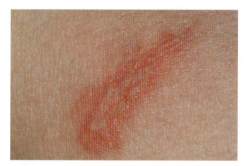

図5 アオバアリガタハネカクシによる線状皮膚炎

どのように診断をつけるか？　そのポイントは？

　毛虫皮膚炎では，有毒の毛虫に触れた病歴があれば診断は容易です．しかし，ドクガ類の場合は，毛虫に触れた覚えがなくても，無意識のうちに皮膚や衣類に付着した毒針毛によって皮膚炎を生じることもあり，多数の紅色丘疹が左右非対称性に分布する臨床症状から診断します．線状皮膚炎はその特有の臨床症状と病歴から診断します．

プライマリケア治療は？　注意すべきことは？

　ドクガ類の幼虫による皮膚炎ではベリーストロングクラスのステロイド外用薬を処方し，かゆみに対しては抗ヒスタミン薬の内服を併用します．イラガ類の幼虫による皮膚炎では，初期の疼痛には局所冷却で対応し，その後の炎症反応に対してはベリーストロングクラスのステロイド外用薬を用います．線状皮膚炎にはベリーストロングクラスのステロイド外用薬で対応します．いずれの皮膚炎でも，石鹸を泡立てて毎日洗浄するように指導してください．

専門医紹介のタイミングは？　保護者への説明は？

　診断が確定すれば，必ずしも専門医を紹介する必要はありません．診断が困難な場合や，炎症症状が強い場合には皮膚科専門医を紹介してください．

小児科医からひとこと

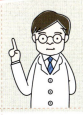

　アオバアリガタハネカクシはその行動パターンから，夏の夜に皮膚を露出した状態で外出した際に接触し，翌日に皮膚症状で受診されることが多く，臨床症状と病歴から診断できます．チャドクガの毒針毛は脱皮殻にも残っているため，脱皮殻の一部が風などで飛ばされて洗濯物に付着し，その衣類を着ることで皮膚炎が起きることがあります．洗濯物を干していた周囲にチャドクガが発生していなかったかを確認することが大切です．　　　　　　　　　　　　　　　　　　　　　　　　　　　　　（Y.O）

（夏秋　優）

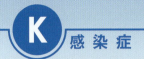

20 その他の感染症等③ 蚊アレルギー

> **ESSENTIAL POINTS**
> - 病因や病態が異なる疾患が「蚊アレルギー」と呼称されているので注意する．
> - 膨疹（蕁麻疹）を形成する即時型反応の場合は特異的 IgE 検査が有用である．
> - 皮疹が遅れて発症するか数日間続く場合は遅延型反応の可能性を考える．
> - 重症蚊刺アレルギー（蚊刺過敏症）は慢性活動性 EB ウイルス感染症の類縁疾患である．

どんな病気か？ 日常診療で遭遇する頻度は？

●虫刺されと即時型蚊アレルギー

「蚊アレルギー」という診断名は病因や病態の異なる様々な疾患に対して用いられるため，診療現場において多くの誤解と混乱を招いてきました．蚊刺直後のかゆみや皮膚反応の個人差は大きく，皮膚症状のみから虫刺症（虫刺され）と蚊アレルギーを鑑別することは困難です．蚊の唾液腺成分には吸血を容易にするための抗凝固物質，抗血小板物質，血管拡張物質などが含まれており，それ自体がかゆみ，膨疹（蕁麻疹），発赤を起こすため，その皮膚症状のすべてを「アレルギー」と呼ぶことはできません．また，蚊刺部位にちょうどプリックテストでみられるような小さな膨疹を起こす場合もアレルギー反応と即断することはできません．

蚊唾液腺抗原に対する IgE 抗体を介する即時型アレルギー反応が強く疑われるのは，蚊刺部位を超えた膨疹，浮腫・腫脹を生じる場合です．多くは蚊刺後数分で膨疹が始まり，数十分から数時間で消退します．稀にアナフィラキシー症状を起こすこともあります．

●遅延型蚊アレルギーと慢性化

蚊アレルギーでは様々な唾液腺成分が注入されるため，複雑な炎症反応を惹起します．皮膚症状が数時間で消退せずに何日も遷延したり，発症までに 1，2 日を要したりする場合は遅延型アレルギーの介在を考えます．真皮浅層の浮腫に加えて，遅れて好酸球を

混じたリンパ球浸潤を伴う炎症反応が起きるため「丘疹状蕁麻疹」と呼ばれます．「小児ストロフルス」や「急性痒疹」も同義です．

遅延型蚊アレルギーでは，持続する丘疹・結節や浸潤性紅斑がみられます．浮腫などの反応が強い場合は水疱を形成したり，血管病変を伴い紫斑を生じたりすることもあります．稀に，長時間経過したものは皮膚病変にリンパ濾胞様の組織反応がみられ，偽リンパ腫の所見を示し，数か月継続することがあります．

● **重症蚊刺アレルギー**[*1]（蚊刺過敏症）

診断名に「アレルギー」の語を含むために病態が誤解されやすく，注意を要します．本症はリンパ増殖性疾患の一型として理解すべき疾患です．

蚊刺をきっかけに紅斑・膨疹から水疱・血疱を形成し，さらに壊死・潰瘍に発展して創傷治癒を遅延させます（図1a，b）．同時に発熱，リンパ節腫大，肝機能障害などの全身症状を起こします．皮膚病変部にはエプスタイン・バーウイルス（EBウイルス）[*2]感染を示すEBER（Epstein-Barr virus-encoded nuclear RNA）陽性細胞の浸潤がみられます（図1c）．また，末梢血塗抹標本ではEBウイルス感染NK細胞（大顆粒リンパ球）を多数（通常は30％以上）認めます（図1d）．蚊刺のほか，ブヨやインフ

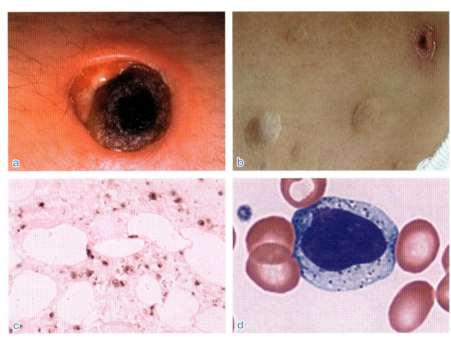

図1 重症蚊刺アレルギー（蚊刺過敏症）
a：蚊刺部の深い皮膚潰瘍と壊死，b：蚊刺部の瘢痕と新病変，c：皮下組織に浸潤するEBER陽性細胞，d：末梢血中のEBウイルス感染NK細胞（大顆粒リンパ球）．

K 感染症

ルエンザの予防接種などで誘発されることもあります．つまり，蚊に対する特異的免疫反応はその本態ではなく，蚊刺は一次炎症反応としてEBウイルス感染NK細胞を活性化するトリガーとして働きます．二次的な激しい皮膚および全身症状は，EBウイルスの再活性化によって発現するウイルス抗原に対する宿主免疫応答と考えられます．

重症蚊刺アレルギーの症状だけを有する患者では，EBウイルス感染NK細胞数は恒常的に多いにも関わらず，蚊刺の機会がなければ顕在化しません．しかし，症例によっては慢性活動性EBウイルス感染症に合併して発症することがあります．

発症から数年〜十数年の経過をとって，血球貪食症候群や慢性活動性EBウイルス感染症を高頻度に合併します．筆者らの観察研究では，10年間の経過で約半数が不幸な転帰をとりました．わが国における診断基準は，日本小児感染症学会の『慢性活動性EBウイルス感染症とその類縁疾患の診療ガイドライン2016』で検索可能です．

*1：「重症蚊刺アレルギー（severe mosquito bite allergy）」（WHO2017名称）は「蚊刺過敏症（hypersensitivity to mosquito bites）」と同義です．
*2：一度感染するとリンパ球の1つであるB細胞に潜伏し，生涯にわたり潜伏し続けますが，その多くは不顕性感染です．稀にT細胞やNK細胞に感染し，慢性活動性EBウイルス感染症の原因となります．

どのように診断をつけるか？　そのポイントは？

IgE抗体を介する即時型蚊アレルギーの診断には，蚊唾液腺成分に対する特異的IgE検査が有用です．一方，遅延型蚊アレルギーを正確に評価する検査法はありません．問診で蚊刺の事実が確認できず，「急性痒疹」としか診断できないこともあります．

強い皮膚症状に加えて，発熱などの全身症状を伴う場合には，重症蚊刺アレルギーを除外診断する必要があります．重症蚊刺アレルギーでは，末梢血中のEBウイルス感染NK細胞（大顆粒リンパ球）が増加します（図1d）．フローサイトメトリー[*3]では，sCD2$^+$，sCD3$^-$，sCD56$^+$細胞が増加し，EBウイルスDNAは10^3コピー/μg DNAを超えて増加します．皮膚病変部にはEBER陽性のNK細胞浸潤が認められます．皮膚の痂皮（かさぶた）や壊死組織を用いて，低侵襲にEBウイルス遺伝子発現を検査できます（岡山大学皮膚科教室にて実施）．

*3：フローサイトメーターという機器を使用して，微粒子（細胞）を均一に分散させた浮遊液から，光学的に微粒子（細胞）を分析する方法です．最近は光線と検出器を複数備えた装置が開発されており，より高度な分析が可能となっています．

プライマリケア治療は？　注意すべきことは？

即時型と遅延型の蚊アレルギーの治療は，症状に応じて，抗ヒスタミン薬とステロイド外用薬を用います．減感作療法[*4]は普及していません．

*4：「アレルゲン免疫療法」とも呼ばれます．アレルギー原因物質（抗原）を少量から投与することで抗原に慣らし，アレルギー症状を抑えようとする治療法です．現時点，花粉症，アレルギー性鼻炎，気管支喘息などに対して行われています．

専門医紹介のタイミングは？　保護者への説明は？

即時型と遅延型の蚊アレルギーの予後は良好です．一方，重症蚊刺アレルギーの診断，病態把握，治療計画は専門施設の協力が必要です．

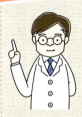

小児科医からひとこと

蚊刺過敏症を疑う皮疹をみた場合，末梢血 EB ウイルス DNA の定量や皮膚組織における EBER 陽性細胞を確認し，診断を確定します．蚊刺過敏症で全身症状や臓器障害を認める場合には，慢性活動性EBウイルス感染症として治療する必要があります．一方，全身症状や臓器障害がない場合には末梢血感染細胞を同定し，そのクローナリティー（clonality）を確認します．蚊刺過敏症の皮膚症状のみであればステロイド外用薬や抗ヒスタミン薬で治療を行いますが，皮膚症状に加えて発熱や肝機能障害などの全身症状がある場合は一時的な緩和目的の短期間のステロイド内服も有用です．蚊刺により蚊刺過敏症は増悪するので蚊刺を忌避することが重要です．

(Y.O)

（岩月啓氏）

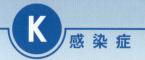

21 その他の感染症等④ アタマジラミ症

ESSENTIAL POINTS

- 瘙痒が強く，患児の睡眠や学習などに悪影響を及ぼす．
- 終戦直後と1980年代，さらに近年と，わが国でのアタマジラミ症の蔓延は，各時代の公衆衛生学的課題を背景として復興している．
- フェノトリン耐性アタマジラミの蔓延は，沖縄県での公衆衛生学上の大きな課題であり，近い将来，日本各地でも対策に迫られると予想される．
- すでに，欧米ではジメチコン製剤やイベルメクチンローションなど，フェノトリン抵抗性アタマジラミにも有効な薬剤が承認され使用されている．

どんな病気か？　日常診療で遭遇する頻度は？

●アタマジラミの再興

　わが国でも終戦直後にはアタマジラミやコロモジラミが蔓延していましたが，DDT（ジクロロジフェニルトリクロロエタン）散布や生活環境の改善によって終息しました．しかし，1971年にDDTの使用が禁止されると，幼児や学童の間でアタマジラミ症の集団発生が増加しました．これを受けて，1982年に除虫菊の有効成分であるフェノトリンを含有したピレスロイド系殺虫剤（スミスリン®パウダー・シャンプー）が発売され，アタマジラミ症の発生件数はいったん減少したものの，1994年以降は再び増加傾向にあります．

　この数年，沖縄県ではスミスリン®製剤を丹念に使用しても治癒できないアタマジラミが蔓延し，学校保健における大きな問題となっています．ピレスロイド系殺虫剤に対し抵抗性を獲得したアタマジラミの感染が拡大しています．

　アタマジラミは体長2～3mm，灰褐色で頭・胸・腹に分かれています．頭部には吸血の口器をもち，胸部にある3対の強力な脚と鋭い爪で毛髪にしっかりとしがみつきます．通常の洗髪で虫体が死ぬことはなく，卵を洗い流すこともできません．幼虫や成虫は足が早く，また色味が毛髪に近いため，容易には目視で確認できません．卵は一見フケのようにみえるものの独特な光沢があり，膠様物質によって毛髪に固定されており，

簡単には除去できません．羽は退化しており，頭同士の直接接触や，帽子やタオルやブラシなどの共用により伝搬します．

●フェノトリン抵抗性アタマジラミ症

　日本国内で承認されているアタマジラミ症の治療薬はスミスリン®パウダーやシャンプーです．卵に対しては効果がありませんが，虫体は数日おきに3回ほど使用することで駆虫できていました．

　しかし，沖縄県では2000年頃から「スミスリン®製剤を丹念に使用しても駆虫できない」という相談が多く聞かれるようになりました．実際，1994年にはフランスの児童において，フェノトリン抵抗性アタマジラミ症の存在が明らかとなっています．その後，英国，イスラエル，米国，オーストラリア，アルゼンチンなどでも確認され，フェノトリン抵抗性アタマジラミが世界的に広がっていることが確認されています．

　フェノトリンは除虫菊の殺虫成分である天然ピレスロイドを化学合成した駆虫剤であり，昆虫の神経細胞の電位依存性Na^+チャネルに作用し，神経細胞の脱分極を持続させることで殺虫効果を示します．哺乳類に対する毒性はなく，その安全性の高さから蚊取線香や家庭用殺虫剤として普及しています．作用点であるNa^+チャネルαサブユニット遺伝子に3か所のミスセンス変異が生じることで殺虫効果が消失します．アタマジラミ以外にも，蚊，イエバエ，ゴキブリにも，このNa^+チャネル遺伝子での耐性変異がみつかっています．

　沖縄県を除く日本ではフェノトリン抵抗性変異をもつアタマジラミは全体の5%ほどですが，沖縄県に限るとほぼ100%のアタマジラミが耐性を獲得しています．最近では，沖縄県外から駆虫できないアタマジラミ症について相談を受けることも多く，虫体の遺伝子検査で，そのすべてにフェノトリン耐性変異が確認されています．今後，日本各地でも耐性化アタマジラミの対策に迫られると予想されます．

どのように診断をつけるか？　そのポイントは？

　卵は比較的容易に確認できます．一見フケのようにもみえますが，表面には光沢があり，毛髪に固着しています．毛髪ごと採取し鏡検で確認します．孵化前は卵内で動いている様子がみえます．虫体は素早く動き回るため，すきぐしを用いても簡単には採取できず，確認できないことも少なくありません．

プライマリケア治療は？　注意すべきことは？

　フェノトリン抵抗性変異をもたないアタマジラミは，ピレスロイド系殺虫剤であるス

K 感染症

ミスリン®パウダーやシャンプーを数日おきに3回ほど使用することで駆虫できます．

フェノトリン抵抗性アタマジラミに対しては，現在のところ頻回にすきぐしを使って物理的に除去する以外に有効な手段はなく，実際に根気強くすけば完全な駆虫も不可能ではありません．通販やペットショップで入手できる目が細かくくし目の長いシラミ用のすきぐしを用意し，ベビーオイルやリンスなどでくしの通りをよくしてからブラッシングします．頭髪を少量ずつとって，毛根近くの頭髪をくしの奥のより目の細かいところまで差し込んでからすくと，卵がしっかりとれます（図1）．長髪や縮れ毛の場合はクリップなどで2cm毎に頭髪を挟んで小分けし，順次まんべんなくすいていきます．おとなしいこどもでも1日10分はかかり，それを2週間くらい続けなければならない根気のいる処置です．通常のくしでは目が粗すぎて，毛髪に固着した卵を除去できません．

卵を除去できたとしても，虫体は激しく動き回るため，すきぐしで除去するのは困難です．1匹の虫体をとり逃がすだけでその数は復活し，兄弟姉妹の多い家庭などでは駆虫が追いつかず，数年にもわたり家庭内での感染を繰り返すこともあります．使用したすきぐしは，卵が残らないように歯ブラシなどで洗い落とすか，55℃以上のお湯に5分間浸すと，虫体も卵も死滅します．

現在，海外では，フェノトリン抵抗性アタマジラミに対しても有効なジメチコン含有製剤が広く使われています．シリコンの1種であるジメチコンのコーティング作用によって，虫体や卵の気門を物理的に閉塞し窒息させます．これは，わが国ではネット通販において個人輸入の形で入手可能です．また，イベルメクチンはフェノトリン抵抗性アタマジラミに対しても有効です．米国でもアタマジラミに対するイベルメクチンの内服治療は未承認ですが，イベルメクチン0.5%含有ローション（Sklice®ローション）が処方薬として販売されています．ちなみに，疥癬治療用の高濃度スミスリン®ローショ

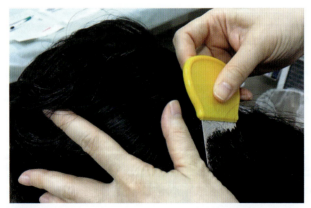

図1 すきぐしによるアタマジラミ卵と虫体の駆除

ンは，耐性アタマジラミに対しては効果がありません．イベルメクチンやジメチコンなどの安全かつ簡便に駆虫できる製剤が，わが国でも承認され，使用できるよう早急な整備が望まれます．

専門医紹介のタイミングは？　保護者への説明は？

地域差はあるものの，通常，アタマジラミはピレスロイド系殺虫剤で駆虫することができます．しかし，問診から同殺虫剤を使用しても駆虫できていない場合には，フェノトリン抵抗性である可能性を説明し，薬剤に頼らず，すきぐしで丹念に除去していく必要があることを指導します．

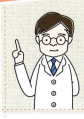

小児科医からひとこと

生活環境が不衛生であった時期に蔓延したイメージから，アタマジラミに感染していると「不潔」といじめられることを心配される保護者もいます．「不潔にしていたから感染した」という誤解を解くことと，家族だけでなく保育園や学校に対してもアタマジラミの流行への注意喚起を行い，感染の広がりの確認と対策をとってもらう必要があります．　　　　　　　　　　　　　　　　　　　　　　　　　　　　　　　　　　(Y.O)

引用文献

1) 国立感染症研究所昆虫医科学部．アタマジラミ駆除剤抵抗性の全国調査結果．
   https://www.niid.go.jp/niid/ja/louse-m/1883-ent/2551-entheadlice.html
2) CDC Centers for disease control and prevention.
   http://www.cdc.gov/parasites/lice/head/treatment.html

（山口さやか，高橋健造）

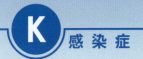

K 感染症

22 その他の感染症等⑤ マダニ刺症

ESSENTIAL POINTS

- 野外活動の際にマダニに刺されると，数日から2週間くらい皮膚に吸着して吸血される．
- 吸着後早期であればピンセットなどで除去できることが多い．
- 物理的な除去が困難な場合は局所麻酔下で皮膚ごと切除する．
- マダニ媒介性感染症に注意する．

どんな病気か？　日常診療で遭遇する頻度は？

　マダニは野外に生息するダニの仲間で，シカやイノシシなどの野生動物に寄生して吸血します．大きさは種類によって異なりますが，成虫の体長は2～8mm，幼虫や若虫は1，2mm程度です．普段は雑木林の下草やササ藪などで葉に静止して動物が通るのを待っていますが，ハイキングや山林での作業など野外活動の際に人が通ると，衣服や皮膚に素早く乗り移ります．そして皮膚の上を這い回って吸血部位を探し，下腹部や腋の周囲など，おもに柔らかいところにその口器を刺し込みます．吸血を開始すると数日から2週間くらい皮膚に吸着し続けて，徐々に腹部が大きくなります．満腹になると自然に脱落しますが，吸血中は口器が深く食い込んでいて引っ張っても取れません．マダニに刺されても痛みやかゆみなどの自覚症状がほとんどないため，吸血した虫体がかなり大きくなってからようやく気づく場合が多いです．このように，マダニがヒトの皮膚を刺して吸血している状態を「マダニ刺症」と呼びます．原因種としては，北海道や本州中部山岳ではシュルツェマダニ（図1），北日本～東日本ではヤマトマダニ，西日本ではタカサゴキララマダニ（図2）やフタトゲチマダニが多く，山間部や畑の多い地域では日常診療で頻繁にマダニ刺症を診療します．

　マダニはウイルスやリケッチア，ボレリアなどの病原体をもっている場合があり，刺されることで重症熱性血小板減少症候群や日本紅斑熱，ライム病などの感染症になることがあります．実際にはマダニが病原体を保有している確率は低いので，過剰に心配す

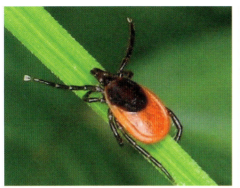
図1　シュルツェマダニ成虫（雌）

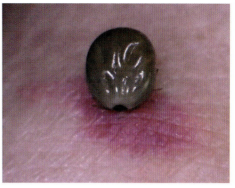
図2　皮膚に吸着したタカサゴキララマダニ若虫

る必要はありませんが，マダニによる感染症が多い地域や，マダニに刺されたあとに熱や皮疹，消化器症状，神経症状などが出た場合には，必ず病院を受診して，マダニに刺されたことを伝える必要があります．

どのように診断をつけるか？　そのポイントは？

　皮膚に吸着している虫体（図2）は一見するとホクロ（母斑細胞母斑）や皮膚腫瘍のように思われることもありますが，ルーペやダーモスコープなどの拡大鏡で観察すれば，マダニであることが判明しますので診断は容易です．幼虫であれば3対6本，若虫や成虫であれば4対8本の脚が認められます．吸血時間が長くなると腹部が膨大し，時には10〜20mmの大きさになることもあります．

プライマリケア治療は？　注意すべきことは？

　皮膚にマダニが吸着している場合，無理に取ろうとして引っ張ると，食い込んでいる口器がちぎれて皮膚内に残る可能性があります．また，吸血中の虫体を圧迫することで，病原体を皮膚に注入する可能性がありますので圧迫は避けるべきです．
　マダニが皮膚に吸着して2，3日以内であれば，先端部の尖ったピンセットで口器の基部をはさんで引き抜くことができます．マダニ除去用の器具を用いる方法もあります．しかし深く食い込んでいる場合は，局所麻酔をしてマダニを皮膚ごと切り取る処置が必要になることもあります．除去されたマダニは廃棄せずにスピッツなどに入れて70％エタノールに漬けるか，冷蔵ないし冷凍で保管し，マダニ種の同定を専門機関に依頼するのが望ましいです．

K 感染症

　なお，感染症を疑う症状がまったく認められない場合，予防的に抗菌薬を処方することは推奨されません．

専門医紹介のタイミングは？　保護者への説明は？

　マダニ虫体の除去は，決して緊急性のある処置ではないので，あわてる必要はありません．ピンセットなどで容易に除去できそうにない場合は皮膚科専門医を紹介してください．インターネット情報などをみて，マダニによって媒介される感染症を過剰に恐れる保護者もいますが，感染リスクはきわめて低いこと，全身状態に問題がなければ救急対応は不要であることを説明し，早め（1，2日以内）に皮膚科を受診するよう指示してください．

小児科医からひとこと

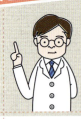

　刺された部分に痛みやかゆみがほとんどないため，刺されてから1，2週間後にダニ媒介感染症の症状により気づかれることもあります．発熱，発疹，頭痛，消化器症状，筋肉痛，関節痛で受診した場合には，野外活動の有無を確認する必要もあります．
　近年では，マダニ刺症後にガラクトース-α-1,3-ガラクトース（α-Gal）に対する感作が成立し，牛肉や豚肉を摂取後に遅発型アナフィラキシーが起きる食物アレルギーが知られています．
　　　　　　　　　　　　　　　　　　　　　　　　　　　　　　　　　　（Y.O）

（夏秋　優）

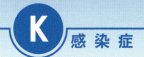

K 感染症

23 その他の感染症等⑥ デング熱

ESSENTIAL POINTS

- デングウイルスによる感染症である．
- ネッタイシマカ，ヒトスジシマカによって媒介される．
- ウイルスをもつ蚊に刺されたとしても，すべて発症するわけではない．
- 重篤化することは稀である．

どんな病気か？　日常診療で遭遇する頻度は？

　デングウイルスによる感染症で，発熱と発疹が主症状です．わが国での報告数は年間約200～350例程度（成人含む）です．その多くは海外旅行中に感染する輸入感染症ですが，2014年のように国内発生することもあります．

　デングウイルスはフラビウイルス科フラビウイルス属のウイルスで，4つの血清型（1～4型）のウイルスが存在します．ウイルスは蚊を介して感染します．おもにネッタイシマカが感染源となり，ネッタイシマカが存在する地域（アジア，中東，アフリカ，中南米，オセアニア等）で流行しています．ネッタイシマカだけではなく，日本にいるヒトスジシマカでも感染することが知られており，ヒトスジシマカは北海道を除く日本全土に存在します．

　蚊に刺されてウイルス感染が成立したのち，通常3～7日（最大で2～14日）の潜伏期間を経て，急な発熱でデング熱を発症します．発熱以外にも，発疹（図1），頭痛，骨関節痛，悪心・嘔吐などの症状が出現する場合があります．発疹は発熱から数日たってから認められることが多いようです．ただし，症状を認めない場合（不顕性感染）や発熱以外の症状を認めない場合もあります．通常は発症後2～7日で解熱し，重篤化することは稀です．一部の症例において，重度な出血傾向，血漿漏出傾向，臓器不全傾向を示すことがあり，こうした症例を「重症型デング」と呼び，さらにこのうち，顕著な血小板減少および血管透過性亢進（血漿漏出）を伴うものを「デング出血熱」と呼びますが，日本での症例は多くありません．

K 感染症

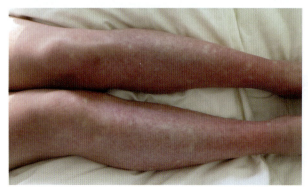

図1 デング熱の臨床像
発疹は解熱期に生じることが多く，点状出血や播種状紅斑が認められます．さらに数日経過すると「島状に白く抜ける紅斑（white islands in a sea of red）」（写真）を認めることがあり，デング熱に比較的特徴的な所見とされます．

どのように診断をつけるか？ そのポイントは？

海外のデング熱流行地域から帰国後，あるいは海外渡航歴がなくてもヒトスジシマカの活動時期（概ね5月中旬〜10月下旬頃）に，**表1**[1]に示す所見を認めた場合にデング熱を疑います．しかし，これらは一般的なウイルス性発疹症（麻疹，風疹，伝染性単核症，チクングニア等）で認められる症状であり，さらにチフス，マラリア，猩紅熱などとの鑑別が困難です．ちまたでどんな感染症が流行しているのか，最新情報に常に注意を払う必要があります．

デング熱の確定診断は，血液検査からデングウイルスの抗原もしくは抗体を測定して診断しますが，この検査は比較的規模の大きい総合病院でのみ認められる検査（詳細については，社会保険研究所『医科点数表の解釈』を参照のこと）であり，通常のクリニックなどでは施行できません．そのため，**表1**の症状からデング熱を疑った際には，最寄りの保健所に相談のうえ，血液・血清・血漿を地方衛生研究所または国立感染症研究所に送付し検査を依頼してください．

表1 デング熱を疑う目安

海外のデング熱流行地域から帰国後，あるいは海外渡航歴がなくてもヒトスジシマカの活動時期に国内在住者において，下記の所見を認める場合にデング熱を疑う．

・発熱 かつ
・以下の所見の2つ以上を認める場合
1. 発疹
2. 悪心・嘔吐
3. 頭痛・関節痛・筋肉痛
4. 血小板減少
5. 白血球減少
6. ターニケットテスト陽性*
7. 重症化サイン

*ターニケット（駆血帯）テスト：上腕に駆血帯を巻き，収縮期血圧と拡張期血圧の中間の圧で5分間圧迫を続け，圧迫終了後に2.5cm×2.5cm当たり10以上の点状出血がみられた場合に陽性と判定する

（国立感染症研究所：蚊媒介感染症の診療ガイドライン，第4版）

プライマリケア治療は？　注意すべきことは？

　デングウイルスに対する有効な抗ウイルス薬はありません．高熱に対する対症療法としては，アセトアミノフェンを第一選択とします．アスピリンやイブプロフェンなどの非ステロイド性抗炎症薬（NSAIDs）は出血を助長するので使用すべきでありません．皮疹は自然治癒するので特別な治療を必要としませんが，かゆみを伴う場合はステロイド外用薬を短期間使用します．

　小児の場合は成人に比べて症状が軽いことが多いですが，脱水になりやすいので十分な観察が必要です．特に乳児では入院加療が推奨されます．

専門医紹介のタイミングは？　保護者への説明は？

　重症化することは稀ですが，表2[1)]に示す重症化サインのうち1つでも認められれば診断に加えて適切な治療が可能な医療機関に相談または患者を紹介してください．

表2　デング熱の重症化サイン

デング熱患者で以下の症状や検査所見を1つでも認めた場合は，重症化のサインありと診断する．
1　腹痛・腹部圧痛
2　持続的な嘔吐
3　腹水・胸水
4　粘膜出血
5　無気力・不穏
6　肝腫大（2cm以上）
7　ヘマトクリット値の増加（20％以上，同時に急速な血小板減少を伴う）

（国立感染症研究所：蚊媒介感染症の診療ガイドライン，第4版）

小児科医からひとこと

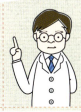

　デングウイルスには4つの血清型があるため，一度デングウイルスに感染（初感染）しても，別の血清型のデングウイルスに感染（二次感染）して再びデング熱を発症することがあります．熱帯地域への旅行者とアジア諸国からの訪問者が急増していることから，二次感染の機会も増えると予想されます．二次感染時に重症型デングとなりやすいため，今後，注意が必要です．　　　　　　　　　　　　　　　　　　　　　（Y.O）

文献

1) 国立感染症研究所：蚊媒介感染症の診療ガイドライン，第4版．

（齋藤万寿吉）

第3章

見逃してほしくないこどもの皮膚疾患

固定薬疹

ESSENTIAL POINTS

- 薬剤を内服したときに類円形の紅斑を生じ，色素沈着を残す．
- 口囲，手足が好発部位であるが，どこにでも生じうる．
- 1〜数個みられる．
- 赤くなるのみでなく，水疱を形成することもある．
- 解熱鎮痛剤，鎮咳薬が原因になることが多い．

どんな病気か？ 日常診療で遭遇する頻度は？

通常，薬物アレルギーによる発疹は全身にみられますが，限局して生じるのが特徴です．原因となる薬剤を内服すると，直径数センチメートル，時に10cmを超える類円形の紅斑を生じます（図1）．薬剤の内服をやめると数日で赤みはひき，そのあとに褐

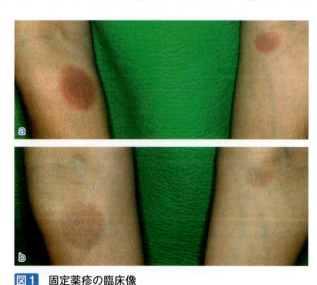

図1 固定薬疹の臨床像
a：薬剤内服により生じた類円形の紅斑．b：その後の色素沈着．

色の色素沈着を残しますが，その後同じ薬を内服すると数時間で赤くなります．口囲，手足が好発部位ですが，四肢・体幹，口腔内，陰部など，どこにでも生じます．1個だけのこともあれば，複数個のこともあります．繰り返すうちに色素沈着の色が濃くなり，また数が増えることもあります．赤くなるのみでなく，水疱を形成することや，発熱を伴うこともあります．また稀ですが，色素沈着を残さないタイプ，薬剤が関与せず食物などが原因となっているタイプもあります．

どのように診断をつけるか？　そのポイントは？

決まった場所に症状を繰り返すこと，薬剤の使用があることが診断のポイントです．口唇や口囲に生じる場合，ヘルペスと間違われていることがあります（図2）．また，赤みが目立たず色素沈着が強いときには，アザだと思って受診されることもあります（図3）．

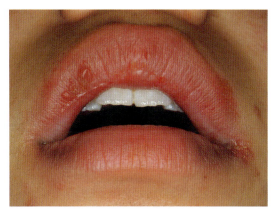

図2　水疱を形成する固定薬疹

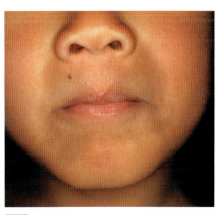
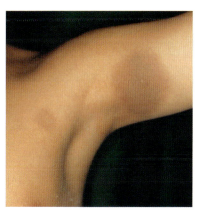

図3　色素沈着の強い固定薬疹

A 固定薬疹

　皮疹が赤くなる直前に内服した薬剤を原因として疑いますが，特に原因となることが多いのが，小児ではメフェナム酸（ポンタール®），チペピジンヒベンズ酸塩（アスベリン®）です．そのほか，カルボシステイン（ムコダイン®），アセトアミノフェン（カロナール®），市販の鎮痛剤に含まれるアリルイソプロピルアセチル尿素，エテンザミドなどが原因となります．

　鎮痛剤など日常的に頓服で使っている薬は，使っていることを意識していないことがありますので，具体的に問いかけてみることが必要です．疑わしい薬剤を中止することで，その後赤くなることがなくなれば確定できます．

プライマリケア治療は？　注意すべきことは？

　疑わしい薬剤の内服を中止するように指示し，病変部が赤いときにはステロイド外用薬を用います．色素沈着は原因薬剤を中止することで徐々に薄くなり消えていきます．ただし，一度アレルギーを起こした薬剤は，色素沈着が消えたあとでも再度使用すると同じ症状を起こします．薬剤を再投与してはいけません．

専門医紹介のタイミングは？　保護者への説明は？

　多数あるいは広範囲の病変で，水疱を形成し発熱を伴う場合には，入院加療が必要ですので専門医に紹介します．原因薬剤を特定する必要がある場合は皮膚科医に相談してください．病変部皮膚に行う薬剤パッチテストや塗布試験で原因薬剤を検討します．また，原因薬が配合剤の場合には，どの成分が原因となっているか，この検査で確認することもできます．パッチテストで原因を確定できない場合は内服誘発試験が必要となります．

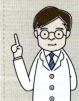

小児科医からひとこと

　汎発性水疱性固定薬疹の場合，スティーブンス・ジョンソン症候群（Stevens-Johnson syndrome: SJS）／中毒性表皮壊死症に移行することがあります．色素沈着を残さない非色素沈着型固定薬疹もあることから，色素沈着を伴わなかったということで否定してはいけません．
（Y.O）

（藤山幹子）

B 重症薬疹の初期症状

> **ESSENTIAL POINTS**
>
> - 重症薬疹の代表的疾患は，スティーブンス・ジョンソン症候群（SJS），中毒性表皮壊死症，薬剤性過敏症症候群（DIHS）である．
> - 薬剤投与後に高熱，全身倦怠感，発疹を生じる．
> - 目の充血，咽頭痛，口唇と口腔内のびらんは，SJS，中毒性表皮壊死症の初期症状の可能性がある．
> - 薬剤を中止しても発熱や皮疹の増悪が続き，リンパ節腫脹，血液像の異常や肝障害を認めると，DIHSの可能性がある．

どんな病気か？　日常診療で遭遇する頻度は？

　重症薬疹は原因薬剤の中止のみでは軽快せず，後遺症を残したり，死亡に至ることもある疾患です．

　スティーブンス・ジョンソン症候群（Stevens-Johnson syndrome: SJS）では，高熱とともに，眼，口唇から口腔，外陰部などの粘膜から皮膚にかけて広範囲で出血しやすく，痛みの強いびらんや潰瘍を生じます（図1）．皮膚にも水疱，びらんを形成す

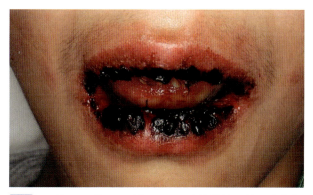

図1　スティーブンス・ジョンソン症候群（SJS）の臨床像
口唇および口腔内に重篤な粘膜障害を認めます．

B 重症薬疹の初期症状

る発疹を生じますが，体表面積の 10% 未満に留まります．一方，中毒性表皮壊死症では，皮膚障害の面積が体表面積の 10% 以上と広範囲です．いずれも抗けいれん薬，抗菌薬，解熱鎮痛剤，総合感冒薬が原因となります．眼の障害が強いときには視力低下や深刻なドライアイなどの後遺症を残すことがあります．

薬剤性過敏症症候群（drug-induced hypersensitivity syndrome: DIHS）の原因薬剤は比較的限られており，小児では原因のほとんどが抗けいれん薬ですが，川崎病の経過中に薬剤が原因となって発症することがあります．全身の紅斑に加え，リンパ節腫脹，血液や肝臓などの臓器障害を伴い，治療を行っても症状の再燃を繰り返し，経過が長引くことが特徴です．また，経過中にヒトヘルペスウイルス 6（HHV-6）の再活性化を認めます．

どのように診断をつけるか？　そのポイントは？

抗菌薬，解熱鎮痛剤，総合感冒薬は SJS/中毒性表皮壊死症の原因となり，抗けいれん薬は SJS/中毒性表皮壊死症と DIHS の原因となります．これらの薬剤を投与して 1，2 週間以内に目の充血，咽頭痛，口唇と口腔内のびらんを生じてきた場合は SJS を疑う必要があります．

DIHS は薬剤投与後 2 週から 2 か月後までが発症しやすい期間です．抗けいれん薬を開始したのち，この時期に薬疹を生じ，発熱を伴っていれば，DIHS を念頭に置いて経過をみます．DIHS では原因薬剤の中止後も発熱が続いて紅斑が拡大し，リンパ節腫脹，血液異常（白血球増多，異型リンパ球の出現，好酸球増多），肝障害を生じます（図 2）．

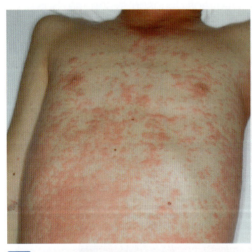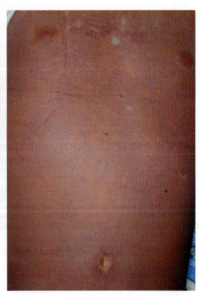

図2　薬剤性過敏症症候群（DIHS）の臨床像
薬剤中止後も紅斑が拡大します．左図の状態から，3 日後には右図の状態にまで悪化しました．

プライマリケア治療は？　注意すべきことは？

　原因と推定される薬剤を中止し，皮膚科専門医に紹介します．いずれの薬疹でも治療には高用量のステロイドを用います．SJSと中毒性表皮壊死症では皮膚のびらん面からの細菌感染症に注意し，眼病変については眼科医による専門的治療を受けます．DIHSでは臓器障害の程度とウイルスの再活性化の状態をみながらステロイドの量を調整します．

専門医紹介のタイミングは？　保護者への説明は？

　入院治療が必要です．保護者に対しては，医療費に関して，指定難病であるSJSと中毒性表皮壊死症は医療費助成の対象となること，医薬品が原因の重症薬疹は医薬品医療機器総合機構に被害救済申請ができることを説明します．

小児科医からひとこと

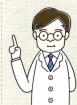

　薬疹はある程度の確率で起こりうる副作用ですが，薬疹と気づかずに投与し続けた場合，医療過誤となる危険が高い疾患といえます．薬剤投与後に出現した発疹については，常に薬剤の副作用であることを疑う姿勢が重要であり，急激に進行して重症化する可能性を忘れてはいけません．薬疹を疑った場合，少量のステロイド投与で中途半端な治療を行うことはかえって重症化や遷延化を招くリスクがあります． (Y.O)

（藤山幹子）

色素性乾皮症（XP）

ESSENTIAL POINTS

- 紫外線性 DNA 損傷の修復能が単一遺伝子異常によりに欠損する重篤な光線過敏症である．半数以上が乳幼児期に診断される．
- 紫外線による露光部皮膚がんリスクがきわめて高い．また過半数の症例では原因不明の神経症状を伴う．
- 外出のたびに激しいサンバーン（日焼け）が出現し，そばかす様の小色素斑を伴う場合は本症を疑う．
- わが国では最重症型である XP-A（神経型 XP）の可能性が低年齢であるほど高い．その場合の確定診断は 90% 以上の症例で少量の血液を用いた遺伝子検査で可能である．
- 根治的な治療法はなく，生涯紫外線からの防御が必要となる．

どんな病気か？　日常診療で遭遇する頻度は？

　色素性乾皮症（xeroderma pigmentosum: XP）は常染色体劣性形式で遺伝する高発がん性の重篤な光線過敏症です．紫外線で生じた DNA の傷が遺伝的な原因で修復できず発症します．半数以上は乳幼児期に診断され，その多くは学童期以降から進行する原因不明の神経変性を伴うため，国により小児慢性特定疾病および指定難病に認定されています．

　外出後，顔面など露光部皮膚に一致して紅斑，腫脹や水疱を伴う異常なサンバーン反応（日焼け）がみられ，その変化は外出のたびに生じます．サンバーンのピークは通常と違って日光曝露 3，4 日後まで遷延します．この反応を繰り返すたびに「そばかす」様の小色素斑が徐々に増え，皮膚の乾燥も伴います．この色素異常は進行すれば項部，手背，前腕外側など顔面以外にもみられるようになり，また通常のそばかすに比べて大小があり不均一です．適切な紫外線防御を怠れば，紫外線曝露のたびに皮膚症状が進行し，若年例で露光部に皮膚がんが多発するようになります．XP は遺伝的に異なる A～G（XP-A～XP-G）の 7 つの群とバリアント型（XP-V）の計 8 種類に分類されます．

C 色素性乾皮症（XP）

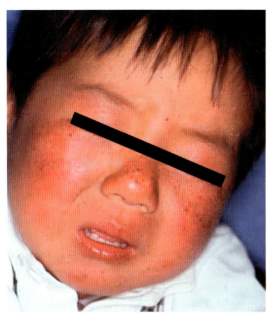

わが国では皮膚症状，神経症状が最も重症型である XP-A（神経型 XP）が 55％ と多くみられ，皮膚症状のみの XP-V（皮膚型 XP）が 25％ でそれに次ぎます．わが国における XP の頻度は約 2 万 2,000 人当たり 1 人であり，欧米（約 100 万人当たり 1 人）と比べてかなり高頻度です（図 1）．

図1 色素性乾皮症（XP）の臨床像
XP-A 患児では短時間の外出後，露光部である顔面皮膚に異常な日焼け反応がみられ，その変化は外出のたびに生じます．また「そばかす」様の小色素斑が徐々に増えてきます．XP-A 以外で異常なサンバーン所見を呈するのはXP-D，XP-F，XP-G であり（サンバーン増強型 XP），XP-C，XP-E，XP-V 患者では異常なサンバーン反応はみられません（色素異常型 XP）．
（森脇真一：色素性乾皮症の初期症状．顔の皮膚病 最前線．メディカルレビュー社，2009）

どのように診断をつけるか？ そのポイントは？

　小児で外出のたびに繰り返す異常に強いサンバーン反応の既往，顔面など露光部に生じるそばかす様の小色素斑がみられれば XP を疑う必要があります．わが国で多い XP-A では，その確定診断は 90％ 以上の症例で少量の血液を用いた遺伝子検査（制限酵素断片長変化を指標にした簡易迅速の *XPA* 遺伝子検査）で可能です．その他の XP-A 症例，他群の XP 症例では，患児皮膚を生検し培養線維芽細胞株を樹立して DNA 修復能に関するスクリーニング検査を行ったのち，最終的に遺伝子変異を同定して確定診断に至ります．

プライマリケア治療は？ 注意すべきことは？

　紅斑（あるいは腫脹，水疱部位）を直ちに冷却します．クリニックではすぐにステロイド外用薬（ストロングないしミディアムクラス）による治療を開始します．水疱形成が混在する場合は細菌感染のリスクがあるため，熱傷に準じた対応を行います．

ⓒ 色素性乾皮症（XP）

専門医紹介のタイミングは？　保護者への説明は？

　現病歴，皮膚所見からXPが疑われれば，診断可能な専門施設に速やかに紹介してください．

　XPは遺伝性疾患であるため根治的な治療はできません．患児の予後は，いかに早期に遮光を開始するか，厳密な遮光が徹底できるか，さらに，皮膚がん，神経障害などの合併症に対していかに適切に対応できるかにかかっています．そのため，患児の保護者や教員の役割はきわめて大きなものとなります．以下を十分に理解したうえで，可能なかぎり実行していただきたいと思います．

1. 生涯にわたる厳重な紫外線防御（UVB，UVA2）が必須である．紫外線対策では下記の点などがポイントとなる．
    ①外出時にはSPF（sun protection factor）40以上，PA（protection grade of UVA）＋＋＋以上のサンスクリーン剤（日焼け止め）を2，3時間毎に露出部皮膚に塗布し，長袖・長ズボン，帽子，UVカット眼鏡を着用する．紫外線防護服も有用である．
    ②屋内では窓ガラスや蛍光灯にUVカットフィルムを貼付し，また，太陽に面した窓には遮光カーテンを使用する．
    ③就学児の場合は教室の窓にもUVカットフィルムを貼り，屋外活動や通学の際の紫外線にも留意する．
2. XP-Aでは必発する神経変性は原因不明であるため有用な治療薬がなく，乳幼児期からの脳の刺激（絵本，音楽などで視聴覚を刺激する）や運動（屋内水泳など全身運動）に心がけ，進行例では装具の使用やリハビリを行う．
3. 完全遮光によりビタミンD欠乏状態となりやすいため，ビタミンDが豊富な食品の摂取を推奨する．
4. XP患者や家族には確定診断後から相当な精神的，肉体的，経済的負担やストレスが生じるため，彼らを取り巻く地域社会や，教育現場全体の理解とサポートも重要である．XP患者家族会も活発に活動しており，入会する・しないに関わらず，その活動内容を紹介する．

〈森脇真一〉

種痘様水疱症

ESSENTIAL POINTS

- 古典型の特徴は，小児期から生じる日光曝露部のヘルペス型小水疱である．
- アフタ様口内炎，眼結膜充血，稀に角膜炎を併発する．
- 古典型では全身症状および一般血液検査の異常はみられないが，EBウイルス感染γδT細胞が増加する．
- 全身型では顔面腫脹，小水疱と皮膚潰瘍を生じ，発熱，肝機能障害，リンパ節腫大を併発する．
- 全身型は「種痘様水疱症様リンパ増殖異常症」と呼ばれ，EBウイルス陽性T/NKリンパ増殖異常症に分類される．
- 慢性活動性EBウイルス感染症に併発することがある．

どんな病気か？　日常診療で遭遇する頻度は？

●古典型種痘様水疱症

　丘疹・小水疱が頬，耳介，手背などの日光曝露部に生じる稀な小児の再発性の光線過敏症です（図1）．極期の皮疹は中心に臍窩をもった小水疱を示し，通常は全身症状を認めず，リンパ節腫大もみられません．眼結膜充血，アフタ様口内炎・歯肉炎を合併することがあります．皮疹は1，2週間で消退し，のちに浅い陥凹を伴う軽度の瘢痕を残すことがあります．紫外線，特に長波長紫外線（UVA）の反復照射により，約半数の患者では病変を誘発できます．

　病理組織学的に表皮壊死と網状変性がみられ，真皮には血管周囲性の密なリンパ球浸潤が認められます．時に血管破壊性の変化や少数の大型リンパ球を認めます．エプスタイン・バーウイルス（EBウイルス）関連RNAであるEBER（Epstein-Barr virus-encoded nuclear RNA）陽性細胞は真皮の浸潤細胞の数パーセントから十数パーセントを占め，その他の浸潤細胞は細胞傷害性分子であるグランザイムBやTIA-1（T-cell intracellular antigen-1）をもつT細胞です．末梢血中に増加しているEBウイルス

D 種痘様水疱症

感染γδT細胞が皮膚病変部に浸潤し、宿主免疫の結果、丘疹・小水疱を形成すると考えられます。多くの症例は良性の経過をとり成人前に治癒しますが、10%程度は重症蚊刺アレルギー（蚊刺過敏症）や慢性活動性EBウイルス感染症を合併あるいは移行します。

● 全身型種痘様水疱症（種痘様水疱症様リンパ増殖異常症）

種痘様水疱症の皮疹の特徴を有しつつ、顔面腫脹、結節性ないし潰瘍形成する皮疹を認めます（図2）。発熱、肝機能障害や血球貪食症候群などの全身症状を合併します。悪性化する症例は東アジアと中南米に限られており、地域特異的発症が特徴です。発熱やリンパ節腫大や肝機能障害を伴うことがあります。古典型から連続性に重症化する場合と、最初から全身型で発症する場合があります。

皮膚病変の浸潤細胞は真皮だけでなく皮下脂肪組織にも浸潤し、一部は異型性のあるリンパ球が出現するため、リンパ腫様丘疹症と誤診される場合があります。しかし、本症では多くのEBER陽性細胞が浸潤していることから鑑別可能です。末梢血ではEBウイルス感染γδT細胞優位とαβT細胞優位に増加するタイプがあり、重症蚊刺アレルギーを伴う場合はNK細胞優位を示すことがあります。筆者らの調査では、αβT細胞優位型は肝、脾、心臓、消化管などへの浸潤がみられ、成人の高齢発症もあり、生命予後は不良です。

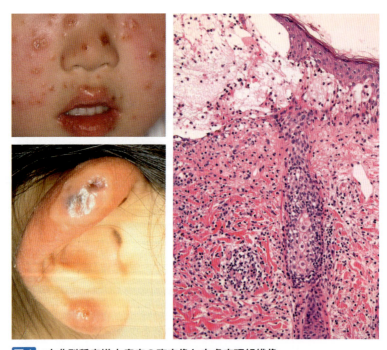

図1 古典型種痘様水疱症の臨床像と皮膚病理組織像

D 種痘様水疱症

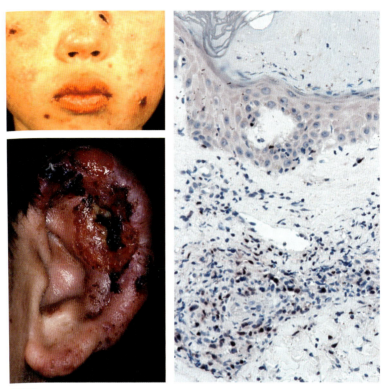

図2 全身型種痘様水疱症（種痘様水疱症様リンパ増殖異常症）の臨床像と皮膚病変の EBER 陽性細胞

　全身型では，皮膚病変における EB ウイルス再活性化シグナルの *BZLF1* 遺伝子の発現がみられます．そのため，再活性化抗原に対する激しい宿主免疫応答が起こり，しばしば致死的な血球貪食症候群を合併するものと考えられます．

どのように診断をつけるか？　そのポイントは？

　わが国における診断基準は，日本小児感染症学会の『慢性活動性 EB ウイルス感染症とその類縁疾患の診療ガイドライン 2016』で検索可能です．

　古典型では，一般血液検査，生化学検査，免疫学的検査は正常で，ポルフィリン体やアミノ酸分画にも異常はありません．抗 EB ウイルス抗体は正常既感染パターンのことが多く，EB ウイルス DNA コピー数は増加が認められます（多くは 10^3 コピー/μg DNA 以上）．

　全身型では，血清トランスアミナーゼ上昇などの肝機能障害を示し，血球貪食症候群による白血球減少や血小板減少やフェリチン上昇を示すことがあります．慢性活動性

D 種痘様水疱症

EBウイルス感染症やEBウイルス関連悪性リンパ腫の発症を念頭に置いた経過観察が必要です．皮膚の痂皮（かさぶた）や壊死組織を用いてEBウイルス遺伝子発現を検査することが可能です（岡山大学皮膚科教室にて実施）．

鑑別すべき疾患として，古典型では伝染性膿痂疹（とびひ），単純ヘルペスウイルス（HSV）感染症，水痘（水ぼうそう），ポルフィリン症，多形日光疹（vesiculopapular type），日光性痒疹，juvenile spring eruption などがあります．全身型ではリンパ腫様丘疹症，ムッカ・ハーベルマン病（Mucha-Habermann disease）との鑑別が必要です．

プライマリケア治療は？ やってはいけないことは？

古典型では，全身型あるいは慢性活動性EBウイルス感染症への移行に注意を払いつつ，遮光を行いながら経過観察します．全身型の発熱や肝機能障害に対しては副腎皮質ステロイドの全身投与が一時的に有効ですが，治癒は望めません．厚生労働省の研究班ではボルテゾミブ，抗CCR4抗体，ヒストン脱アセチル化酵素阻害薬や分子標的薬の治療効果が検討されていますが，全身型に対しては現時点では骨髄移植が唯一の選択肢です．

専門医紹介のタイミングは？ 保護者への説明は？

古典型の90%程度は成人になるまでに自然に治ることが多いですが，10%程度は病気が進行する可能性があります．重症型の診断，病態把握，治療計画は専門施設の協力が必要です．

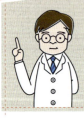

小児科医からひとこと

古典型では末梢血中にEBウイルス感染γδT細胞が増加する例が多く，全身型ではαβT細胞にEBウイルスが感染している場合も多いですが，感染細胞の比率から両者を区別することはできません．古典型では皮疹が軽快しても血液中のEBウイルス感染T細胞が消失することは稀であるため，長期の経過観察が必要です．全身症状を合併するようになる場合や，蚊刺過敏症合併例は予後不良です．ステロイド外用薬が生命予後に影響する証拠はないため，皮膚症状の緩和には推奨されます． （Y.O）

（岩月啓氏）

表皮水疱症

ESSENTIAL POINTS

- 出生直後や乳児期から生涯にわたって皮膚（時に粘膜）に水疱を形成する．
- 軽微な外力で水疱が誘発される．
- 診断には，蛍光抗体法，電顕検査を含む皮膚生検が必要である．
- 病型の確定には遺伝子検査を行う．

どんな病気か？　日常診療で遭遇する頻度は？

　出生直後や乳児期から生涯にわたって皮膚（時に粘膜）に水疱，びらんの形成を繰り返す遺伝性皮膚疾患で，わが国では1,000～2,000人程度の稀な疾患です．

　遺伝子変異により表皮と真皮の接着は脆弱となり，軽微な外力が加わることで皮膚に水疱，びらんが生じます．爪甲の変形を認める症例もあります．合併症として，食道狭窄，幽門狭窄，栄養不良，貧血（おもに鉄欠乏性），関節拘縮，成長発育遅延，皮膚悪性腫瘍などがあり，特に重症型で問題になることが多くなります．

どのように診断をつけるか？　そのポイントは？

　診断は皮膚生検と遺伝子検査によって行います．皮膚生検では蛍光抗体法，電子顕微鏡検査も合わせて行う必要があります．水疱形成部によって病型が分類されています（図1）．表皮内に水疱を形成する単純型（図2），表皮と基底膜の間に水疱を形成する接合部型，基底膜より真皮側に水疱を形成する栄養障害型（図3）の3つに大きく分類されます．さらに，遺伝形式や臨床症状，遺伝子異常の種類から30種類以上の亜型に分類され（表1），注意すべき合併症や生命予後がそれぞれ異なるため，正確な診断を下すことが重要です．

E 表皮水疱症

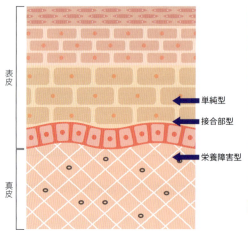

図1 先天性表皮水疱症における病型別の水疱形成部位

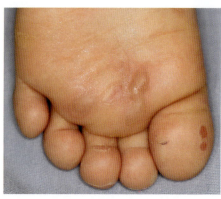

図2 単純型先天性表皮水疱症の臨床像

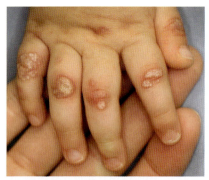

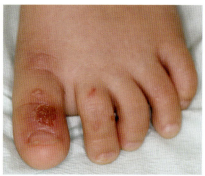

図3 栄養障害型先天性表皮水疱症の臨床像

表1 先天性表皮水疱症の主要病型とおもな亜型

主要病型	主要亜型	亜型	以前の病名
単純型 (EBS)	基底型 (basal EBS)	限局型	ウェーバー・コケイン型
		中等症汎発型	ケブネル型，その他汎発型
		重症汎発型	ダウリング・メアラ型
		筋ジストロフィー合併型	
		幽門閉鎖合併型	
接合部型 (JEB)	汎発型 (JEB, generalized)	重症汎発型	ヘルリッツ型
		中等症汎発型	GABEB，非ヘルリッツ型
		幽門閉鎖合併型	
栄養障害型 (DEB)	優性型（DDEB）	汎発型	コケイン・トゥーレーヌ型，パシーニ型
	劣性型（RDEB）	重症汎発型	アロポー・シーメンス型
		中等症汎発型	非アロポー・シーメンス型，その他汎発型
キンドラー症候群			

プライマリケア治療は？　注意すべきことは？

　根本的な治療は現時点ではありません．したがって，病状を悪化させないための生活指導や水疱・びらんに対する局所療法が中心となります．軽微な物理的刺激でも水疱を形成することがあるため，可能なかぎり刺激を避けることが大切です．手足や肘などを創傷被覆材（ドレッシング材）やサポーターなどで保護することも効果的です．水疱，びらん部位に対しては創面を保護する目的で外用軟膏基剤の塗布や，固着しにくい創傷被覆材を使用することで上皮化が早まることがあります．

　重症型の表皮水疱症では，食道や口腔粘膜にも水疱・潰瘍を形成しやすく，摂食不良になりやすいので注意が必要です．水疱が繰り返しできることにより瘢痕になり，指が動かしにくくなることがあります．また，水疱，びらんに細菌感染が起こり，抗菌薬治療が必要になることがあります．

専門医紹介のタイミングは？　保護者への説明は？

　表皮水疱症を疑った段階で皮膚科専門医に紹介してください．患者本人，保護者などの家族には精神的なケアも重要です．表皮水疱症友の会 DebRA JAPAN では情報提供や交流活動を行っています．

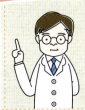

小児科医からひとこと

　新生児期に水疱を形成し，表皮水疱症との鑑別が必要となる疾患として，新生児ヘルペスの表在型，伝染性膿痂疹（とびひ），色素失調症の初期，水疱性魚鱗癬の初期，新生児ループスなどがあげられます．小児科医，特に新生児科医と皮膚科医の連携が重要になります．　　　　　　　　　　　　　　　　　　　　　　　　　　　（Y.O）

（林　大輔，鶴田大輔）

毛孔性紅色粃糠疹（PRP）

> ESSENTIAL POINTS
> - 40万人に1人の発症とされる稀な疾患である．
> - 特徴的な皮疹と病理組織学的所見により診断する．
> - 時に紅皮症化する．
> - 自然軽快する例と，持続する遺伝性の病型がある．

どんな病気か？ 日常診療で遭遇する頻度は？

　毛孔性紅色粃糠疹（pityriasis rubra pilaris：PRP）は人口40万人当たり1人の発症とされる稀な炎症性皮膚疾患です．手掌足底のびまん性の紅斑と過角化，肘頭膝蓋，胸腹部を好発部位としたオレンジがかった淡紅色の境界明瞭な不規則形の鱗屑を伴う局面がみられます（図1）．周囲には毛孔一致性の角化性丘疹がみられます．自覚症状はないのが普通ですが，軽度の瘙痒，掌蹠の亀裂による痛みを生じることがあります．紅皮症化することがありますが，どこか一部に正常皮膚が島状に残るのが特徴です．ウイルスや細菌感染を契機として発症することがあります．

　6つの病型に分けられます（表1）．成人型は多くが3年以内に寛解しますが，小児型はより長く遷延する傾向があります．稀なⅤ型は乳児期に発症し，原因として*CARD14*遺伝子の変異がみつかっており，この場合，優性遺伝性で症状は持続します．Ⅵ型はヒト免疫不全ウイルス（HIV）感染に関連して発症します．

どのように診断をつけるか？ そのポイントは？

　特徴的な皮疹の分布と形状から診断します．病理組織学的検査が診断の助けになり，乾癬などの鑑別すべき疾患を除外するためにも必要です．特に毛孔一致性丘疹から特徴的な所見が得られやすいので生検部位に適しています．病理組織学的所見は，毛孔の開大，周囲の表皮の角層（角質層）の正角化と錯角化の交互配列（チェッカーボードサイ

F 毛孔性紅色粃糠疹（PRP）

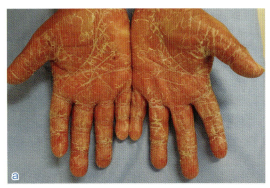
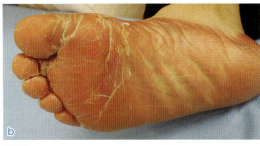
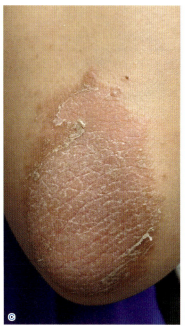

図1 毛孔性紅色粃糠疹（PRP）の臨床像
a：手掌，b：足底，c：肘頭．

表1 毛孔性紅色粃糠疹（PRP）の病型

病型	特徴
Ⅰ型 （成人古典型）	・最も多いタイプ（55％） ・上半身から始まり下半身へ進行 ・一部に正常皮膚を残した紅皮症化 ・掌蹠角化症 ・3年以内に自然軽快
Ⅱ型 （成人非典型型）	・魚鱗癬様 ・粗造な掌蹠角化症 ・頭髪の疎毛 ・長い経過
Ⅲ型 （小児古典型）	・Ⅰ型に似る ・10歳までに発症 ・1年以内に自然軽快
Ⅳ型 （小児限局型）	・思春期に好発 ・肘膝を中心とした境界明瞭な紅斑と毛孔性過角化 ・進行しない ・経過遷延
Ⅴ型 （小児非典型型）	・生後1年以内に発症 ・毛孔性過角化 ・魚鱗癬様皮膚炎 ・慢性の経過
Ⅵ型 （HIV関連型）	・結節嚢腫状 ・棘状苔癬様の病変 ・しばしば紅皮症化

❻ 毛孔性紅色粃糠疹（PRP）

ン）が特徴的です．乾癬と異なり，好中球の表皮内への浸潤はみられません．

プライマリケア治療は？　注意すべきことは？

　自覚症状が少なく，自然治癒が期待できる疾患なので，特別な治療を要しないのが一般的です．皮疹に対する対症療法として，尿素，サリチル酸ワセリン，ステロイド，活性型ビタミン D_3 などの外用剤の塗布や，レチノイドやシクロスポリンの内服が行われています．

専門医紹介のタイミングは？　保護者への説明は？

　臨床症状から乾癬，紅斑角皮症，魚鱗癬などと鑑別するのは困難であるため，本症を疑った場合は専門医へ紹介してください．

　保護者に対しては，「自然に治ることの多い皮膚病が最も考えられますが，似たような症状でも長く続く別の病気のこともあるので，専門の病院で一度診てもらうことをお勧めします」と説明するとよいでしょう．

（山本明美，林　圭）

急性痘瘡状苔癬状粃糠疹（PLEVA）

ESSENTIAL POINTS

- 「PLEVA（プレバ）」あるいは「ムッカ・ハーベルマン病」などと呼ばれ，若年者，小児に好発する．
- 四肢・体幹に，中央に黒褐色の痂皮を伴う丘疹が多発し，かゆみがない点が特徴である．
- 淡褐色の色素沈着や瘢痕を残して治癒し，再発を繰り返すために新旧の皮疹が混在する．
- 診断には，臨床症状とともに病理組織学的所見が重要である．
- 最終的な治癒までに数週から数か月を要する．

どんな病気か？　日常診療で遭遇する頻度は？

　急性痘瘡状苔癬状粃糠疹（pityriasis lichenoides et varioli- formis acuta: PLEVA）は，略して「PLEVA（プレバ）」あるいは「ムッカ・ハーベルマン病（Mucha-Habermann disease）」などと呼ばれます．慢性扁桃膿瘍などの病巣感染やヒトパルボウイルスB19（PVB19）などのウイルス感染との関連が明らかな症例の報告はありますが，大部分は病因が不明です．

　発熱や倦怠感を伴ったり，あるいは全身症状を全く伴わずに，四肢・体幹に初期には1〜3mmの小丘疹，紫斑が多発し（図1a），その後，中央に黒褐色の痂皮（かさぶた）を伴う2〜5mmの紅色丘疹，紫斑が急速に多発する疾患です（図1b）．かゆみはなく，やがて色素沈着，色素脱失，瘢痕を残して治癒しますが，再発を繰り返すために新旧の病変が混在した臨床像となります（図1c）．最終的な治癒までに数週から数か月を要します．

　10〜30代に好発し，小児の発症も稀ではありません．

G 急性痘瘡状苔癬状粃糠疹（PLEVA）

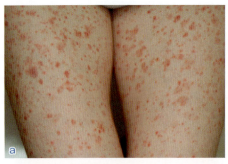
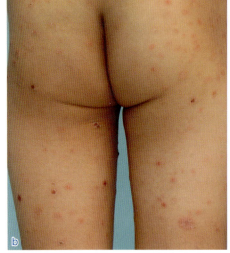
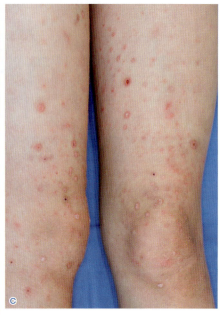

図1 急性痘瘡状苔癬状粃糠疹（PLEVA）の臨床像
a：初期の皮疹．小丘疹，紫斑が多発します．
b：完成疹．血痂を付けた丘疹と紅色丘疹が混在します．
c：再発時の皮疹．血痂を付けた丘疹と紅色丘疹に白色の瘢痕が多数混在します．

どのように診断をつけるか？　そのポイントは？

　臨床経過と臨床症状，病理組織学的所見から診断します．血液検査では異常はみられません．病理組織は液状変性と海綿状態を伴って，一部の表皮細胞が変性，壊死に陥り，真皮は全層にわたって血管周囲および付属器周囲にリンパ球が高度に浸潤する像です．真皮上層では赤血球の血管外漏出もみられます．

　鑑別診断として，皮膚アレルギー性血管炎，リンパ腫様丘疹症，滴状乾癬，虫刺症（虫刺され），ジベルバラ色粃糠疹，水痘（水ぼうそう），梅毒性バラ疹などがあげられます．皮膚アレルギー性血管炎，リンパ腫様丘疹症，滴状乾癬との鑑別では病理組織学的所見が重要です．虫刺症は問診，ジベルバラ色粃糠疹は特徴的な経過と皮膚所見（ヘラルドパッチとクリスマスツリー様外観）（第3章「Ⅰ　ジベルバラ色粃糠疹」参照），水痘は全身症状や粘膜疹を伴う点とウイルス抗体価，梅毒性バラ疹は梅毒血清反応の結果が鑑別に役立ちます．

プライマリケア治療は？　注意すべきことは？

　全身症状がない場合は経過観察し，自然治癒を待つことを基本方針としますが，対症療法としてステロイド外用薬（ベリーストロングクラス），経口抗ヒスタミン薬を用います．発熱などの全身症状がある場合はステロイド（少～中等量）や非ステロイド性抗炎症薬（NSAIDs）の内服を行います．病巣感染との関連が疑われる場合は抗菌薬の内服が有効なこともあります．痂皮や小びらんを伴う丘疹では掻破や過度の紫外線曝露により色素沈着を残しやすいため，本人，家族に注意を促すことも必要です．

専門医紹介のタイミングは？　保護者への説明は？

　診断に病理組織学的検査は重要であり，皮膚生検が必須です．特に全身症状を伴う場合には，他疾患との鑑別の意味でも皮膚科専門医への早めの紹介が必要です．
　自然軽快する疾患で，日常生活を規制する必要がないこと，感染性はないので通学なども禁止する必要がないことを本人，家族に説明します．しかし，全身状態がよい場合でも，皮疹の再発を繰り返し，1年以上症状が続くこともあります．また，慢性苔癬状粃糠疹（pityriasis lichenoides chronica: PLC）への移行例もあることから，あせらずに治療と経過観察を行うよう説明することが大切です．

（清島真理子）

線状苔癬

ESSENTIAL POINTS

- 小児に多い疾患である．
- 特徴的な分布を示す皮疹により診断する．
- 自然軽快する．
- 爪に及ぶと変形を残すことがある．

どんな病気か？　日常診療で遭遇する頻度は？

　生後4か月〜15歳の小児の四肢に好発する炎症性皮膚疾患です．正確な頻度は不明ですが，日常の外来診療で時おり経験しますので，さほど稀な疾患ではありません．ブラシュコ線（Blaschko's lines）に沿って，体の片側（稀に両側）に淡紅色ないし正常皮膚色の小丘疹が2mm〜2cmの幅で線状に配列します（図1）．長さは数センチから患肢全長に及ぶものまで様々です．自覚症状はないか，あっても軽いかゆみ程度です．発症は急で，数日から数週の経過で拡大し，その後は数週から数年の経過（多くは数か月から1年）でゆっくりと自然治癒します．治癒後に炎症後色素脱失が起こる場合もありますが，時間とともに消失します．本症の原因ははっきりわかっていませんが，ブラシュコ線に沿って発症することから，体細胞のモザイクがある個体に何らかの環境要因や感染症が引き金となって発症すると考えられています．家族内発症の報告やアトピー性皮膚炎を高率に合併するという報告があります．

どのように診断をつけるか？　そのポイントは？

　特徴的な皮疹の分布と形状から診断します．

H 線状苔癬

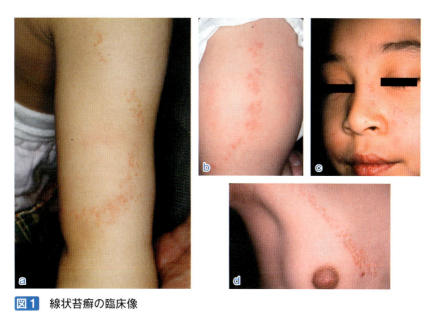

図1　線状苔癬の臨床像
a：2歳女児．上腕の皮疹．b：1歳男児．大腿部の皮疹．c：7歳女児．顔面の皮疹．d：11歳女児．胸部の皮疹．

プライマリケア治療は？　注意すべきことは？

　自覚症状が少なく，自然治癒が期待できる疾患なので，特別な治療は必要としないのが普通です．かゆみを伴う場合はステロイド外用薬を使います．ただ，爪に病変が及ぶと爪甲の変形（縦裂，剥離等）や消失に至ることもあるので，爪に皮疹が及んでいる場合は積極的にステロイドやタクロリムスの外用，密閉療法を行って，これらの後遺症が残らないようにしましょう．

専門医紹介のタイミングは？　保護者への説明は？

　保護者に対しては，自然軽快する予後良好な疾患であることを説明し，経過観察して実際に自然消退を確認するとよいでしょう．
　経過観察中に消退傾向がみられない場合や，他の部位にも新たな皮疹が出現する場合は，線状乾癬，線状扁平苔癬，線状表皮母斑，炎症性線状疣贅状表皮母斑，線状ダリエ病（linear Darier's disease），線状汗孔角化症などの可能性が考えられます．鑑別には皮膚生検が必要となりますので専門医に紹介しましょう．

（山本明美）

ジベルバラ色粃糠疹

ESSENTIAL POINTS

- 襟飾り様鱗屑を伴う卵円形の紅斑（ヘラルドパッチ）で初発する．
- 初発から3日〜2週間後に体幹に辺縁に鱗屑を伴う小型の紅斑がクリスマスツリー様に分布する特徴的皮疹（クリスマスツリー様外観）を呈する．
- 全身状態は良好である．
- 2〜3か月の経過で自然消退する．したがって，経過観察を基本方針とするが，かゆみなどの症状がある場合は対症療法を行う．
- 隔離などの特別な処置は不要である．

どんな病気か？　日常診療で遭遇する頻度は？

　日常診療でよくみられる疾患で，春や秋に多く発症します．20〜30代に好発しますが，小児でも5歳以上，特に10代では稀ではありません．

　皮疹が特徴的です．辺縁に襟飾り様の鱗屑を伴う，直径2〜5cmの卵円形の紅斑が単発して先行し，「ヘラルドパッチ（初期疹）」と呼ばれます（図1a）．3日〜2週間後に，主として体幹に，辺縁を環状の鱗屑に縁どられた，大小不同，小型の紅斑が急速に播種状に多発します（図1b）．ランガー割線（Langer's line）という皮膚割線に沿って配列し，背部では特徴的なクリスマスツリー様外観を呈します．皮疹は大腿や上腕にも出現することがありますが，顔面や掌蹠にはみられません．通常かゆみはありませんが，時に著しいかゆみを伴うことがあります．毛包に一致した丘疹が混在したり，あるいは毛包一致性丘疹が主体のこともあります．

　全身症状はなく，血液検査でも異常はみられません．病理組織像は部分的な不全角化と軽度の海綿状態，軽度表皮肥厚，真皮上層の血管周囲性リンパ球浸潤で，特徴的な所見はありません．皮疹は1〜3か月で色素沈着を残さずに消退し，再発はありません．

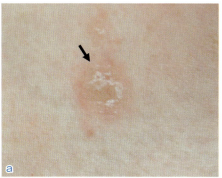
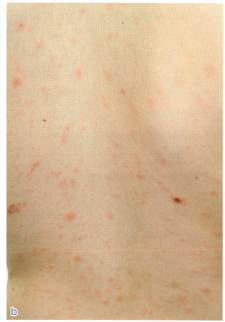

図1 ジベルバラ色粃糠疹の臨床像
a：襟飾り様鱗屑を伴う卵円形の紅斑（ヘラルドパッチ）（矢印）で初発します．
b：初発から3日〜2週間後，体幹に，辺縁を環状の鱗屑に縁どられた，大小不同，小型の紅斑が急速に播種状に多発します．

どのように診断をつけるか？ そのポイントは？

　前述の症状と経過から臨床的に診断します．病因としてヒトヘルペスウイルス7（HHV-7）などのウイルス感染あるいはウイルスの再活性化によるという説が有力で，実際に皮疹あるいは血液中でHHV-7 DNAが高頻度に検出されますが，他疾患でも検出されることがあり，確定診断には用いられません．ジベルバラ色粃糠疹様の皮疹を呈する薬剤性のタイプ（薬疹のジベル型）があるので，ブシラミン（リマチル®），金チオリンゴ酸ナトリウム（シオゾール®）などの薬剤摂取歴を聴取することが大切です．もし被疑薬の可能性があれば処方医に連絡し，中止や変更を勧めます．

　鑑別診断として，梅毒性バラ疹，慢性苔癬状粃糠疹（pityriasis lichenoides chronica：PLC），体部白癬，癜風，脂漏性皮膚炎，乾癬があがります．梅毒については他の皮疹，粘膜疹の有無や梅毒血清反応，白癬や癜風についてはKOH（苛性カリ）直接鏡検や真菌培養，PLCや乾癬については病理組織学的所見から鑑別します．脂漏性皮膚炎は個々の皮疹が似ている場合もありますが，ヘラルドパッチを欠く点，慢性の経過をとる点，頭皮に皮疹が好発する点が異なります．

❶ ジベルバラ色粃糠疹

プライマリケア治療は？　注意すべきことは？

　経過観察し，自然軽快を待つことを基本方針としますが，対症療法としてステロイド外用薬（ベリーストロングクラス），紫外線療法（ナローバンドUVB)[*1]，経口抗ヒスタミン薬が用いられることがあります．体幹の皮疹が急速に増加して一時的に悪化しているようにみえますが，全身症状はないためステロイド内服は行いません．細菌感染症ではないので抗菌薬も使用しません．ヒトからヒトへ感染する疾患ではないので隔離の必要はありません．

[*1]：有害な部分を除いた中波長紫外線（UVB）を照射する光線療法です．乾癬，アトピー性皮膚炎，白斑，円形脱毛症などの治療に用いられます．

専門医紹介のタイミングは？　保護者への説明は？

　基本的には自然治癒する疾患であるため，強い治療を行わず，普段通りの生活でよいことを本人，保護者に説明します．
　ここで述べた経過をたどらず，拡大傾向が続く，全身症状を伴う，かゆみが強い場合は他疾患との鑑別の意味でも皮膚科専門医への紹介が必要です．

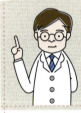

小児科医からひとこと

　小児科外来でもしばしば遭遇する疾患です．体幹に鱗屑に縁どられた紅斑が出現した時点ではヘラルドパッチが残っていることが多いので，最初に出現した発疹の確認と，特徴的な発疹の分布から診断できます．3か月たっても消退傾向がみられなければ診断を見直すことが必要です．
(Y.O)

（清島真理子）

亜鉛欠乏症・腸性肢端皮膚炎

> **ESSENTIAL POINTS**
>
> - 現代人は亜鉛が不足しがちである．
> - 亜鉛は肉，貝，魚などたんぱく質の豊富な食品に多く含まれている．
> - 亜鉛欠乏は皮膚障害，創傷治癒遅延，免疫低下，味覚障害，性腺機能不全などを引き起こす．
> - 亜鉛欠乏症を疑い，血液検査を行うことが，亜鉛欠乏症の診断につながる．
> - 亜鉛欠乏症では，食事療法だけでなく，薬物療法などサプリメントを用いることが有用である．

どんな病気か？　日常診療で遭遇する頻度は？

　現代人は亜鉛が不足しがちです．WHOのWorld Health Report 2002によると，地域差はあるものの，全世界の人口の1/3が亜鉛欠乏状態にあると推定されています．亜鉛は肉，貝，魚などたんぱく質の豊富な食品に多く含まれており，生体にとって主要な役割を担う酵素の活性に必要な成分です．亜鉛欠乏は皮膚障害，脱毛，貧血，創傷治癒遅延，成長障害，免疫能低下，味覚障害，食欲低下，下痢，骨粗鬆症，性腺機能不全などを引き起こす可能性があります．亜鉛欠乏によりそれらの症状がみられることを「亜鉛欠乏症」といいます．

　亜鉛欠乏症のうち，特徴的な皮膚炎をきたすものを「腸性肢端皮膚炎」と呼びます．皮膚症状は眼，鼻，口唇，肛門など，粘膜周囲の皮膚や爪の周りにみられがちです．脱毛，下痢を伴うこともあります．腸性肢端皮膚炎には先天性と後天性があります．先天性は常染色体劣性遺伝で*ZIP4*遺伝子の変異により亜鉛の吸収障害が起きるもので，小児慢性特定疾病に指定されています．頻度は50万人に1人程度という報告があります．一方，後天性は食事からの亜鉛摂取量不足などによって起きるもので，乳児などではめずらしくありません．図1は，おむつかぶれとして通常のスキンケア，外用療法が行われたものの改善に乏しく，亜鉛欠乏があり，亜鉛の補充で皮膚症状が改善した症例です．

J 亜鉛欠乏症・腸性肢端皮膚炎

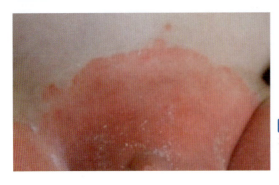

図1 腸性肢端皮膚炎の臨床像
本症例は，おむつかぶれとしての通常のスキンケア，外用療法で改善に乏しく，亜鉛の補充により改善した．

どのように診断をつけるか？ そのポイントは？

　亜鉛欠乏症を疑い，血液検査を行うことが，亜鉛欠乏症の診断につながります．血清亜鉛が低値であれば亜鉛欠乏とします．日本臨床栄養学会では，60μg/dL 未満を「亜鉛欠乏」，60〜80μg/dL 未満を「潜在性亜鉛欠乏」としています．『ハリソン内科学 第5版』では70μg/dL 未満を「亜鉛欠乏」としています．筆者らは65μg/dL 未満としています．さらに臨床症状があり，それが他の原因によることが否定される場合に亜鉛欠乏症と診断し，亜鉛の補充を行います．正確には，亜鉛の補充により症状が改善することを確認したうえで，亜鉛欠乏症は確定診断となります．

　皮膚症状がみられる場合の鑑別診断としては，乾癬，膿痂疹（とびひ），脂漏性皮膚炎，皮膚カンジダ症などがあり，また栄養面ではビオチン欠乏症，必須脂肪酸欠乏症との鑑別を要することがあります．

プライマリケア治療は？ 注意すべき点は？

　食事から亜鉛を補給できればよいのですが，食事のみで必要量をまかなうのは困難です．したがって，亜鉛欠乏症が起きている場合はサプリメントを使用します．処方薬としては，ポラプレジンク（プロマック®）と酢酸亜鉛（ノベルジン®）があります（表1）．

　初期の処方量はポラプレジンクとして 5mg/kg/日（ポラプレジンク 4.5mg ≒ 亜鉛 1mg）としています．酢酸亜鉛では体重30kg未満の場合，亜鉛として1回25mgを1日1回食後に投与となっています．なお，先天性の場合は初期から大量投与が必要となります．

　その後，血清亜鉛をモニタリングして処方量を増減します．亜鉛を補充する際には，銅や鉄の吸収が阻害される可能性があるので，血清銅，鉄が低下していないかを確認する必要があります．

J 亜鉛欠乏症・腸性肢端皮膚炎

表1 亜鉛製剤

一般名	ポラプレジンク		酢酸亜鉛	
商品名	プロマック®		ノベルジン®	
規格	顆粒15%	D錠75	錠25mg	錠50mg
成分量	1包0.5gで75mg	75mg	84mg	168mg
亜鉛の量	17mg/包	17mg/錠	25mg/錠	50mg/錠
薬価	54円（38円）/g	29円（17円）	270円	422円
亜鉛10mg当たり	16円（11円）	17円（10円）	108円	88円
保険適用	亜鉛欠乏による味覚障害（耳鼻咽喉科）につき保険適応外使用を認める.		低亜鉛血症に保険適用.	

D錠：口腔内崩壊錠．薬価は2018年4月時点のもの（カッコ内はジェネリック医薬品の薬価）．

専門医紹介のタイミングは？　保護者への説明は？

栄養サポートチーム（nutrition support team: NST）に相談すべき症例を表2に示します．これらの場合，血清亜鉛をあらかじめ測定しておいてもよいでしょう．

表2 栄養サポートチーム（NST）に相談すべき症例

- 栄養面で気になった症例（主観的に）
- しばしば体調不良を起こして入院する
- 皮膚症状，特に褥瘡がある
- 髪の抜けやすさ，切れやすさ，脱色
- 骨折
- 周術期・集中治療
- 体重増加不良
- 上腕三頭筋皮下脂肪厚7mm未満
- 重症心身障害，摂食行動障害，短腸，がん，先天性代謝異常，先天性心疾患，未熟児，多品目の食物アレルギーなどの基礎疾患がある場合

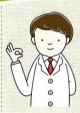

皮膚科医からひとこと

亜鉛欠乏は高齢者などでは潜在的にかなり多いことが判明しており，皮膚科領域では難治性皮膚潰瘍の際には必ず亜鉛を測定しています．亜鉛欠乏症・腸性肢端皮膚炎でなぜ顔面や外陰部などに皮膚炎が出るのか？　長い間の謎でしたが，近年の研究で「亜鉛欠乏による皮膚炎の本態が実は一次刺激性接触皮膚炎である」ことが報告され，そのために外界物質との接触が頻繁に起きる部位に好発すると説明されています．最近，保険適用のある酢酸亜鉛（ノベルジン®）が上市され，亜鉛補充療法が容易になりました．ノベルジン®はもともとウイルソン病（Wilson's disease）の治療に用いられていますが，銅の吸収を抑制するため長期に内服すると銅欠乏になる懸念があります．血清亜鉛および銅濃度はペアで測定するのが理想的で，銅欠乏には純ココアを飲むのがよいそうです． (M.Y)

（髙増哲也）

ビオチン欠乏症

ESSENTIAL POINTS

- 特殊ミルクにはビオチン含有量が不十分な製品がある．
- 特殊ミルクを使用している乳幼児に皮膚症状（脱毛，ステロイド外用薬抵抗性皮疹等）をみた際にはビオチン欠乏症を考慮する．
- ビオチンは水溶性ビタミンであり，過剰症の報告はないため安全に使用できる．
- ビオチン欠乏症を疑った場合はビオチン補充を迷わず開始する．
- ビオチン欠乏症を生じさせないために，特殊ミルクの成分表を確認し，ビオチン含有量が不十分な場合はあらかじめビオチンを補充する．他の栄養素（カルニチンやセレン等）でも同様の対応が望ましい．

どんな病気か？　日常診療で遭遇する頻度は？

　ビオチンは水溶性ビタミンの一種で，4種類のカルボキシラーゼの補酵素として働いています．ビオチン欠乏症ではカルボキシラーゼ活性の阻害が生じることで分岐鎖アミノ酸・糖新生・脂肪酸の代謝障害が起こります．その結果，皮膚症状（脱毛，ステロイド外用薬抵抗性皮疹等），有機酸尿，代謝性アシドーシス，高アンモニア血症，高乳酸血症，低血糖，けいれん，筋緊張低下，多呼吸，難聴や発達障害など多彩な症状が認められます．ビオチン欠乏症には，先天性ビオチン欠乏症と特殊ミルクなどによる二次性ビオチン欠乏症があります．ここでは，特殊ミルクによる二次性ビオチン欠乏症を中心に述べます．

　ビオチンは食品に広く分布し，腸内細菌でも作られるため，通常の食生活をしている場合にはビオチン欠乏症に陥ることは稀です．しかし，わが国の特殊ミルクにはコーデックス推奨量[*1]であるビオチン含有量（1.5 μg/100 kcal）が十分でない製品があります．そのため，治療のために使用している特殊ミルクによってビオチン欠乏症，いわゆる二次性ビオチン欠乏症が起こることがあります．

　医療従事者が気づかず，見逃されている可能性もあるため，二次性ビオチン欠乏症の

正確な頻度は不明です．しかし，ビオチン含有量が不十分な特殊ミルクを使用している場合は，常にビオチン欠乏症のリスクがあると考えられます．2014（平成26）年までは特殊ミルクへのビオチン添加は認められておらず，大多数の特殊ミルクでビオチンが添加されていませんでした．なかでも使用頻度の高いアレルギー用治療ミルクによるビオチン欠乏症の報告が最も多い状況でした．現在では，アレルギー用治療ミルクを含めてビオチン添加の特殊ミルクが増えています．しかし，ビーンスタークペプディエット®や糖原病用フォーミュラ（乳たんぱく）®などまだ添加されていない製品もあります．特殊ミルクの含有成分に関する最新情報については特殊ミルク事務局の「特殊ミルクの使用上の注意」[1]を参照してください．

*1：国連食糧農業機関（FAO）と世界保健機関（WHO）による乳幼児調整粉乳および乳幼児用特殊医療用調整乳規格．

どのように診断をつけるか？　そのポイントは？

　診断のポイントとして，まずはビオチン欠乏症をきたしうる状況にある症例では常にその可能性を疑うことです．日常診療で遭遇する症状のなかでは，皮膚症状（脱毛，ステロイド外用薬抵抗性皮疹，眼瞼炎，口角の紅斑・びらん，おむつ部の境界明瞭な乾癬様紅斑，脂漏性皮膚炎様紅斑，肢端皮膚炎等）が最も多いとされています．そのため，ビオチン添加がされていない特殊ミルクを使用している乳幼児で皮膚症状をみた際には，特に注意が必要です．

　自施設で経験したアレルギー用治療ミルクによる二次性ビオチン欠乏症例の写真を提示します（図1）[2]．当院では，ほかにもてんかん治療のためにケトンフォーミュラ®を使用している症例で二次性ビオチン欠乏症を経験しています．ビオチン欠乏症は，尿中ビオチン濃度の低下と尿中有機酸（特に尿中3-ヒドロキシイソ吉草酸濃度）の増加により診断されます．血中ビオチン濃度はビオチン欠乏があっても正常値のことがあるため，ビオチン欠乏症の早期指標とはなりにくいとされています．しかし，ビオチン測定は一般臨床で施行可能な検査ではありません．ビオチンの補充をすることで臨床的に改善を示したことをよりどころに確定診断をしている報告もあります．尿中有機酸の増加は，尿中有機酸分析で検査が可能です．

　なお，以前の牛乳アレルゲン除去調整粉乳にはビオチンやカルニチンが添加されていませんでしたが，現在ではすべてのメーカーでコーデックス推奨量を上回る量が添加されています．

プライマリケア治療は？　注意すべき点は？

　プライマリケア治療として，「ビオチン欠乏症を発症する可能性があるとき」または「ビ

K ビオチン欠乏症

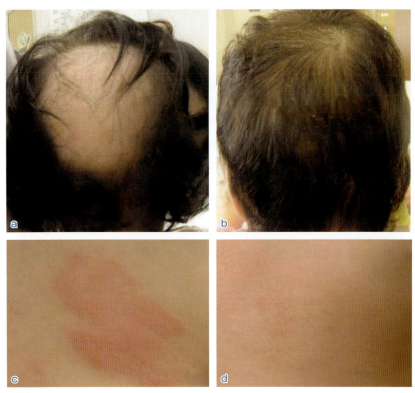

図1 二次性ビオチン欠乏症の臨床像
自験例．a：後頭部脱毛，b：ビオチン補充後に脱毛改善，c：ステロイド外用薬抵抗性皮疹，d：ビオチン補充後に皮疹改善．
(野崎章仁，他：乳清たんぱく質加水分解乳の長期使用によりビオチン・カルニチン・セレン欠乏を認めた1例．日小児栄消病会誌 2014; 28: 69-76)

オチン欠乏症の確定」の際には迷うことなくビオチン補充を開始してください．補充量は概ね治療として推奨されている 1 mg/ 日で問題ありません．小児のビオチンの摂取基準値は目安量 4～50 μg/ 日であるため補充量としては十分であり，また水溶性ビタミンであるため過剰症の報告はなく安全に使用できます．

専門医紹介のタイミングは？ 保護者への説明は？

　ビオチン欠乏症はビオチン補充により改善します．ビオチンは過剰症がないため，安全に使用できます．二次性ビオチン欠乏症の専門医はいません．特殊ミルクを扱うすべての医療従事者が二次性ビオチン欠乏症に注意しながら診療することが重要です．そのため，特殊ミルクを使用する際は，まず成分表を確認するようにしてください．そして，適切な栄養素の含有が不十分な特殊ミルクに栄養を依存する場合には，あらかじめ補充

することが必要です．このことは，ビオチンのみならず，カルニチンやセレンなど他の栄養素にも当てはまります．先天性ビオチン欠乏症は先天代謝異常症を専門にされている医師に紹介してください．

　保護者に対しては，「特殊ミルクを使用していると不足する栄養素があります．症状が出てからの治療ではなく，不足している栄養素をあらかじめ補充し，症状が出ないように対応をしたいと思います」と特殊ミルクの使用上の注意点を説明し，理解してもらうことが望ましいと考えます．

> **皮膚科医からひとこと**
>
> 　私はビオチン欠乏症に伴う皮膚症状を診たことがありません（気づかなかっただけかもしれませんが）．皮膚科領域では，掌蹠膿疱症患者でビオチンが低下していること，ビオチン投与で改善したという報告があり，一時ブームになりました．しかし，その後の臨床的検討でエビデンスが得られず，標準治療にはなっていません．ただ，ビオチンや亜鉛など，皮膚疾患との相関が指摘されているものもあり，今後の研究の進展が待たれる分野です．
>
> 　私は根拠のないサプリメントなどは「鼻で笑って」いましたが，ビタミンDと転倒・骨折との関係がコホート研究から明らかになってきたこともあり，人知れずマルチビタミン・ミネラルを服用し始めたことはまだ秘密です（そのなかにビタミンDも亜鉛もビオチンも入っていました）．
>
> (Y.M)

文　献

1) 先天性代謝異常症治療用ミルク関係事業（特殊ミルク事務局）：先天代謝異常症の治療に用いられる特殊ミルク使用上の注意—微量栄養素について—．
http://www.boshiaiikukai.jp/img/milk/H30/shiyou-chuui201806.pdf
2) 野崎章仁，楠　隆：乳清たんぱく質加水分解乳の長期使用によりビオチン・カルニチン・セレン欠乏を認めた1例．日小児栄消病会誌 2014; **28**: 69-76.

〈野崎章仁，楠　　隆〉

エーラス・ダンロス症候群（EDS）

> **ESSENTIAL POINTS**
> - 先天性の結合組織疾患であり，特に膠原線維（コラーゲン）の異常による．
> - よく伸びる皮膚，皮膚と血管の線維が弱くなるために起こる傷や紫斑，血管の破裂，関節の線維が弱くなるために起こる関節可動性の異常な亢進を認める．
> - 内臓の結合組織が弱くなり，子宮破裂や眼症状がみられることもある．
> - 発症頻度は5,000人当たり1人とされ，症状の特徴と原因遺伝子からいくつかのタイプに分けられている．

どんな病気か？　日常診療で遭遇する頻度は？

　皮膚は触れると柔らかく（「ベルベット様」と表現されます），引っ張るとよく伸びます（図1a）．小さい外力でも皮膚が傷つき，治癒も遅いため，瘢痕が残りやすくなります．皮膚は紫斑ができやすくなります．また，関節の可動性が異常に高くなり，歩行速度が遅くなることがあります．関節が柔らかく，脱臼を生じやすくなります（図1b）．関節の痛みが続くことがあります．また，扁平足や背骨の変形（後弯，側弯）も出現します（図1c）．心臓の弁の逸脱や大動脈拡張がみられることがあります．
　本症は1997年のVillefranche分類により6つのタイプに分類されています．また，その後に認識された亜型がいくつかあります（表1）．

●古典型

　柔らかく，よく伸びる皮膚を示し，肘や膝，額などに薄く延びた瘢痕がみられます．関節の脱臼がみられます．そのほか，裂孔ヘルニアや脱肛，手術後にヘルニアを生じることがあります．出産時は前期破水・早産がみられることがあります．

●可動性亢進型（関節型）

　関節可動性の亢進が全身にみられますが，皮膚の脆弱性や柔らかさ，血管脆弱性や内臓脆弱性は目立ちません．学童期になって運動が多くなると，脱臼を繰り返すようにな

● エーラス・ダンロス症候群（EDS）

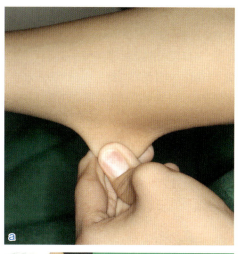
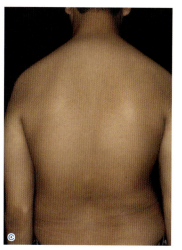
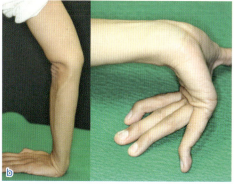

図1 エーラス・ダンロス症候群（EDS）の臨床像
a：皮膚の過伸展，b：関節の過可動（肘，指）c：側弯症．

表1 エーラス・ダンロス症候群（EDS）の分類

Villefranche 分類	頻度	遺伝形式	原因遺伝子
古典型（classical type）	1/20,000	常優	COL5A1, COL5A2
可動性亢進型（関節型）(hypermobility type)	1/5,000 ～ 1/20,000	常優	不明
血管型（vascular type）	1/50,000 ～ 1/250,000	常優	COL3A1
後側弯型（kyphoscoliosis type）	1/100,000	常劣	POLD
多発関節弛緩型（arthrochalasia type）	きわめて稀	常優	COL1A1, COL1A2
皮膚脆弱型（dermatosparaxis type）	きわめて稀	常劣	ADAMTS2
その他の型	頻度	遺伝形式	原因遺伝子
デルマタン 4-O-硫酸基転移酵素-1 欠損型	きわめて稀	常劣	CHST14
Tenascin-X 欠損型	きわめて稀	常劣	TNXB
その他			

常優：常染色体優性遺伝，常劣：常染色体劣性遺伝．

り，痛みが続くため，日常生活に支障をきたします．このほか，胃炎や過敏性腸炎などの胃腸症状や，起立したときのめまいや失神がみられることがあります．

エーラス・ダンロス症候群（EDS）

●血管型
血管が透き通ってみえるほどの薄い皮膚をもち，皮下出血が多くみられます．顔には，とがった鼻，薄い唇，大きい眼，やせた頬，歯肉の後退という特徴がみられます．先天性の内反足がみられます．静脈瘤，血胸・気胸，慢性関節（亜）脱臼がみられます．危険性の高いタイプであり，動脈破裂，腸管破裂，妊娠中の子宮破裂に注意が必要です．

●後側弯型
出生時から筋緊張の低下，全身の関節の可動性亢進があり，乳児期に側弯症も発症します．脱臼，皮膚の過伸展，皮下出血がみられます．身長は高く，マルファン症候群（Marfan syndrome）に似ます．眼球の線維（強膜）が弱く，眼球が破裂することがあります．

●多発関節弛緩型
重度の全身性関節過動性，両側の先天性両側股関節脱臼がみられます．脱臼を繰り返し，後側弯が出現してきます．

●皮膚脆弱型
とてもよく皮膚が伸び，内出血しやすいのが特徴で，垂れ下がりゆるんだ皮膚がみられます．ただし傷の治りはよく，瘢痕は目立ちません．大きな臍および鼠径ヘルニアを認めます．

●デルマタン 4-O- 硫酸基転移酵素 -1 欠損型
生下時からの顔貌の特徴（眼間開離，眼瞼裂斜下，短い鼻，長い人中，薄い上口唇，小さい口，小さく後退した下顎等）があり，幼少時から内反足を含む多発関節拘縮がみられます．

どのように診断をつけるか？　そのポイントは？

タイプによって異なる診断基準が存在し，その多くに皮膚過伸展性，萎縮性瘢痕，関節可動性の評価が含まれます．確定診断はいずれも生化学的検査や遺伝子検査によります．

●皮膚（特定疾患診断基準）
過伸展と萎縮性瘢痕を合計して 4 点以上を陽性とします．過伸展は，図 1 a のようにして左前腕の伸展した皮膚の長さで評価します（0 点：3.0cm 未満，1 点：3.0cm 以

上4.0cm未満, 2点：4.0cm以上5.0cm未満, 3点：5.0cm以上). 萎縮性瘢痕は, 外傷を受けやすい四肢と前額部の隆起しない長径1cm以上の白色萎縮瘢痕を数えます（0点：なし, 1点：1〜2個, 2点：3〜5個, 3点：6個以上).

●関節（Beightonによる関節可動性亢進判定基準）

手関節の過伸展により手指と前腕が平行になる（左右各1点), 母指の過屈曲による前腕との接触（左右各1点), 肘関節の10度以上の過伸展（左右各1点), 膝関節の10度以上の過伸展（左右各1点), 膝伸展位で脊柱を前屈させ手掌が床につく（1点）で, 9点中5点以上で関節可動性亢進とします.

プライマリケア治療は？　注意すべき点は？

根本的な治療法はありません. 全般的には, 激しい運動を控えたり, サポーター装着による外傷予防を心がけます. 関節可動性亢進型では装具の使用や鎮痛剤の投与で慢性疼痛へ配慮します. 血管型では定期的な動脈病変スクリーニングを行います.

専門医紹介のタイミングは？　保護者への説明は？

それぞれの病型に起こりうる合併症の予防, 早期発見, 早期対応が重要となります. 診断が困難な場合は, 早期の専門医へのコンサルトが勧められます.

合併症の予防, 早期発見, 早期対応のために, 患者・家族と医療者での情報共有が重要です. また, 初めての医療機関を受診する際には, 本症であること（疑われていること）を必ず伝えてください.

小児科医からひとこと

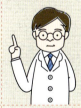

マルファン症候群はバルサルバ洞（sinus of Valsalva）から拡張が始まる大動脈基部病変の頻度が高いため進行度の指標とされるのに対して, 血管型EDSでは中小動脈における動脈瘤や解離, 破裂の頻度が高いという特徴があります. 腸管破裂（特にS状結腸）や周産期子宮破裂などが致死的イベントの原因となります. （編者）

（河野通浩）

神経線維腫症1型（NF1）（レックリングハウゼン病）

ESSENTIAL POINTS

- 常染色体優性遺伝性の先天性疾患である．
- 全身に神経線維腫とカフェオレ斑を呈する．
- 幼少時にはカフェオレ斑のみのことも多い．
- 血管異常や骨異常，神経精神症状も呈する．
- 褐色細胞腫，GIST，若年性黄色肉芽腫，貧血母斑の合併頻度が高い．

どんな病気か？　日常診療で遭遇する頻度は？

　神経線維腫症1型（neurofibromatosis type1: NF1）の原因遺伝子である*NF1*遺伝子の異常の結果，それが作る蛋白であるニューロフィブロミン（neurofibromin）に異常をきたし，その下流にあるシグナル伝達系 Ras-MAPK 経路および PI3K-Akt-mTOR 経路が活性化され，全身に神経線維腫（図1a）やカフェオレ斑，小レックリングハウゼン斑（図1b）を生じる常染色体優性遺伝性の先天性疾患です．「レックリングハウゼン病（von Recklinghausen disease）」とも呼ばれます．

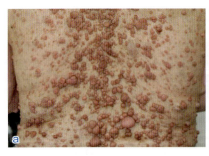
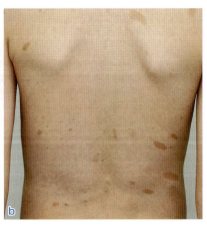

図1　神経線維腫症1型（NF1）の臨床像
a：神経線維腫，b：カフェオレ斑．

M 神経線維腫症 1 型（NF1）（レックリングハウゼン病）

それ以外の症状として，下腿骨の弯曲や偽関節，側弯後弯などの脊椎変形，頬もやもや病に代表される血管異常，視神経膠腫や多動症や学習障害等の神経精神症状など多様な症状を示します．また，褐色細胞腫やGIST（gastrointestinal stromal tumor），腺腫様甲状腺腫の合併が多くみられます．神経線維腫は本症の主症状ですが，必ずしも生下時には存在せず，幼少児期に出現し始め，思春期頃に著明になることが多いです．腫瘍の数や出現時期には個人差があります．神経線維腫には，皮膚の神経線維腫，神経の神経線維腫，びまん性神経線維腫の3種類があります．皮膚の神経線維腫は通常5〜20mm程度の常色から淡紅色の柔らかい腫瘤で，皮下にできると紫紅色のヘルニア様の柔らかい斑として認められます（blue-red macules）．神経の神経線維腫は，末梢神経の神経周膜の中に発生した神経線維腫で，神経の走行に沿って皮下に数珠状に連なった境界明瞭な硬い紡錘形の腫瘤として気づかれ，しばしば圧痛を呈します．びまん性神経線維腫は，本症の患者の10〜30%に認められる腫瘍で，生下時より存在することも少なくありません．特に乳幼児期に大きな褐色斑がある場合には，5〜6歳頃からその部分から柔らかい腫瘤が増殖隆起して，びまん性神経線維腫を形成してくることもあります．びまん性神経線維腫の内部に，硬い神経の神経線維腫を合併することが多いです．びまん性神経線維腫は血管が豊富で，軽微な外傷で血腫の形成や出血を起こすことがあり注意を要します．悪性末梢神経鞘腫（malignant peripheral nerve sheath tumor: MPNST）はNF1患者の約2%に認められ，悪性度が高く予後不良です．カフェオレ斑は出生時から1歳頃までに認められる1〜5cm程度の円から楕円形の滑らかな淡い褐色斑です．「小レックリングハウゼン斑」と呼ばれる雀卵斑様の褐色斑は年齢とともに新生増加し，特に腋窩や鼠径部に固まってみられることが多いです．

出生約3,000人に1人とされ，頻度が高く，母斑症/神経皮膚症候群の代表的疾患の1つです．性差，人種差はありません．

どのように診断をつけるか？　そのポイントは？

遺伝子検査で明らかな病因変異の確認により診断できますが，遺伝子検査で変異がみつからないこともあるため，通常は1988年に作成された米国国立衛生研究所（NIH）の診断基準診や日本皮膚科学会によるNF1の診断基準に基づいて臨床症状から診断します．神経線維腫は生下時や幼少児期には認められないことが多く，幼少児期に5mm以上のカフェオレ斑が6個以上あればNF1の可能性を考えます（6 spots criteria）．

本症では貧血母斑や若年性黄色肉芽腫，虹彩結節が高頻度に認められ，また脳のMRIのFLAIR（fluid attenuated inversion recovery）画像でUBO（unidentified bright objects）が認められ，診断に役立ちます．「NF1様疾患」と呼ばれたレギウス症候群（Legius syndrome）との鑑別が重要です．

神経線維腫症1型（NF1）

プライマリケア治療は？　注意すべき点は？

　色素斑に対してレーザー治療を施行する場合もありますが，再発が多く，効果は一定しません．

　神経線維腫に対しては，レーザー治療や外科的切除などの治療が主となります．時に腫瘍へのエタノール注入療法などを行う場合もあります．びまん性神経線維腫は血管が多く，病変が大きくなると手術が困難となるため，増大前に繰り返しの縮小術が必要となることが多いです．

　痛みに対しては，通常の鎮痛剤で治らない場合はプレガバリン（リリカ®）やカルバマゼピン（テグレトール®）を用います．最近，分子標的薬を用いた様々な薬物療法が検討されており，種々の臨床試験が行われていますが，確立された治療法はありません．

　MPNSTに関しては早期切除が重要ですが，局所再発率，遠隔転移率も高いです．化学療法として，おもにイホスファミド（イホマイド®）やドキソルビシン（アドリアシン®）が用いられます．急速に増大し，硬く赤みが強く，病変が大きな場合はMPNSTを疑う必要があります．

専門医紹介のタイミングは？　保護者への説明は？

　近年は多発性のカフェオレ斑から診断される症例が増加しており，保護者に対しては早期に病気の説明を行い，同時に一度は専門医を受診しておくとよいでしょう．

　また，遺伝子検査では，確定診断ができても症状や程度は推定しにくいこと，デメリットが生じる可能性もあることを説明し，患者かどうか不明の家族への遺伝子検査は慎重に行うべきです．最近は多くの施設で遺伝子診療部など遺伝性疾患に関する相談に応じる部門もあり，そこへの受診も考慮します．

小児科医からひとこと

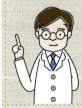

合併する視神経膠腫は無症状のことが多いため，年1回は視力・眼底検査を行うことが推奨されています．高血圧の合併も比較的多く，本態性のことが多いですが，腎動脈狭窄や褐色細胞腫が原因となっていないか注意が必要です．　　　　　（Y.O）

（金田眞理）

結節性硬化症（TSC）

> **ESSENTIAL POINTS**
> - 常染色体優性遺伝性の疾患である．
> - 全身に多様な症状を呈し，各症状の程度も様々である．
> - 症状は様々な年齢で出現する．
> - mTORC1 が恒常的に活性化するために起こる疾患である．

どんな病気か？　日常診療で遭遇する頻度は？

　結節性硬化症（tuberous sclerosis complex: TSC）は，TSC1 遺伝子，TSC2 遺伝子の異常の結果，mTORC1 が恒常的に活性化することにより，全身に，心横紋筋腫，

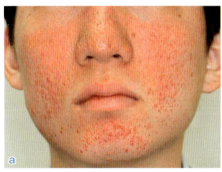
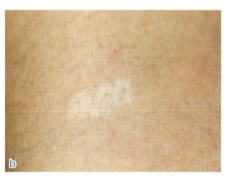
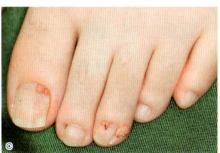

図1 結節性硬化症（TSC）の臨床像
a：顔面の血管線維腫，b：白斑，c：爪囲線維腫．

結節性硬化症（TSC）

腎血管筋脂肪腫，顔面血管線維腫（図1a），脳の上衣下巨細胞性星細胞腫（subepedymal giant cell astrocytoma: SEGA），肺のリンパ脈管平滑筋腫症（lymphangioleiomyomatosis: LAM），子宮の PEComa（perivascular epithelioid cell tumor）といった様々な腫瘍や，てんかん，自閉症や行動異常，学習障害，精神神経症状などを総合した"TAND (tuberous sclerosis associated neuropsychiatric disorders)"と称される症状や白斑（図1b）を生じる疾患です．また，TSC 患者の多くに爪囲線維腫（図1c）が認められます．

症状の種類も各症状の程度も多様で，すべての症状が生下時から生じるわけではありません．生下時から生じる症状は心横紋筋腫や白斑のみであることも多いです．乳児期や幼児期にてんかんや TAND が出現し，幼児期から顔面の血管線維腫が出現し始め，思春期に著明になります．LAM は 20 歳以降の特に女性で問題となりますが，孤発性 LAM に比して頻度は高いものの，軽症であることが多いです．

頻度は出生 6,000 人に 1 人ほどで，性差，人種差はありません．

どのように診断をつけるか？　そのポイントは？

遺伝子検査で明らかな病因変異をみつけます．変異がみつからないこともあります．診断基準に基づいて，臨床症状から診断します．典型的な症状がそろえば診断は容易ですが，軽症例では診断が困難です．種々の症状のうち，皮膚症状，特に顔面の血管線維腫は高頻度に比較的早くから出現し始め，目にみえやすいため，診断や疾患の発見に有用です．ただし，痤瘡（にきび）などとの鑑別において注意が必要です．バート・ホッグ・デュベ症候群（Birt-Hogg-Dubé syndrome）や多発性内分泌腫瘍症 2 型（multiple endocrine neoplasia type2: MEN2）との鑑別も必要です．

プライマリケア治療は？　注意すべき点は？

腎血管筋脂肪腫や顔面の血管線維腫，SEGA などの腫瘍性病変に対しては，手術や経動脈塞栓術，レーザー治療などの外科的治療が主となります．てんかんに対しては抗てんかん薬を用います．なかでも本症の点頭てんかんに対してはビガバトリン（サブリル®）が有効です．内服薬が無効の難治性てんかんに対しては手術が行われます．最近は mTORC1 阻害薬の内服薬が腎血管筋脂肪腫や SEGA，肺の LAM に対して使用されています．海外では mTORC1 阻害薬が本症のてんかんに対しても認められています．また，皮膚病変に対しては，わが国では mTORC1 阻害薬の外用薬が使われます．

専門医紹介のタイミングは？　保護者への説明は？

　近年は胎生期に多発性の横紋筋腫で診断される症例が増加しており，保護者に対しては早期に病気の説明を行い，同時に専門医を受診しておくとよいでしょう．てんかんに関しても脳波異常を認めれば発作の出現前に治療を開始したほうがよいとの意見もあり，わが国でも増えている TSC クリニックや TSC ボードなど本症を総合的に診てもらえる専門の施設での総合的なフォローが望ましいです．

　また，遺伝子検査では，変異がみつからない場合もあること，確定診断ができても症状や程度は推定しにくいこと，デメリットが生じる可能性もあることを説明し，患者かどうか不明の家族への遺伝子検査は慎重に行うべきです．

小児科医からひとこと

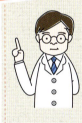

　出生前超音波検査技術の向上により，心横紋筋腫を契機に TSC が早期発見されることがあります．特に多発性の場合には TSC の可能性が高いため，出生後の慎重な観察が必要です．TSC では点頭てんかんを初発症状とすることも多く，治療抵抗性のてんかんが問題になります．点頭てんかんの治療に承認されたビガバトリンは，TSC に合併する場合に有効性が高いとされていますが，不可逆性の視野狭窄の副作用が問題で，その使用に制限がかかっています．TSC の病態に重要な mTOR の阻害薬が使用可能になったことで，各診療科の連携がますます重要になってきています．　　　　（Y.O）

（金田眞理）

色素失調症

> **ESSENTIAL POINTS**
> - 初期症状は水疱である．
> - 成長とともに色素沈着となり，数年から数十年かけて消退する．
> - X連鎖性優性遺伝をとり，女児に多い．
> - 合併症として，歯牙異常，眼障害，中枢神経系合併症がある．

どんな病気か？　日常診療で遭遇する頻度は？

　出生時または出生直後から発症する外胚葉形成不全で，比較的稀な疾患です．X染色体上にある *NEMO/IKKγ* 遺伝子の変異が認められ，罹患した男児は胎生致死となることが多く，男女比は1：9です．皮膚症状は以下の4期に分類されます．
　①第I期 炎症期：ブラシュコ線（Blaschko's line）に沿うかまたはびまん性に小水疱，紅斑，丘疹が反復し多発します（図1a）．
　②第II期 疣状苔癬期：第I期の皮疹がびらん，痂皮（かさぶた）となり，疣贅状丘疹となります（図1b）．
　③第III期 色素沈着期：線状，渦巻状，大理石様の褐色〜灰褐色の色素斑が出現します（図1c）．
　④第IV期 色素消退期：数年から十数年かけて色素沈着は消退します．脱色素斑が残ることもあります．

　合併症として，歯，眼，中枢神経系，毛髪，爪に異常を認めることがあります．歯の異常が最も多く，約60％に歯牙欠損・形成不全，生歯遅延がみられますが，出生直後は明らかではないことが多いです．眼合併症は約30％の頻度で発症し，斜視，盲目，網膜剥離など多様です．中枢神経系の異常は約25％に発症すると報告されており，精神運動発達遅滞，けいれん，痙性麻痺，小脳症があります．

O 色素失調症

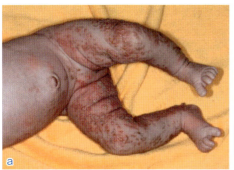
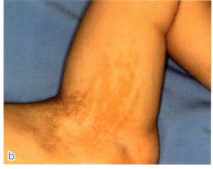
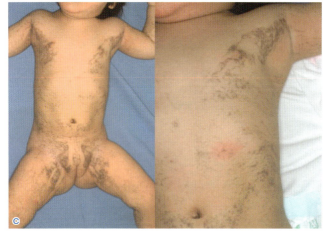

図1　色素失調症の臨床像
a：第Ⅰ期．列序性に配列する小水疱，紅斑です．一部に痂皮が付着しています．b：第Ⅱ期．大腿部に疣贅状丘疹が多発しています．c：第Ⅲ期．全身に大理石様の色素沈着を認めます．

どのように診断をつけるか？　そのポイントは？

　病理組織学的所見として，第Ⅰ期では表皮内に海綿状態や水疱形成が認められ，好酸球の浸潤が表皮内または水疱内に多数あります．また，血液検査所見として，第Ⅰ期，第Ⅱ期に末梢血の好酸球上昇を認めることがあります．

　わが国には小児慢性特定疾病情報センターによる診断基準（表1）がありますが，色素失調症の診断は診断基準，病理組織学的検査，家族歴（母親に同一症状があるかどうか）などを含めた総合的な判断が必要です．

　鑑別診断として，第Ⅰ期では先天性表皮水疱症，表皮融解性魚鱗癬，単純ヘルペス（単純疱疹）および帯状疱疹があがります．

⓪ 色素失調症

表1 小児慢性特定疾病情報センターによる色素失調症の診断基準

A 症状
- 主要徴候
  1. 顔以外に出現する紅斑：生後1週から4か月の間に出現し一般に線状に分布する．のちに小水疱となる．
  2. 線状，渦巻状の色素沈着：生後4か月から16歳の間にみられる．おもに体幹に，ブラシュコ線に沿って出現し思春期に消退する．
  3. 線状または斑状に脱色し萎縮した皮膚：思春期から成人期にみられる．
- 副徴候
  1. 歯牙異常（歯牙欠損，部分または完全無歯症，小歯症，歯牙形態異常等）
  2. 毛髪異常（脱毛，羊毛状の毛）
  3. 爪の異常（隆起状または陥没状の爪，爪鉤弯症）
  4. 網膜周辺部の血管新生

B 検査所見
なし．

C 遺伝学的検査等
NEMO 遺伝子に変異を認める．

D 鑑別診断
水痘．水痘ではブラシュコ線に沿うことはない．

E 確実例
- Cを認め，Aの主要徴候のうち1つ以上を満たす場合．
- Cを認めない場合，Aの主要徴候の項目2と，Aの副徴候のうち1つ以上を満たす場合．

プライマリケア治療は？　注意すべきことは？

水疱やびらんなどに対しては外用薬による対症療法を行います．合併症に対しては，歯牙異常では歯科医と連携して長期的に経過観察すること．眼合併症では必ず眼科専門医に紹介して定期受診をしてもらうこと，中枢神経系の異常では専門医の受診が重要です．

専門医紹介のタイミングは？　保護者への説明は？

保護者には，皮疹は成長とともに改善すること，合併症の説明を行います．また，色素失調症は遺伝性疾患であり，将来的に遺伝カウンセリングが必要となる可能性について説明します．

⓸ 色素失調症

> **小児科医からひとこと**
>
>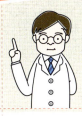
>
> 眼合併症は色素性網膜症と網膜血管病変で，反応性の網膜新生血管や線維組織の増殖などが生じ，硝子体出血，牽引性網膜剥離が起きて失明する危険があります．また，中枢神経系合併症では，大脳，小脳，脳梁の萎縮性病変などにより，精神運動発達遅滞，痙性麻痺，けいれん発作などを起こします．皮膚症状は数年で自然消退するのに対し，眼や中枢神経系の合併症は重篤になるため，早期に診断を確定し，二次的障害を軽減していく必要があります．　　　　　　　　　　　　　　　　　　　　　　（Y.O）

〈寺前彩子，深井和吉，鶴田大輔〉

ランゲルハンス細胞組織球症（LCH）

> **ESSENTIAL POINTS**
>
> - 乳児期に発症することが多く，発症初期には乳児脂漏性皮膚炎，汗疹，おむつ皮膚炎と間違いやすい．
> - 症状が皮膚に限局する単臓器型のこともあるが，2歳未満の乳幼児によくみられる多臓器型では皮膚だけでなく全身の臓器へ播種し，早急に治療しないと予後不良である．
> - 診断時に皮膚単臓器型であった患者の一部はのちに多臓器型に移行する．
> - 多臓器型の患者の一部は治療後後遺症を残す．

どんな病気か？　日常診療で遭遇する頻度は？

　ランゲルハンス細胞組織球症（Langerhans cell histiocytosis: LCH）は，抗原提示細胞の1つであるランゲルハンス細胞に似たLCH細胞が単クローン性に増殖し，全身の様々な臓器に浸潤する非遺伝性疾患です．わが国では100万人に約5人の割合で発症し，患者の約70％が10歳以下ですが，成人でも稀に発症します．LCHの病型は，病変のある臓器の数と病変の数により，①単臓器単病変型，②単臓器多病変型，③多臓器型の3つに分類されます．単臓器型では骨病変がほとんどですが，皮膚，リンパ節に単独病変がある症例も少数あります．多臓器型では皮膚と骨の頻度が高く，ほかにリンパ節，肝臓，脾臓，肺，骨髄，胸腺，歯肉，耳，中枢神経系などにも病変がみられます．このようにLCHの症状は様々であり，また症状が出そろうまでに時間がかかることもあります．

　LCHの皮膚病変としては，頭，体幹，腋窩，股間などに脂漏性皮膚炎，汗疹（あせも）様または出血班様の小丘疹がみられます（図1）．かゆみなどの自覚症状はなく，出現と消退を繰り返します．その初期病変は乳児脂漏性皮膚炎，汗疹，おむつ皮膚炎（おむつかぶれ）などと間違われることが多いです．おもに2歳未満の乳幼児によくみられる多臓器型では，LCH細胞が急激に増殖して皮膚だけでなく全身の臓器へ播種し，発熱，貧血，血小板減少症，肺浸潤，リンパ節腫脹，肝脾腫，中耳炎，外耳炎，歯肉腫脹など

がみられます．早急に治療しないと予後不良です．

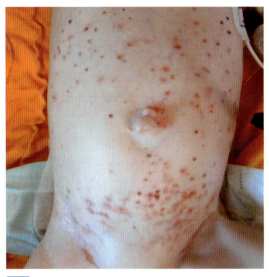

図1 ランゲルハンス細胞組織球症(LCH)の臨床像
乳児．胸部から腹部にかけて出血斑様の小丘疹を認める．
(画像は，京都府立医科大学小児科 今村俊彦先生の御厚意による)

どのように診断をつけるか？ そのポイントは？

　血液検査だけではLCHの確定診断はできませんが，C反応性蛋白(CRP)や可溶性インターロイキン2受容体(sIL-2R)値の上昇を認める場合は病勢を反映していることが多いです．単純X線検査または骨シンチで骨病変の有無，骨髄穿刺で骨髄浸潤の有無を確認し，MRI，CT，ガリウムシンチにより全身臓器への浸潤の有無を検索します．

　確定診断には病変部位の生検による病理組織学的診断が必要です．LCH細胞は卵円形の細胞で，核がくびれていたり，溝があったり，折り重なっているなどの特徴があります．免疫染色でCD1a，Langerin，S100が陽性で，電子顕微鏡では細胞質にバーベック顆粒(Birbeck granule)を認めます．

プライマリケア治療は？ 注意すべきことは？

　治療方針は病型，病変部位，症状，経過により大きく異なります．
　単臓器単病変型では，手足の骨や皮膚の単独病変の場合は自然治癒することもあり，無治療で経過観察することもあります．皮膚病変ではステロイド外用で注意深く経過観

ランゲルハンス細胞組織球症（LCH）

察するか，病変が拡大するようならば化学療法を行います．外科的切除や放射線治療は一般的には行いません．単独病変が手足の骨の場合，生検をした際に病変部の骨掻爬または副腎皮質ホルモン局所注入などの治療を行います．単臓器単病変型の患者はほぼ100％長期生存しますが，診断時に症状が皮膚に限局する単臓器型を認めた患者の一部はのちに多臓器型に移行するので注意が必要です．単臓器多病変型のうち，特に多発骨型では多剤併用化学療法を行ったほうが再発率が低いことが報告されています．最近のわが国の臨床試験では，単臓器多病変型の患者の長期生存率は100％という結果でした．

多臓器型では，後遺症を残す可能性や生命の危険もあるため，多剤併用化学療法を行います．最近のわが国の臨床試験では，多臓器型の患者のうち，リスク臓器（肝臓，脾臓，肺，骨髄）に病変のある場合の予後は不良で，リスク臓器に病変のない患者の長期生存率が100％であったのに対して，リスク臓器に病変のある場合の長期生存率は約90％という結果でした．また，多臓器型の患者の一部では，治療後後遺症として，尿崩症，成長障害，難聴，整形外科的合併症（骨折や骨の変形）などを残す可能性があります．

専門医紹介のタイミングは？　保護者への説明は？

乳児脂漏性皮膚炎，汗疹，おむつ皮膚炎が外用薬だけでなかなか治らない場合や，中耳炎が治りにくい場合，頭や体にこぶができてきた場合，飲水が多い場合などはLCHではないかと疑い，専門機関への受診を勧めてください．

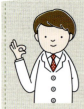

皮膚科医からひとこと

LCHは脂漏部位を中心に出血性丘疹や痂皮，紫斑などを生じ，時には黄色肉芽腫と区別がつかないこともあります．脂漏性皮膚炎，汗疹などを思わせる発疹が2週間たっても治療に反応しないときやかゆみがないときには，必ず皮膚生検を行います．皮膚生検をして初めて診断に気づくこともしばしばです．小さいお子さんに皮膚生検をするのはためらわれますが，LCHを疑った場合には，お母さんに「2週間治療をしても治らなければ皮膚生検をする必要があります」とあらかじめ説明をしておき，心の準備をしてもらうことが大切です．予後不良の病型もあるため，皮膚生検の必要性を前もって説明してから皮膚科にご紹介いただくとスムーズに検査が進められます．　　　　　(Y.M)

（梅田雄嗣）

ジアノッティ・クロスティ症候群

> **ESSENTIAL POINTS**
>
> - 乳幼児期に好発するウイルス性発疹症である．
> - 頬部，四肢伸側，臀部に対称性に瘙痒を伴う充実性の紅色丘疹が多発する．
> - 発熱や肝機能障害を伴うことがある．
> - B型肝炎ウイルスが原因の場合は小児科専門医に紹介する．

どんな病気か？　日常診療で遭遇する頻度は？

　乳幼児期に好発するウイルス性発疹症で，頬部，四肢伸側，臀部に対称性に瘙痒を伴う充実性の紅色丘疹が多発します（図1）．稀に発熱などの全身症状を伴うことがあります．原因ウイルスは多様で，B型肝炎ウイルス，エプスタイン・バーウイルス（EBウイルス），サイトメガロウイルス（CMV）など，様々なウイルス感染に伴って発症します．以前はB型肝炎ウイルスによるものを「ジアノッティ病」と呼んで区別されていましたが，ジアノッティ病と他のウイルスによるものとを臨床的に鑑別することは困

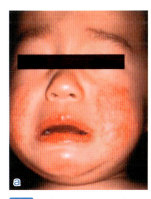
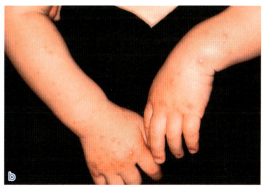

図1 ジアノッティ・クロスティ症候群の臨床像
両頬部（a）および四肢伸側（b）に，直径2〜4mmの融合傾向の乏しい単調な紅色丘疹が左右対称性に多発して認められます．

Q ジアノッティ・クロスティ症候群

難であることから，現在では両者を合わせて「ジアノッティ・クロスティ症候群」と総称しています．近年は B 型肝炎ウイルスによるものは稀となり，代わって EB ウイルスの初感染例が多数を占めるようになっています．

どのように診断をつけるか？ そのポイントは？

特徴的な皮疹から診断します．検査としては，肝機能障害を伴う症例が少なからず存在するため AST，ALT の測定を行います．また，ウイルス感染症に特有の，白血球の一過性減少，リンパ球分画 % の増多，血小板数減少，C 反応性蛋白（CRP）上昇の有無を確認します．原因ウイルスの検索のため，頻度の高い EB ウイルス，CMV，B 型肝炎ウイルスについて，ペア血清を用いた抗体価の測定を行い，その上昇を確認します．

プライマリケア治療は？ 注意すべき点は？

通常は自然治癒する疾患であるため，ステロイドの外用や抗アレルギー薬の内服などの対症療法を行うことがほとんどです．

専門医紹介のタイミングは？ 保護者への説明は？

B 型肝炎ウイルスが原因の場合は乳幼児の B 型肝炎と考えるべきであり，小児科専門医に紹介します．また，B 型肝炎ウイルス以外のウイルスによるものでも，肝機能障害などの全身症状が長引く場合は小児科専門医との連携が必要です．

保護者に対しては，時に B 型肝炎に伴うものがあることを話し，検査の必要性を説明します．また，皮疹消退までに 1～2 か月かかることが多いため，あらかじめ皮疹が長引くことを伝えておき，不安を取り除きます．

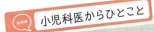

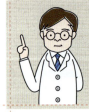

B 型肝炎ワクチンの定期接種化により B 型肝炎ウイルスへの感染機会が激減することが期待されるため，ジアノッティ病と診断することはほとんどなくなると予想されます．皮疹が長引く場合は肝機能検査などを行いますが，その必要性は必ずしも高くはないでしょう．

(Y.O)

（浅田秀夫）

編集を終えて

　今からちょうど10年前，小児科医で同級生でもある畏友 末廣 豊先生と，『小児の皮膚トラブルFAQ』を同じ診断と治療社から上梓しました．当時はまだアトピー性皮膚炎や食物アレルギーをめぐって小児科医と皮膚科医の間に大論争があり，その間隙を縫ってアトピービジネスが跋扈している時代でした．それで，アレルギーが専門で学生時代からの親友（酔いつぶれた彼を何度も介抱したことがありますから）である彼と，「一度，この混乱を収束するために，お互いを知り尽くした二人で本を出そう」ということで刊行したのがこの本でした．あれから10年，いま本書のゲラを読了して，この10年の小児皮膚科学，とりわけアレルギー領域の進歩に目を見張りました．いわゆるアトピー性皮膚炎の三位一体論，すなわち皮膚バリア・かゆみ・アレルギー炎症をめぐる病態研究が一気に進み，フィラグリン・ドライスキンケア・Th2サイトカインなどが融合したコンセプトがブレイクスルーとなって，アレルギーマーチの予防と治療をめぐるコンセンサスが得られるようになったのです．アトピー性皮膚炎の治療薬としては初めての抗体製剤となるデュピルマブ（ヒト型抗ヒトIL-4/13受容体モノクローナル抗体）の上市により，これまでの積み重ねによる病態解明手法がトップダウンで標的分子を明快に制御するという大きな研究のパラダイムシフトがいま起こっていることを痛感しました．

　今回は福井大学小児科の大嶋勇成先生とタッグを組み，「すべての医師・メディカルスタッフのために」という編集方針で，重要な小児皮膚疾患の最新情報を網羅しました．執筆者の先生方には，ビジュアルにうったえる図表を駆使し，冒頭にEssential Pointsとして要点をまとめていただき，さらに小児を診るうえでのコツやピットフォールにも触れるようにお願いしましたので，かなりわかりやすい内容になったと自負しています．実際，私自身もゲラを読んでいて，「そうだったのか！」とストンと腑に落ちる場面が少なからずありました．

　大嶋先生は，私と同時代を京大で過ごした現 福井大学長の眞弓光文先生の後任小児科教授ですから，ちょうど私より10年若い世代になります．このほどよい世代格差が時空を超えた新しい小児皮膚科の地平を俯瞰することに大いに役立ちました．とくに今回は，各項目の末尾に「小児科医・皮膚科医からのひとこと」を入れることにしましたので，なおさら相互領域を真摯に学ぶことができ，それが何よりの収穫となりました．そんな編者の息づかいと，互いに紡いだ小児皮膚科のタペストリーを堪能いただければ幸甚です．

2019年1月吉日

編集
宮地良樹
京都大学名誉教授

索　引

和文

あ
アートメイク・・・・・・・・・・・・・72
亜鉛華軟膏・・・・・・・・・・・38,124
亜鉛欠乏症・・・・・・・・・・・・・361
青アザ・・・・・・・・・・・・・・・220
赤アザ・・・・・・・・・・・・232,235
アクネ菌・・・・・・・・・・・・・・210
アクリル樹脂人工爪法・・・・・218
アシクロビル（ACV）
　・・・・・・・・・・・・252,254,258
アジュバント・・・・・・・・・・・98
汗・・・・・・・・・・・・・・16,22,206
アセチルサリチル酸・・・・・・・・134
あせも・・17,49,202,204,382
あせものより・・・・・・・・・・205
アタマジラミ症・・・・・84,89,322
圧迫療法・・・・・・・・・・・・・・240
アテローム・・・・・・・・・・・・・241
アドヒアランス・・・・・・・・・36
アトピー性皮膚炎
　・・2,6,11,16,21,50,89,111,193
アトピックドライスキン・・・・112
アナフィラキシー
　・・・・・・・・92,132,133,318
アレルギー・・・・・・・・・・・・・99
　―性紫斑病・・・・・・・・・・155
　―性蕁麻疹・・・・・・・・・・132
　―性接触皮膚炎・・・・・・106
　―性鼻炎・・・・・・・・・・・・・6
　―マーチ・・・・・・・・6,29,51
アンピシリン疹・・・・・・・・・288

い
イオントフォレーシス療法・・208
易感染性・・・・・・・・・・・・・・・18
異型麻疹・・・・・・・・・・・・・・268
異型リンパ球・・・・・・・・・・・287
異所性蒙古斑・・・・・・・・・・・221
いちご舌・・・・・・・・・・・・・294
いちご状血管腫・・・・・・・・・233
一次刺激性接触皮膚炎・・・・・75
一次性ワクチン不全（PVF）
　・・・・・・・・・・・・・・・・・139
溢血斑・・・・・・・・・・・・・・・155
イッチ・スクラッチ サイクル・22
遺伝性血管性浮腫（HAE）・・129
いぼ・・・・・・・・・・・・85,89,260
イラガ・・・・・・・・・・・・・・・315

医療過誤・・・・・・・・・・・・・339
医療ネグレクト・・・・・・・・・180
インターフェロンγ（IFN-γ）
　・・・・・・・・・・・・・・・・・214
咽頭結膜熱・・・・・・・・・・・・90
インフルエンザ・・・・・・・・・99

う
うおのめ・・・・・・・・・・・・・260
ウンナ母斑・・・・・・・・・・・236

え
エアコン・・・・・・・・・・50,204
栄養強化食品・・・・・・・・・・59
栄養サポートチーム（NST）
　・・・・・・・・・・・・・・・・・363
栄養士・・・・・・・・・・・・・・・95
栄養指導・・・・・・・・・・・・・95
エーラス・ダンロス症候群（EDS）
　・・・・・・・・・・・・・・・・・368
液体窒素凍結療法・・・・・・261
エピデルモイドシスト・・・・241
エプスタイン・バーウイルス
　・・・・・・・・・・・287,319,385
エモリエント・・・・・・・・・37
エリテマトーデス（LE）・・157
塩化アルミニウム外用療法・207
円形脱毛症（AA）・・・・・213
エンテロウイルス 71（EV71）
　・・・・・・・・・・・・・・・・・282

お
黄色点・・・・・・・・・・・・・・214
黄色肉芽腫・・・・・・・・・・・384
黄色ブドウ球菌・・22,24,218,290
黄熱ワクチン・・・・・・・・・・99
太田母斑・・・・・・・・・・・・・220
オーバーラップ・・・・・・・・120
おたふくかぜワクチン・・・・99
おむつ皮膚炎（おむつかぶれ）
　・・・・・・108,123,295,361,382
温熱療法・・・・・・・・・・・・・310

か
ガードナー症候群・・・・・・・243
カーボン・・・・・・・・・・・・・・72
蚊アレルギー・・・・・・・・・・318
疥癬・・・・・・・・・85,89,138,311
界面活性剤・・・・・・・・・・・65
海綿状血管腫・・・・・・・・・237

化学熱傷（損傷）・・・・・・・173
夏季痤瘡・・・・・・・・・・・・・205
角化型疥癬・・・・・・・・・・・311
角化性丘疹・・・・・・・・・・・112
角層細胞間脂質・・・・・44,45,66
角層水分量・・・・・・・・・44,64
格闘技・・・・・・・・・・・・・・・301
学童期・・・・・・・・・・・・・・・52
角膜ヘルペス・・・・・・・・・251
カサバッハ・メリット症候群
　・・・・・・・・・・・・・・・・・237
加水分解小麦・・・・・・・・・・5
ガター法・・・・・・・・・・・・・218
学校感染症・・・・・・・・・・・81
学校保健安全法・・・・・81,86,252
褐色細胞腫・・・・・・・・・・・373
家庭機能不全・・・・・・・・・180
痂皮性膿痂疹・・・・・・・・・291
カフェオレ斑・・・・・・・225,372
花粉・食物アレルギー症候群
　（PFAS）・・・・・・・・・・93
カポジ水痘様発疹症・・・・・251
カポジ肉腫様血管内皮細胞腫
　（KHE）・・・・・・・・・・237
咬み痕・・・・・・・・・・・・・・181
紙おむつ・・・・・・・・・・・・・123
ガラクトース-α-1,3-
　ガラクトース（α-Gal）・・5
川崎病・・・・・・・・・・・149,338
還元反応・・・・・・・・・・・・・77
カンジダ・・・・・85,89,124,295
汗疹・・・・・・17,49,202,204,382
管針法・・・・・・・・・・・・・・100
汗腺・・・・・・・・・・・・・・・・・65
完全除去・・・・・・・・13,94,118
完全脱色素斑・・・・・・・・・196
乾燥皮膚（肌）・・・・・18,39,112
感嘆符毛・・・・・・・・・・・・・214
陥入爪・・・・・・・・・・・・・・217
ガンマグロブリン・・・・・・258

き
キッズコスメ・・・・・・・・・・69
虐待・・・・・・・・・・・・・173,180
丘疹状蕁麻疹・・・・・・・・・319
急性痘瘡状苔癬状粃糠疹（PLEVA）
　・・・・・・・・・・・・・・・・・353
牛乳アレルギー・・・・・・・・100
狂犬病ワクチン・・・・・・・・・99
強制浸漬熱傷・・・・・・・・・182

索　引

局所免疫療法 ･･････････ 215
巨大色素性母斑 ･･･････ 223
金 ･･････････････････････ 71
筋強直性ジストロフィー ･･･ 244

く

口紅 ･･････････････････ 70
クッシング症候群 ･･････ 200
靴の履き方の指導 ･････ 218
クラゲ刺傷 ･･･････････ 5
クリオピリン関連周期熱症候群
　（CAPS）･･････････ 129
クリスマスツリー様外観 ･･ 358
グリセリン ････････････ 39
クリッペル・トレノネー・ウェーバー
　症候群 ････････････ 236
グルパール 19S ･････････ 5
くる病 ･･･････････････ 58
黒アザ ･･････････････ 222
黒なまず ････････････ 305

け

鶏眼 ････････････････ 260
経口免疫寛容 ･･･････ 3,6
経皮感作 ･･･････ 2,4,6,22
経皮水分蒸散量（TEWL）･･ 23,45
鶏卵アレルギー ･･･ 8,13,39
　―発症予防に関する提言 ･･ 9,13
化粧品 ･･････････････ 69
血管芽細胞腫 ･･･････ 237
血管性浮腫 ･･････ 126,127
血球貪食症候群
　･･････････ 165,289,320,345
結節性硬化症（TSC）･･･ 198,375
結節性痒疹 ･･････････ 138
血便 ･･･････････････ 148
ケブネル徴候 ････････ 165
ケミカルピーリング ･･･ 194
毛虫皮膚炎 ･･････････ 315
下痢 ･･･････････････ 124
ケルスス禿瘡 ･･･ 298,302
原発性免疫不全症 ････ 103

こ

抗 ARS 抗体 ･･･････ 162
抗 Jo-1 抗体 ･･･････ 162
抗 MDA5 抗体 ･････ 162
抗 Mi-2 抗体 ･･････ 162
抗 TIF-1 γ抗体 ････ 162
肛囲溶連菌性皮膚炎 ･･ 294
高温整髪用アイロン ･･ 78
抗がん剤 ･･･････････ 255
交感神経遮断術 ････ 208

抗菌ペプチド ･･････････ 16
口腔アレルギー症候群（OAS）
　････････････････････ 93
硬結 ･･･････････････ 210
抗原曝露経路 ････････ 3
膠原病 ･･････････････ 89
交差感作 ･･･････････ 76
好酸球性膿疱性毛包炎 ･･ 116
紅色汗疹 ･････ 202,204,210
口唇ヘルペス ･･･････ 250
抗ストレプトキナーゼ抗体（ASK）
　･･････････････････ 295
抗ストレプトリジン O 抗体（ASO）
　･･････････････････ 295
高精製ワセリン ･･････ 37
光線過敏症
　･･････ 54,56,61,178,340,343
紅斑性狼瘡 ･･････････ 157
抗ヒスタミン薬 ･････ 93,96
呼吸器アレルギー ････ 6
コクサッキーウイルス A16
　（CA16）･･････････ 282
黒点 ･･･････････････ 214
骨炎 ･･･････････････ 103
ゴットロン丘疹 ･･････ 160
ゴットロン徴候 ･･････ 160
コットンパッキング ･･ 218
コッホ現象 ･･････････ 101
固定薬疹 ･･･････････ 334
古典型種痘様水疱症 ･･ 343
コプリック斑 ･･･････ 267
小麦アレルギー ･･･････ 5
小麦依存性運動誘発アナフィラキ
　シー（WDEIA）････ 133
コメド ･････････････ 210

さ

サーモンパッチ ･････ 236
細菌性ひょう疽 ･････ 251
最小紅斑量（MED）･･ 46,61,177
サイトメガロウイルス（CMV）
　････････････････ 287,385
魚アレルギー ････････ 5
痤瘡 ･･････････････ 210
サプリメント ･･････ 59
サポーター ･･････ 349,371
さめ肌 ･･････････ 192
酸化亜鉛 ･･･････････ 204
酸化反応 ･･････････ 77
サンスクリーン剤
　･･････････ 45,55,62,110
残存性蒙古斑 ･･･････ 221
サンタン ･･･････ 46,63

サンバーン ････ 46,61,177,340

し

ジアノッティ・クロスティ症候群
　･･････････････････ 138,385
シェーグレン症候群 ･･･ 174
紫外線 ･･･････････････ 45
　―吸収剤 ･･･････ 46,55
　―散乱剤 ･･･････ 46,55
　―対策 ････････････ 54
自家感作性皮膚炎 ･･･ 108
色素細胞 ･･･････ 195,220
色素失調症 ･････ 349,378
色素性乾皮症（XP）･･ 340
色素性蕁麻疹 ･･････ 247
色素性母斑 ･･･････ 222
色素沈着 ････････ 335
刺激性接触皮膚炎 ･･ 106
思春期 ･･････････ 52
自傷行為 ･･･････ 185
糸状疣贅 ････････ 260
脂腺母斑 ･････････ 229
湿疹 ････････････ 51
　―面積・重症度指数（EASI）
　･･･････････････ 23
紫斑 ･･･････････ 146,155
ジベルバラ色粃糠疹 ･･ 358
脂肪酸塩 ････････ 66
シメチジン ･･･････ 262
しもやけ ･･･････ 174
若年性特発性関節炎（JIA）･･ 164
若年性皮膚筋炎（JDM）･･ 160
シャワー（浴）
　･･･････ 17,21,23,204,293
重症複合型免疫不全症（SCID）
　･･･････････････ 103
重症蚊刺アレルギー ･･ 319
重症薬疹 ･････････ 337
修飾麻疹 ･･･････ 267
縮毛矯正 ･･･････ 78
種痘様水疱症 ･････ 289,343
　―様リンパ増殖異常症 ･･ 344
猩紅熱 ･･･････ 294
掌蹠多汗症 ･･･････ 206
小児アレルギーエデュケーター
　（PAE）制度 ･･････ 95
静脈奇形 ･･･････ 237
食物アレルギー
　･･････ 2,6,11,51,91,130,132
食物依存性運動誘発アナフィラキ
　シー（FDEIA）･･ 93,128,133
自律神経失調 ･･････ 18
脂漏性角化症 ･･･････ 261

389

索引

し（続き）

脂漏性皮膚炎
　　　　　　48,65,117,119,382
白なまず　　　　　　　　　305
神経線維腫症1型（NF1）
　　　　　　　　　　225,372
深在性汗疹　　　　　　　　202
深在性白癬　　　　　　　　302
　いわゆる―　　　　　　　302
人獣共通感染症　　　　　　301
滲出性紅斑　　　　　　　　140
尋常性魚鱗癬　　　　　188,193
尋常性痤瘡　　　　　　　　210
尋常性白斑　　　　　110,196,307
尋常性疣贅　　　　　　85,89,260
新生児　　　　　　　　　48,51
　―肛囲皮膚炎　　　　　　49
　―痤瘡（新生児にきび）
　　　　　　　48,65,116,210
　―頭部膿疱症　　　　　　116
　―ヘルペス　　　　　　252,349
　―ループス　　　　　　　349
深達性Ⅱ度熱傷（DDB）　　168
真皮メラノサイトーシス　　220
蕁麻疹　　　　　　　　　　126

す

水晶様汗疹　　　　　　202,204
水痘　　83,88,100,139,253,256
　―・帯状疱疹ウイルス（VZV）
　　　　　　　　　　253,256
　―ワクチン　　　　　　　254
水疱性魚鱗癬　　　　　　　349
水疱性膿痂疹　　　　　　　290
髄膜炎　　　　　　　　　　286
スキンケア　　　　　　21,43,51
スキンタイプ　　　　　　62,177
スタージ・ウェーバー症候群
　　　　　　　　　　　　236
ズック靴皮膚炎　　　　107,108
スティーブンス・ジョンソン症候群
　（SJS）　　　　　　141,337
ステロイド
　―外用薬　　　　　　26,204
　―恐怖　　　　　　　　　180
　―サルファターゼ　　　　189
　―療法　　　　　　　　　200
ストレートパーマ　　　　　78
ストロフルス　　　　　136,319
砂かぶれ皮膚炎　　　　　　107
スピール膏®　　　　　　　261
スポロトリコーシス　　　　308

せ

清潔　　　　　　　　　　　293
清拭　　　　　　　　　　　52
青少年保護育成条例　　　　72
青色母斑　　　　　　　　　222
生毛部白癬　　　　　　　　298
赤色皮膚線条　　　　　　　200
脊髄炎　　　　　　　　　　286
石灰化上皮腫　　　　　　　244
石鹸　　　　　　　　　　　66
接触皮膚炎　　　　　　33,106
ゼラチン　　　　　　　　　100
セラミド　　　　　　　　　21
漸減毛　　　　　　　　　　214
浅在性白癬　　　　　　298,302
線状脂腺母斑症候群　　　　231
線状苔癬　　　　　　　　　356
線状皮膚炎　　　　　　　　316
全身型種痘様水疱症　　　　344
全身性エリテマトーデス（SLE）
　　　　　　　　　　157,174
全身播種性BCG感染症　　　103
喘息　　　　　　　　　　　6
浅達性Ⅱ度熱傷（SDB）　　168
先天性血管腫（CH）　　　 238
先天性色素性母斑　　　　　222
先天性水痘症候群（CVS）　 83
先天性風疹症候群（CRS）
　　　　　　　　　　　82,271
先天性両側股関節脱臼　　　370

そ

爪囲線維腫　　　　　　　　376
爪囲疣贅　　　　　　　　　260
爪下疣贅　　　　　　　　　260
装具　　　　　　　　　　　371
爪痕　　　　　　　　　　　181
創傷被覆材　　　　　　172,349
即時型アレルギー
　　　　　　　92,93,133,318
足底疣贅　　　　　　　　　260
側弯　　　　　　　　　　　368
そばかす　　　　　　　　　340

た

胎児水腫　　　　　　　　　280
帯状疱疹　　　　　84,88,253,379
　―後神経痛（PHN）　　　254
耐性獲得　　　　　　　　　94
体部白癬　　　　　　　　　298
多汗症　　　　　　　　　　206
タクロリムス軟膏　　　　　26

多形紅斑（EM）　　　　　140
多形滲出性紅斑（EEM）　 140
たこ　　　　　　　　　　　260
脱顆粒　　　　　　　　　　126
脱感作　　　　　　　　　　94
脱臼　　　　　　　　　　　368
脱色素性母斑　　　　　110,195
タトゥー　　　　　　　　　71
ダニ抗原　　　　　　　　4,17
タバコ熱傷　　　　　　　　182
ダリエ徴候　　　　　　　　247
炭酸ガスレーザー　　　　　230
単純性血管腫　　　　　　　236
単純性粃糠疹　　　　　　　109
単純ヘルペス　　　　　250,379
　―ウイルス（HSV）
　　　　　　　　　84,88,250
　―脳炎　　　　　　　　　252
単純疱疹　　　　　　　250,379

ち

遅延型アレルギー　　　　　93
茶アザ　　　　　　　　　　225
チャドクガ　　　　　　　　315
中耳炎　　　　　　　　　　268
虫刺症　　　　　　　　138,318
中枢神経系合併症　　　　　285
中毒疹　　　　　　　　　　116
中毒性表皮壊死症（TEN）
　　　　　　　　　　141,338
中波長紫外線　　　　　　46,56
蝶形紅斑　　　　　　　　　158
腸性肢端皮膚炎　　　　　　361
長波長紫外線　　　　　　46,56
直接鏡検　　　　　　　299,303

つ

ツァンク試験　　　　　251,254
通常疥癬　　　　　　　　　311
爪噛み　　　　　　　　　　184
爪白癬　　　　　　　　　　298

て

手足口病　　83,88,124,138,282
低栄養　　　　　　　　　　174
テーピング法　　　　　　　218
滴状乾癬　　　　　　　　　354
デルマクイック®VZV　254,258
デルモイドシスト　　　242,246
デング熱　　　　　　　　　329
電撃傷　　　　　　　　　　173
点状集簇性母斑　　　　　　226
伝染性紅斑　　　　　83,88,278

索　引

伝染性単核症	84,88,287	
伝染性軟属腫	85,89,263	
伝染性膿痂疹	85,89,290,349	
点頭てんかん	376	
天然保湿因子（NMF）	16,21,37,44,45,66	
瘢風	305	

と

登校（園）許可書	86
凍瘡	174
頭部白癬	298,302
ドクガ	315
毒棘	315
特殊ミルク	364
毒針毛	315
塗擦	41
特発性血小板減少性紫斑病（ITP）	154
突発性発疹（突発疹）	84,88,275
とびひ	85,89,290,349
塗布	41
―回数	34
―量	34
ドライスキン	18,39,112
トリコフィトン・トンズランス	297,302
トリコフィトン・メンタグロフィテス	302
トリコフィトン・ルブルム	302
鳥肌様皮疹	112
ドレッシング材	172,349

な

納豆アレルギー	5
なまず	305
生ワクチン	98

に

にきび	210
握り痕	181
肉アレルギー	5
肉芽腫様外観	308
二次結合水	39
二次性細菌性肺炎	268
二次性ワクチン不全（SVF）	267
二重抗原曝露仮説	3,6
二重条痕	182
ニッケル	71
日光皮膚炎	177
日光浴	54,59

二峰性発熱	267
乳児	48,51
―血管腫	232,238
―肢端膿疱症	116
―湿疹	2,7,48,115
―多発性汗腺膿瘍	205
入浴	21,23
尿素製剤	33
妊娠線	199

ね

ネグレクト	180
熱傷	167
熱性けいれん	275
ネッタイシマカ	329
ネフローゼ症候群	148

の

脳炎	268,275,286
嚢腫	210
脳症	275
ノルウェー疥癬	311
ノンコメドジェニック	212

は

パーマ	76
肺炎	268
梅毒性バラ疹	359
培養	299,303,309
白色皮膚線条	200
白色ワセリン	37
白癬	85,89,297
白苔	250
白斑	195,305,376
はしか	81,87
パターン損傷	181
はたけ	109
発がん性	73
白血球破砕性血管炎	147
パッチテスト	76,107
ハッチンソンの法則	254
抜毛症	184
抜毛癖	214
バラシクロビル	252,255,258
瘢痕性脱毛	214,303

ひ

ピアス	70
ピーナッツアレルギー	3,12
ビオチン欠乏症	364
皮下出血	155,370
皮下腫瘍	244
ビガバトリン	376

皮脂	64,65
―膜	44,45,66
ヒゼンダニ	311
ビタミンD	45,54,58
―欠乏症	60
―摂取量	60
―不足	57,60
ヒトスジシマカ	329
ヒトパピローマウイルス（HPV）	260
ヒトパルボウイルスB19（PVB19）	278,353
ヒトヘルペスウイルス6B（HHV-6B）	275
ヒトヘルペスウイルス7（HHV-7）	275,359
ヒト免疫不全ウイルス（HIV）	350
ヒドロキシクロロキン	159
皮膚アレルギー性血管炎	354
皮膚萎縮線条	199
皮膚割線	199,358
皮膚感染症	87
―の登校（園）基準	82
皮膚筋炎（DM）	160
皮膚結核様病変	101
皮膚常在菌	17,22,48,65,116
皮膚線条	199
皮膚透過性	23,34
皮膚バリア機能	3,7,22,45,66
皮膚肥満細胞症	247
皮膚むしり症	184
肥満	193
ヒメクロイラガ	315
日焼け止め	45,55,62,110
ヒューメクタント	39
標準的感染予防策	85
ひょう疽	217
皮様嚢腫	242,246
表皮水疱症	347,379
表皮嚢腫	241
表皮融解性魚鱗癬	379
ピレスロイド系殺虫剤	313,322
ヒロヘリアオイラガ	315

ふ

不安	18
ファンデーション	70
フィラグリン	21,188
風疹	82,88,271
―ワクチン	99
プール	87,265

391

索　引

フェノトリン ……………313,322
　―抵抗性アタマジラミ症‥323
フォアダイス斑 ……………267
フォルヒハイマー斑 ………272
不活化ワクチン ……………98
不完全脱色素斑 ……109,196
副反応 ………………………97
房状血管腫 …………………237
プラシュコ線 ……228,356,378
ブリーチバス療法 ……………24
ブリックテスト ……………134
プレバ ………………………353
プロアクティブ療法 ………8,26
プロピオニバクテリウム・アクネス
　………………………………210
プロピオン酸フルチカゾン ‥27
プロピレングリコール ………39
蚊刺過敏症 …………289,319
粉瘤 …………………………241

へ

ヘアカラーリング ……………75
ヘアブラシ法 ………………299
閉鎖密封療法（ODT）………207
ベッカー母斑 ………………226
ペット ………………………301
ヘナタトゥー …………………72
ペニシリン …………………289
ヘノッホ・シェーンライン紫斑病
　…………………………146,278
ヘパリン類似物質含有製剤‥‥33
ヘラルドパッチ ……………358
ヘリオトロープ疹 …………160
ヘルペス性歯肉口内炎 …250
ヘルペス性ひょう疽 ‥‥218,250
胼胝腫 ………………………260
扁平足 ………………………368
扁平母斑 ……………………225

ほ

膨疹 …………………127,247
ポートワイン母斑 …………236
ホクロ ………………………222
保湿剤 ……………31,44,113
　―の外用時期 ……………31
　―の剤形 …………………32
ポリメラーゼ連鎖反応（PCR）法
　…………………………251,258
ホルモン異常症 ……………199

ま

マイコプラズマ・ニューモニエ(Mp)
　………………………………142

巻き爪 ………………………217
マクロファージ活性化症候群
　（MAS）……………………165
麻疹 ………………………81,87
　―風疹混合ワクチン ‥99,266
　―ワクチン …………………99
マスト細胞 …………………126
マダニ刺症 ………………5,326
まだら症 ……………195,196
マッキューン・オルブライト症候群
　………………………………228
マニキュア ……………………70
マラセチア ‥‥48,117,119,305
　―毛包炎 …………………205
マルファン症候群 …………370
慢性活動性EBウイルス感染症
　…………………………289,320
慢性苔癬状粃糠疹（PLC）
　…………………………355,359
慢性肉芽腫症（CGD）………103

み

ミクロスポルム・カニス
　…………………………297,302
水いぼ ………………85,89,263
水ぼうそう
　…………83,88,100,139,253,256

む

無形成発作 …………………280
虫刺され ……………138,318
ムッカ・ハーベルマン病 ……353

め

メチシリン耐性黄色ブドウ球菌
　（MRSA）……………………292
メラニン（色素）‥‥195,220,225
メラノサイト ……………195,220
免疫性血小板減少症 ……154
免疫性血小板減少性紫斑病（ITP）
　………………………………278
免疫抑制剤 ………………255
メンデル遺伝型マイコバクテリア
　易感染症（MSMD）………103
面皰 …………………………210

も

モイスチャライザー ………38
毛孔性角化症 ………………192
毛孔性紅色粃糠疹（PRP）‥‥350
毛孔性苔癬 …………………192
蒙古斑 ………………………220
毛細血管奇形 ………………236

モーラステープ ……………106
モザイク ………………129,356
モザイク疣贅 ………………260
モンシロドクガ ……………315

や

薬剤性過敏症症候群（DIHS）
　…………………………277,338
薬剤性蕁麻疹 ………………132
薬剤耐性アクネ菌 …………212
薬剤誘発性リンパ球刺激試験
　（DLST）……………………142
薬疹 ………………334,337,359
薬物アレルギー ……………334
やけど ………………………167

ゆ

遊離アミノ酸 …………………64
輸入麻疹 ……………………266
指しゃぶり ……………184,250

よ

ヨウ化カリウム ……………309
幼児 …………………………52
溶連菌 ……………………290,294
　―感染症 ………83,88,294
予防接種 ……………………81
　―の有害事象 ……………97

ら

ランガー割線 ………199,358
ランゲルハンス細胞組織球症
　（LCH）………………………382

り

リアクティブ療法 ……………26
リウマトイド疹 ……………165
リップクリーム ………………70
リドカインテープ …………264
離乳食 ……………………11,118
　―開始時期 ………………12
リング疣贅 …………………260
りんご病 …………83,88,278
鱗屑 …………………………112
リンパ節炎 …………………101

る

類器官母斑 …………………229

れ

冷凍凝固療法 ………………230
レイノー現象 ………………158
レーザー脱毛 ………………227

索　引

レーザー治療 ……………… 227
レギウス症候群 …………… 373
レックリングハウゼン病
　　………………………… 225,372

ろ
老人性疣贅 ………………… 261

わ
ワインディング …………… 77
ワクチン …………………… 97
　―接種後の水痘罹患（BV）
　　…………………………… 258
　―の緊急接種 … 254,258,269

欧文

A
A型ボツリヌス毒素療法 … 209
A群β溶血性連鎖球菌 … 290,294

B
BBクリーム ……………… 70
BCG
　―接種後結核疹 ………… 101
　―接種部位の変化 ……… 151
　―ワクチン ………… 97,100
bite mark ………………… 181
blue-red macules ………… 373
BRAF阻害薬 ……………… 193
B型肝炎ウイルス ………… 385

D
dermal melanocytosis …… 220
dermoidcyst …………… 242,246
DNA損傷 ………………… 340

E
EBウイルス …… 287,319,385
　―感染NK細胞 ………… 319
　―関連血球貪食性リンパ組織球症
　　…………………………… 289
eczema area and severity
　index（EASI） ………… 23

emollient ………………… 37
epidermoid cyst ………… 241
Epstein-Barr virus-encoded
　nuclear RNA（EBER）
　　………………………… 319,343
finger nail mark ………… 181

G
gastrointestinal stromal tumor
　（GIST） ………………… 373
glucose transporter protein-1
　（GLUT-1） ……………… 232
grip mark ………………… 181

I
IgA血管炎 ………… 146,278
International Society for the
　Study of Vascular Anomalies
　（ISSVA）分類 ……… 232,235
International Study of Kidney
　Disease in Children（ISKDC）
　　…………………………… 147
itch-scratch cycle ………… 22

M
M. canis ……………… 297,302
MRワクチン …………… 99,266
mTOR阻害薬 ………… 240,376

N
NEMO/IKKγ遺伝子 ……… 378
NKG2D …………………… 214

P
papular-purpuric gloves-and-
　socks syndrome（PPGSS）
　　…………………………… 278
PCR法 ………………… 251,258
PEBBLESスタディ ……… 7
PETITスタディ ………… 8
PLEVA …………………… 353
prick-to-prickテスト …… 134
proteciton grade of UVA（PA）
　　……………………………… 46,56

Q
Qスイッチ付レーザー照射療法
　　…………………………… 223

R
Ras-MAPK経路 ………… 372
Rasシグナル ……………… 193

S
steroid phobia …………… 180
sun protection factor（SPF）
　　………………………… 46,56,62

T
T. mentagrophytes ……… 302
T. rubrum ………………… 302
T. tonsurans ………… 297,302
transepidermal water loss
　（TEWL） ………………… 23,45

U
U. K. Working Party（UKWP）
　の診断基準 …………… 117
UVA ……………………… 46,56
UVB ……………………… 46,56

W
white forelock …………… 196
white islands in a sea of red
　　…………………………… 330

X
X連鎖性優性遺伝 ………… 378
X連鎖性劣性魚鱗癬 ……… 188

数字

I型アレルギー反応 ……… 92
5類感染症 ……… 268,273,284
6 spots criteria …………… 373
25水酸化ビタミンD（25（OH）D）
　濃度 ……………………… 59

- JCOPY 〈㈳出版者著作権管理機構 委託出版物〉
本書の無断複写は著作権法上での例外を除き禁じられています．複写される場合は，そのつど事前に，㈳出版者著作権管理機構（TEL：03-5244-5088，FAX：03-5244-5089，E-mail：info@jcopy.or.jp）の許諾を得てください．
- 本書を無断で複製（複写・スキャン・デジタルデータ化を含みます）する行為は，著作権法上での限られた例外（「私的使用のための複製」など）を除き禁じられています．大学・病院・企業などにおいて内部的に業務上使用する目的で上記行為を行うことも，私的使用には該当せず違法です．また，私的使用のためであっても，代行業者等の第三者に依頼して上記行為を行うことは違法です．

皮膚科・小児科の専門医がやさしく教える

こどもの皮膚のみかた

すべての医師・メディカルスタッフのために

ISBN978-4-7878-2358-8

2019年3月1日　初版第1刷発行

編　　集	大嶋勇成，宮地良樹
発 行 者	藤実彰一
発 行 所	株式会社　診断と治療社

〒100-0014　東京都千代田区永田町 2-14-2　山王グランドビル 4 階
TEL：03-3580-2750（編集）
　　　03-3580-2770（営業）
FAX：03-3580-2776
E-mail：hen@shindan.co.jp（編集）
　　　　eigyobu@shindan.co.jp（営業）
URL：http://www.shindan.co.jp/
振替：00170-9-30203

印刷・製本　図書印刷株式会社

© Yusei OHSHIMA, Yoshiki MIYACHI, 2019. Printed in Japan. ［検印省略］
乱丁・落丁の場合はお取り替えいたします．